国家卫生和计划生育委员会"十三五"规划教材

全国高等学校教材

供研究生护理学专业用

护 理 理 论

第2版

U0208256

主　审　姜安丽

主　编　袁长蓉　蒋晓莲

副主编　刘　明　颜　君

编　者（以姓氏笔画为序）

王　磊（四川大学）　　　　　　　　庞　冬（北京大学）

刘　明（澳门理工学院）　　　　　　屈清荣（郑州大学第一附属医院）

刘义兰（华中科技大学同济医学院　　赵庆华（重庆医科大学附属第一医院）

　　　　附属协和医院）　　　　　　洪静芳（安徽医科大学）

张　姮（南京中医药大学）　　　　　袁长蓉（第二军医大学）

张　静（第二军医大学）　　　　　　袁浩斌（澳门理工学院）

张俊娥（中山大学）　　　　　　　　蒋晓莲（四川大学）

张爱华（泰山医学院）　　　　　　　臧　爽（中国医科大学）

范宇莹（哈尔滨医科大学）　　　　　颜　君（中山大学）

秘　书　吴傅蕾（第二军医大学）

人民卫生出版社

图书在版编目（CIP）数据

护理理论 / 袁长蓉, 蒋晓莲主编. —2 版. —北京：人民卫生出版社, 2018

ISBN 978-7-117-25939-2

Ⅰ. ①护… Ⅱ. ①袁…②蒋… Ⅲ. ①护理学－医学院校－教材 Ⅳ. ①R47

中国版本图书馆 CIP 数据核字（2018）第 020485 号

| 人卫智网 | www.ipmph.com | 医学教育、学术、考试、健康，购书智慧智能综合服务平台 |
| 人卫官网 | www.pmph.com | 人卫官方资讯发布平台 |

护 理 理 论
第 2 版

主　　编：袁长蓉　蒋晓莲
出版发行：人民卫生出版社（中继线 010-59780011）
地　　址：北京市朝阳区潘家园南里 19 号
邮　　编：100021
E - mail: pmph @ pmph.com
购书热线：010-59787592　010-59787584　010-65264830
印　　刷：中农印务有限公司
经　　销：新华书店
开　　本：850×1168　1/16　印张：18
字　　数：495 千字
版　　次：2009 年 8 月第 1 版　2018 年 3 月第 2 版
　　　　　2022 年 11 月第 2 版第 5 次印刷（总第 10 次印刷）
标准书号：ISBN 978-7-117-25939-2/R · 25940
定　　价：68.00 元

打击盗版举报电话: 010-59787491　E-mail: WQ @ pmph.com
（凡属印装质量问题请与本社市场营销中心联系退换）

第三轮修订说明

我国护理学专业研究生教育自 20 世纪 90 年代初开展以来,近年来得到了迅速发展,目前全国已有近百所学校开设护理学专业研究生教育,初步形成了由护理学博士、学术学位和专业学位硕士构成的研究生教育体系。为适应我国医疗卫生事业发展对高级护理人才的需求,在对全国护理学专业研究生教育教学情况与需求进行充分调研的基础上,在国家卫生和计划生育委员会领导下,经第三届全国高等学校护理学类专业教材评审委员会的审议和规划,人民卫生出版社于 2016 年 1 月进行了全国高等学校护理学类专业教材评审委员会的换届工作,同时启动全国高等学校研究生护理学专业第三轮规划教材的修订工作。

本轮教材修订得到全国高等学校从事护理学研究生教育教师的积极响应和大力支持,在结合调研结果和我国护理学高等教育的特点及发展趋势的基础上,第四届全国高等学校护理学类专业教材建设指导委员会确定第三轮研究生教材修订的指导思想为:**遵循科学性、前沿性、开放性、研究性、实践性、精约性**的教材编写要求,符合研究生培养目标和教学特点,具有护理学学科和专业特色。

本轮教材的编写原则为:

1. **紧扣护理学专业研究生的培养目标** 教材从内容的选择、深度和广度的规划、到编写方式的设计等应服务于护理学专业研究生层次人才培养目标的要求。

2. **凸显护理学科的科学性和人文性** 教材应反映具有护理学科特色的知识体系,注重科学思维和人文精神的融合,同时要反映国内外护理学及相关学科的学术研究成果和最新动态,把学生带到学科的发展前沿。

3. **体现研究生的教学和学习特点** 研究生的教学方法和内容具有研究性、拓展性的特点,学生的学习过程具有自主性、探索性的特点。因此研究生教材的内容和呈现方式不仅应具有科学性,而且应具备创新性、专业性、前沿性和引导性。

　　本套教材采取新型编写模式,借助扫描二维码形式,帮助教材使用者在移动终端共享与教材配套的优质数字资源,实现纸媒教材与富媒体资源的融合。

　　全套教材共 11 种,于 2018 年 7 月前由人民卫生出版社出版,供各院校研究生护理学专业使用。

人民卫生出版社

2017 年 12 月

获取图书网络增值服务的步骤说明

❶ ▪ 扫描封底圆形图标中的二维码,登录图书增值服务激活平台。

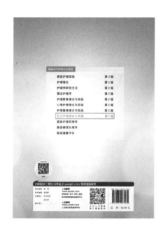

❷ ▪ 刮开并输入激活码,激活增值服务。

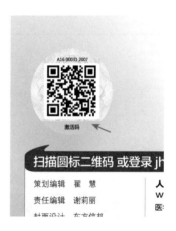

❸ ▪ 下载"人卫图书增值"客户端。

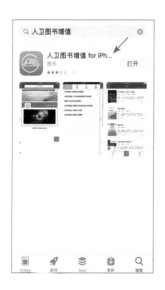

❹ ▪ 使用客户端"扫码"功能,扫描图书中二维码即可快速查看网络增值服务内容。

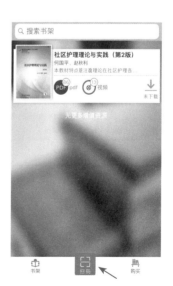

第三轮研究生护理学专业教材目录

序号	教材	版次	主审	主编	副主编
1	高级护理实践	第3版		黄金月　夏海鸥	李惠玲　赵丽萍
2	护理理论	第2版	姜安丽	袁长蓉　蒋晓莲	刘　明　颜　君
3	护理学研究方法	第2版		李　峥　刘　宇	李　巍　刘　可
4	循证护理学	第2版		胡　雁　郝玉芳	李晓玲　袁浩斌
5	护理教育理论与实践	第2版	夏海鸥	孙宏玉　范秀珍	沈翠珍　万丽红
6	心理护理理论与实践	第2版		刘晓虹　李小妹	王维利　赵海平
7	护理管理理论与实践	第2版		姜小鹰　李继平	谌永毅　江智霞
8	社区护理理论与实践	第2版		何国平　赵秋利	王　健　刘喜文
9	高级护理药理学	第1版		李小妹　陈　立	李湘萍　郭紫芬
10	高级病理生理学	第1版	吴立玲	赵　岳　杨惠玲	徐月清　王娅兰
11	高级健康评估	第1版		孙玉梅　章雅青	尹志勤　陈　垦

教材建设指导委员会名单

顾　　　问：	周　军	中日友好医院
	李秀华	中华护理学会
	么　莉	国家卫生计生委医院管理研究所护理中心
	姜小鹰	福建医科大学护理学院
	吴欣娟	北京协和医院
	郑修霞	北京大学护理学院
	黄金月	香港理工大学护理学院
	李秋洁	哈尔滨医科大学护理学院
	娄凤兰	山东大学护理学院
	王惠珍	南方医科大学护理学院
	何国平	中南大学护理学院
主 任 委 员：	尤黎明	中山大学护理学院
	姜安丽	第二军医大学护理学院
副主任委员： （按姓氏拼音排序）	安力彬	大连大学护理学院
	崔　焱	南京医科大学护理学院
	段志光	山西医科大学
	胡　雁	复旦大学护理学院
	李继平	四川大学华西护理学院
	李小寒	中国医科大学护理学院
	李小妹	西安交通大学护理学院

刘华平　　北京协和医学院护理学院

陆　虹　　北京大学护理学院

孙宏玉　　北京大学护理学院

孙秋华　　浙江中医药大学

吴　瑛　　首都医科大学护理学院

徐桂华　　南京中医药大学

殷　磊　　澳门理工学院

章雅青　　上海交通大学护理学院

赵　岳　　天津医科大学护理学院

常 务 委 员：
（按姓氏拼音排序）

曹枫林　　山东大学护理学院

郭桂芳　　北京大学护理学院

郝玉芳　　北京中医药大学护理学院

罗碧如　　四川大学华西护理学院

尚少梅　　北京大学护理学院

唐四元　　中南大学湘雅护理学院

夏海鸥　　复旦大学护理学院

熊云新　　广西广播电视大学

仰曙芬　　哈尔滨医科大学护理学院

于　睿　　辽宁中医药大学护理学院

张先庚　　成都中医药大学护理学院

研究生教材评审委员会名单

指 导 主 委：	姜安丽	第二军医大学护理学院
主 任 委 员：	胡 雁	复旦大学护理学院
	刘华平	北京协和医学院护理学院
副主任委员：	李小寒	中国医科大学护理学院
	赵 岳	天津医科大学护理学院
	尚少梅	北京大学护理学院
委 员：	曹梅娟	杭州师范大学护理学院
（按姓氏拼音排序）	陈 立	吉林大学护理学院
	单伟颖	承德医学院护理学院
	甘秀妮	重庆医科大学附属第二医院
	韩世范	山西医科大学第一医院
	胡秀英	四川大学华西护理学院
	李 津	西安交通大学护理学院
	李丽萍	上海中医药大学护理学院
	刘 明	澳门理工学院
	刘化侠	泰山医学院护理学院
	毛 靖	华中科技大学同济医学院护理学院
	莫新少	广西医科大学护理学院
	沈翠珍	浙江中医药大学护理学院
	王爱红	南京中医药大学护理学院

	王红红	中南大学湘雅护理学院
	王维利	安徽医科大学护理学院
	肖惠敏	福建医科大学护理学院
	徐莎莎	第四军医大学护理学院
	袁长蓉	第二军医大学护理学院
	张俊娥	中山大学护理学院
	张立力	南方医科大学护理学院
	赵秋利	哈尔滨医科大学护理学院
	朱京慈	第三军医大学护理学院
	朱小平	武汉大学中南医院
秘　　书	邢唯杰	复旦大学护理学院
	于明明	北京协和医学院护理学院

数字教材评审委员会名单

李小萍　　四川大学护理学院

孟庆慧　　潍坊医学院护理学院

商临萍　　山西医科大学护理学院

史铁英　　大连医科大学附属第一医院

万丽红　　中山大学护理学院

王桂云　　山东协和学院护理学院

谢　晖　　蚌埠医学院护理学系

许　勤　　南京医科大学护理学院

颜巧元　　华中科技大学护理学院

张　艳　　郑州大学护理学院

周　洁　　上海中医药大学护理学院

庄嘉元　　福建医科大学护理学院

秘　　书　　杨　萍　　北京大学护理学院

范宇莹　　哈尔滨医科大学护理学院

吴觉敏　　上海交通大学护理学院

网络增值服务编者名单

主　编　袁长蓉　蒋晓莲

副主编　刘　明　颜　君

编　者（以姓氏笔画为序）

王　磊（四川大学）

刘　明（澳门理工学院）

刘义兰（华中科技大学同济医学院附属协和医院）

张　姮（南京中医药大学）

张　静（第二军医大学）

张俊娥（中山大学）

张爱华（泰山医学院）

范宇莹（哈尔滨医科大学）

庞　冬（北京大学）

屈清荣（郑州大学第一附属医院）

赵庆华（重庆医科大学附属第一医院）

洪静芳（安徽医科大学）

袁长蓉（第二军医大学）

袁浩斌（澳门理工学院）

蒋晓莲（四川大学）

臧　爽（中国医科大学）

颜　君（中山大学）

秘　书　吴傅蕾（第二军医大学）

主审简介

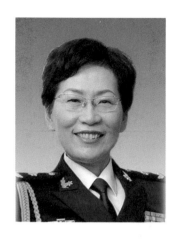

　　姜安丽，第二军医大学护理学院教授，博士生导师，国务院政府特殊津贴专家、国家教学团队带头人、上海市重点学科带头人、上海市高等学校教学名师、总后勤部优秀教师、第二军医大学特级教师。兼任国务院学位委员会护理学科评议组召集人、教育部高等学校护理学专业教学指导委员会副主任、全国高等学校护理学教材建设委员会主任、《解放军护理杂志》主编。

　　荣获军队院校育才金奖、银奖、上海市育才奖等荣誉，荣立二等功、三等功各一次。获得国家、省部级教学科研成果奖 25 项，其中，国家级教学成果二等奖 3 项、上海市和军队教学成果一等奖 6 项、全国护理科技一、二、三等奖 3 项，上海市护理科技一、二等奖 3 项；获评国家精品课程 2 门，国家双语示范课程 1 门、国家精品资源共享课程 1 门、军队优质课程 1 门；全国、上海市高等学校优秀教材一等奖 2 项、上海市优秀教材、总后精品教材各 1 项、总后优秀电化教材一等奖 2 项、全军优秀电化教材二等奖 1 项。主编教材及各类教学参考书 35 部，发表论文 200 余篇，其中 SCI 收录论文 8 篇，已指导研究生 47 名，其中博士生 24 名。

主编简介

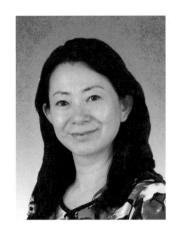

袁长蓉，原第二军医大学护理学院教授，现为复旦大学护理学院教授，博士生导师，美国护理科学院院士（Fellow of American Academy of Nursing, FAAN）。任中国医药信息学会护理信息专业委员会副主任委员、中国生命关怀协会人文护理专业委员会副主任委员、中国抗癌协会肿瘤护理专业委员会常委、中华护理学会科研工作委员会女科技工作者专家库成员、全国高等学校护理学专业研究生教材评审委员会委员、国家自然科学基金委评委、教育部学位中心及留学基金委评委等。

荣获军队院校育才银奖、上海市三八红旗手标兵等荣誉，荣立三等功2次。主持国家自然科学基金、美国癌症协会（ONS）科研基金、上海市自然科学基金等课题10余项，以第一或通讯作者发表论文158篇（含SCI收录论文30篇），获美国公共卫生学会国际研究奖、军队科技进步三等奖等奖励。主编专著、教材8部、副主编1部、参编9部。担任Cancer Nursing等6本SCI收录杂志编委及同行评议专家。已培养博士、硕士研究生30余名。

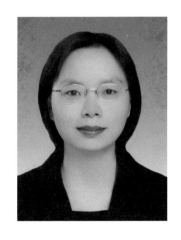

蒋晓莲，2004年香港理工大学护理学博士毕业，四川大学华西医院／华西护理学院教授、博士生导师，香港理工大学客座教授，中华护理学会护理教育专委会副主任委员、全国高等护理教育学会常务理事、四川省护理学会护理教育专委会主任委员，Nurse Researcher等5本杂志编委。主要研究方向：慢病管理、护理教育、灾害护理。发表论文116篇，其中SCI收录论文26篇；撰写专著、教材18部，其中主编2部，副主编护理本科规划教材、双语教材6部；获中华护理学会、中国医院管理协会、省级教学成果奖、市级科技成果奖各1～2项。

副主编简介

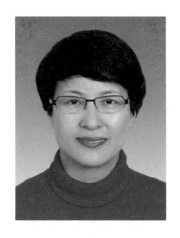

　　刘明，2005 年毕业于泰国清迈大学，获护理学博士学位，2005—2008 年澳门理工学院高等卫生学校副教授，2008 年至今任澳门理工学院教授、校长；为中外多个护理杂志编委或审稿人；兼任澳门护士资格认可委员会主席，澳门医务委员会委员，澳门护理教育学会副会长。作为第一负责人完成科研项目多项，在国内外期刊上发表学术论文 40 余篇，2008 年主编出版的《护理质性研究》一书，成为第一部中文版、由护理专业人士编写的相关专著；主编、参编教科书、参考书多部。

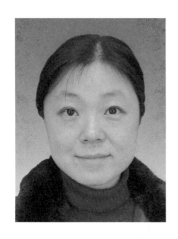

　　颜君，1973 年 9 月 26 日出生，江苏省盐城市建湖县人。2010 年获得医学博士学位，现为中山大学护理学院妇产科教研室副教授，担任 Nursing & Health Science、Cancer Nursing、中国护理管理、International Journal of Nursing Sciences 等中外专业杂志的审稿专家。研究方向为护理理论在慢性扁桃体炎患者自我管理中的应用及检验。作为第一作者或通讯作者发表论文 40 余篇，其中 SCI 收录论文 3 篇；参与编写卫生部规划教材多本；主持 3 项省厅级课题、3 项省部级课题。

Preface

Nursing Theory
By Jean Watson, PhD, RN, AHN-BC, FAAN

This text on nursing theory and development of nursing knowledge is a seminal text for students, scholars, clinicians, and faculty of nursing undergraduate and graduate programs.

As nursing advances within this millennium during a tumultuous upheaval in nursing education and health care practices worldwide, there is increasingly the need to have theory and authentic philosophical and pragmatic concepts to guide professional practice. At a time when some universities and colleges are deleting nursing theory from their curriculum, it becomes more important than ever to sustain nursing's distinct disciplinary theoretical foundation to serve the public.

This straightforward text offers a comprehensive blueprint for study and teaching; it assists the reader in grasping an overall understanding of knowledge development as substance and nursing theory as foundational to nursing's evolution in academe and society.

The reader enters the book through learning specifics and definitions of core background issues, such as 'domain' and 'terminology' and 'structures' associated with nursing knowledge development. This first chapter provides clarity of terminologies and clarifies contemporary contexts for knowledge development – embracing and differentiating between terms such as metaparadigm, philosophies, conceptual models, and specific theories. This structure and context allows the reader to ease into the background of disciplinary knowledge development and different underlying dimensions, before entering into specific extant theories.

An additional strength includes a section on evaluative –analytic frameworks for critiquing theory and models, while also offering strategies for concept and theoretical development.

Once the background is provided for knowledge development and core issues of theoretical building, the rest of the book is divided into individual chapters. Each subsequent chapter includes one contemporary, extant nursing theory/model. Each individual chapter follows the same blueprint: E.G.

➢ Credentials and background of theorist;

> ➤ Theoretical Sources
> ➤ Main Content of Philosophy
> ➤ Application by the Nursing Community
> ➤ Critical thinking of the philosophy
> ➤ Examples of Application
> ➤ Books and Literature of the theorist.

As the text unfolds the specific chapters are divided between:

> ➤ Philosophies/theories;
> ➤ Models;
> ➤ Specific theories.

The consistent blueprint for each subsequent chapter allows each theory to be assessed and critiqued within the same framework, according to its focus: philosophy, model, theory and specific theory.

What follows is a most comprehensive overview of 16 philosophies/theories, models and specific theories. Beginning with Nightingale's philosophy as the historic beginning, the text moves into Watson's philosophy and Theory of Transpersonal Caring; followed by Benner's Philosophy of Caring Clinical Wisdom and Ethics.

A new section is organized around Nursing Conceptual Models and includes Johnson's Behavioral System Model and King's Conceptual Model of Goal Attainment; Levine' Conservation Model and Neuman's System Model; Orem's Self-deficit Theory; Roger's Unitary Human Being concluding this section with Roy's Adaptive Model.

The final unit is broken into separate chapters for extant nursing theories, including Peplau's Interpersonal Relations; Newman's Theory of Health as Expanding Consciousness; Orlando's Theory of Nursing Process; Leininger's Culture Care Theory of Diversity and Universality. Followed by Meleis' Transition Theory and finally Kolcaba's Theory of Comfort.

While there is some intellectual overlap between 'theory' and 'models', the overall effect is useful, especially for beginners. The book follows a consistent outline for each theory/model chapter, which helps the reader to review and critique differences and similarities.

Overall, this work provides a full array of nursing knowledge, philosophies, nursing models and theories; it highlights how to consider each within the context of the discipline. It is through such works that nursing students, faculty, practitioners and scholars alike will benefit from a comprehensive source.

This text serves as a practical, complete, yet simple guide to nursing knowledge in general and specific theories and models in particular. All developed within a concise and consistent structure and framework. It promises to be a seminal theory text for nursing students in China and other parts of the world.

Jean Watson, PhD, RN, AHN-BC, FAAN
Distinguished Professor and Dean Emerita
College of Nursing, University of Colorado Denver
Founder/Director Watson Caring Science Institute
Boulder, Colorado USA
jean@watsoncaringscience.org
www.watsoncaringscience.org

前　言

接受修订再版《护理理论》一书的任务时是敬畏和惶恐的。敬畏是因为理论之于护理学科发展，如同灯塔之于黑夜的航道，在百余年护理走进科学、走向学科的发展道路中，其指路明灯的贡献功不可没；惶恐是因为无数创立和研究护理理论的先驱者们深邃灵动的思想魅力和学术造诣如星空般浩渺广博，尽管我们竭尽努力，但不知能否跨越时空、文化和语言的沟壑，为广大中国护理工作者，尤其是护理研究生们奉献一本既有学术品质、又能真实完整反映护理理论发展全貌的精品教材。而这，又正是我们全体编者从心底发出的美好愿景！所以，因为敬畏，不敢懈怠；因为惶恐，殚精竭虑；因为愿景，充满激情！

《护理理论》（第1版）自2009年出版以来，受到了各大护理院校、师生的广泛好评，激发了研究生们了解并研读理论的浓厚兴趣。教材使用中的反馈、建议和时代发展带来的学科新问题新思考，都使我们意识到完善教材的必要性、重要性和迫切性。借着全国高等学校护理学类专业"十三五"规划教材第三轮研究生护理学专业规划教材启动编纂的契机，我们有幸承担这一历史使命，谨希望为我国护理学研究生培养和学科发展尽微薄之力。

本教材共18章，约50万字，44幅插图。在延续前一版科学性、精约性、前沿性特点的基础上，本次修订全面调整了章节结构，按照现代护理学知识体系的结构能级，将18个章节分为导论（Overview）、护理哲学（Nursing Philosophies）、护理模式（Nursing Models）和护理理论（Nursing Theories）四大篇。导论篇共两大章，分别从护理学的科学本质、护理理论的基本结构和护理理论发展的历史轨迹，以及理论的评价、应用、发展和未来的挑战等几方面描绘护理学科理论知识体系的全貌，为读者精准把握并恰当应用具体的护理哲学、护理模式和护理理论奠定基础；护理哲学篇，除原有的华生的人文关怀科学外，本教材新增了南丁格尔的环境学说、本纳的进阶学说这两大经典护理哲学；护理模式篇，则包括了较为公认的7大护理概念模式：约翰逊的行为系统模式、金的概念系统模式、莱温的守恒模式、纽曼的系统模式、奥瑞姆的自护模式、罗杰斯的整体人科学模式和罗伊的适应模式。这7大概念模式作为母模式，聚焦于某一特定的护理现象，帮助产生和形成了无数可直接用于指导临床具体情境的各种理论；护理理论篇，则延续上一版精选了佩普劳的人际关系理论、纽曼的健康意识拓展理论、奥兰多的护理程序理论、莱宁格的跨文化护理理论，同时增加了梅勒斯的转变理论和柯卡芭的舒适理论这两个近年来被我国护理学术界广泛应用的理论，以进一步体现本版教材的时代特征。

上述章节结构的重新布局是第2版与第1版的最大不同之处。因为处于不同结构能级的理论,其评价方法、应用范围和方式等均存在差异,对结构能级定位的混淆往往会导致理论的误用,从而引导错误的临床实践和科学研究。因此,我们希望通过对全书章节的重新布局为读者呈现清晰的结构能级及其区别和联系。新版的章节结构也体现了"从概念框架到理论到实证研究"(conceptual-theoretical-empirical structure)的结构路径,反映了近年来国际护理同行们对理论产生(theory-generating)和理论检验(theory-testing)科学思路的最新思考。全书十六个护理哲学、护理模式及护理理论,在写作上均遵循介绍、应用及评析的顺序展开章节内容,尤其在应用及举例部分,不仅力求结合临床实践、护理科研、教育和管理,更要体现不同结构能级理论不同的功能。我们真诚地希望本教材能成为护理学科高层次人才在奠定学科基础、把握学科方向和坚定专业精神上的良师益友,能搭建与国际护理同行进行深层次理论对话的桥梁和平台。

本教材在编写过程中,得到了国内外著名护理学者及同仁们的大力支持。在此,向他们表达最诚挚的谢意和敬意。感谢为本书撰写序言的著名护理理论家、美国护理科学院传奇院士、人文关怀科学的创始人华生博士!感谢本书的主审,第二军医大学护理学院姜安丽教授!十年前,她第一次启动《护理理论》研究生教材的编写工作,开国内护理理论教学先河,并作为主审,对本版教材的整体结构和内容又继续贡献远见卓识;感谢所有参与编写本教材的学界同仁!为教材倾注了大量心血和热情;此外,在编写过程中借鉴了本专业近年来的相关研究成果,在此一并致谢!

十几载的学科积淀,多少护理人的专业理想和为理想付出的辛勤劳动才促成了今日《护理理论》(第2版)的面世。我们衷心希望这本书能成为广大读者护理理论学习、应用和创造的开始,并由此能在护理学科发展的道路上行远行高。

由于编者认识水平有限加之时间紧张,疏漏错误之处,还请广大师生和同仁批评指正!

袁长蓉　蒋晓莲

2017年12月

目　录

第一篇　导　论

第二篇　护　理　哲　学

第三篇　护　理　模　式

第四篇　护 理 理 论

第一篇

导　论

第一章　护理理论与护理学概述

【关键术语】

照护（caring）

范畴（domain）

现象（phenomenon）

概念（concept）

命题（proposition）

元范式（metaparadigm）

人（human beings）

环境（environment）

健康（health）

护理（nursing）

哲学（philosophy）

概念模式（conceptual model）

理论（theory）

广域理论（grand theory）

中域理论（middle-range theory）

描述性理论（descriptive theory）

解释性理论（explanatory theory）

预测性理论（predictive theory）

自 19 世纪以来，"什么是护理"成为护理学界最关心和经常探讨的问题，这反映了护理人员开始思考"护理学的本质是什么"这样一个哲学命题，而一系列护理理论和理论模式的相继诞生正是这一哲学思考的璀璨结晶，它们体现了护理理论家们对护理学科学本质的理解、解释和说明。正如 1996 年美国国家科学院颁布的"美国国家课程标准"中所指出的：理解科学的本

阅读笔记

质是科学素养的重要组成部分。对于护理学专业的研究生而言,学习护理理论,理解护理学的科学本质,学会运用护理理论解释护理的现象和问题,进而发展、完善护理学的理论体系是培养和完善自身科学素养的重要环节。本章将重点阐述护理学的科学本质、护理学的基本术语、护理理论的基本结构和类型以及护理理论发展的历史轨迹。

第一节　护理学的科学本质

一、对护理学科学本质的概念界定

在世纪之交,经历了全球性的卫生保健体制的变革,医疗成本效益核算日益受到重视,专业护理服务所具有的低成本、高效益的特征日益显现。什么是护理学,这一护理学界争论的重要问题也日益成为全球公共卫生所思考的焦点。1997 年"护理科学季刊"春季版就"什么是护理科学?"("What is nursing science?")这一议题展开了全球讨论。下面是各国护理学学者提出的代表性观点:

1. John Daly 博士(澳大利亚):护理学是一个包含范式、框架和理论等可认识的、不连续的知识体。这一知识体的结构是由相互关联的护理范式所决定的,这些范式提供了用以解释各种人与世界的相互关系、健康及护理范畴内的主要现象的路径……护理学作为一个知识体还处在不断发展完善中。

2. Gail J Mitchell 博士(加拿大):护理学是由若干严格挑选出来的信念和价值观所构建的独特的理论结构,这些理论结构的存在是为了给护理的实践和研究活动提供方向和方法指导……护理理论能够习得,但要理解一个理论对人类的贡献,就必须要把它作为一种人与人交流的方式来经历和体验。只有通过护士与护理对象或研究者与研究对象的交往,才能判断理论是否有意义。

3. Brian Millar 博士(英国):护理学是由护士就"人 - 健康 - 环境"的关系提出问题并开展研究而发展形成的知识体系。

4. Renzo Zanotti 博士(意大利):护理学的目标就是在一般规律的指导下,对有关照护、健康以及人的自主性等问题提出的各种不同的解释。

5. Teruko Takahashi 博士(日本):护理学是一门独特的人文科学,重点关注与人类健康相关的现象。与医学等自然科学不同,护理学关注的是每个人的生活质量。因此护理学不是研究基于因果关系的健康现象,而是从卫生保健、消费者的观点来研究作为生命体验的健康相关科学。

6. Ania M.L.Willman(瑞典):护理学作为一门科学由实践和理论两部分组成。促进人类健康及其目标达成的过程是其实践性部分,而关于护理和健康相关的研究则是其理论部分。

7. Elizabeth Ann Manhart Barrett(美国):护理学是想象和创造性地运用护理学知识来描述与护理相关的独特现象,理解人类与环境的整体性、独立性的关系的科学。

8. William K.Cody(美国):护理科学与护理学科不同(nursing science and nursing discipline),护理学科需要知识和方法,而护理科学的本质是学术性学科,没有学术性,就没有护理学,而仅仅是照顾……作为一门科学,护理的丰富性是通过提供能有效指导实践的最前沿的哲学和理论以及一个描述以实践为基础的护理理论的不断发展的文献体系而得到证明的。

以上来自世界各国的护理学学者们对护理学科学本质的描述,虽各有特点,但都一致认同:护理学是一门独特、独立的科学知识体系,是能够解释和说明人、社会、环境和健康之间的相互关系,并能指导和促进护理实践发展的科学知识体系。

二、对护理学科学本质的认识

要认识护理科学的本质，首先应认识科学的本质。科学就其本质而言，是人类对所观察或所经历的各种现象进行的合理解释或说明。为了使对现象的解释和说明更具可靠性、准确性和预见性，人们应用了逻辑、数学以及实验等方法，形成了可被验证的系统的知识体系，这就是科学。同时由于自然界和人类社会的复杂性、无限性以及人类认识的有限性，需要人们不断地进行科学探索才能逐步认识自然和社会运行的规律。因此，科学不仅是系统化的知识体系，同时也是一种不断发展和自我矫正的探究过程。

护理科学的本质是护理工作者通过评估护理对象本身和他们所处的环境，发现问题并发展解决这些问题的方法和实践后，形成的对与护理有关的现象的合理解释和说明。这些解释和说明反映了护理学的研究者和实践者对护理学的学科性质的基本认识，并继续随着他们在学术上的探究和在实践方面的应用逐步走向进步和完善。就当前的护理学基本理论和实践研究水平而言，护理科学的本质属性有以下四个方面的特征：

（一）护理学是关于人的科学

护理学是关于人的科学，表现为护理学具有与其他有关人的科学的同样特征：

1. 护理学的研究对象定位为整体人，包括了个体人的整体性和群体人的整体性。因此，护理学的理论研究和实践研究都提倡从人的整体性出发，去理解其中的个别现象。

2. 护理学注重基于经验的理解作为知识形成和习得的重要渠道，强调学科中经验性知识的重要性。

3. 护理学将看到的和观察到的真实情境中的材料作为证据开展研究。这些证据包括了对现象的反应、符号（文字）、事件或情境，护理学通过描述并简化这些条件、情境、行为和事件相关的具体材料来探究其背后的意义。

4. 护理学知识的构建需要通过验证得以完成。和任何学科一样，在从经验发展到知识的过程中，护理学不仅注重发展知识和建构知识，而且强调这些知识必须通过各种适合的科学方法加以验证。

综上，护理学作为一门关于人的科学，关心的是人类的经验，特别是人类处理健康和疾病相关问题的经验。由于这些经验和历史、政治、社会结构、文化等因素息息相关，护理学注重研究在真实世界中这些经验是怎样影响人的健康行为和人是如何做出反应的，这也注定了护理学是一门实践性很强的学科。

（二）护理学是实践导向的科学

护理学产生于为已经存在或有潜在健康问题的人提供照护的实践中，是源于实践的科学。体现以下特征：

1. 护理学需要通过发展基础性知识和应用性知识达成实践目标。基础性知识是理解与护理学的目标和使命有关的一些基本现象的知识，例如妇女、老人、低教育水平等特定的人群是怎样寻求帮助的？人类是如何维持疾病和健康的平衡关系的？人们对病痛、侵入性干预、住院等事件影响的反应模式有哪些不同？应用性知识则是那些能够为解释和处理与健康有关的现象提供指导的知识，例如，如何促进舒适、如何帮助患者入眠等。这两类知识是护理学作为实践性学科的基础。发展护理学知识是为了理解人们对护理的需求和学习如何为人们提供更好的照护。而照护的过程和护理人员在照护过程中所发现的问题又成为新的护理知识的生长点。

2. 护理学是在特定机构中提供的不间断实践服务。护理人员总是在一定的机构中，为服务对象提供 24 小时不间断的护理。在这个过程中，护理人员需要了解服务对象日常生活过程和生活模式，这样才可能更好地理解服务对象的生活经验和健康需求，更好地把护理学的知识和服务对象的需求结合起来。无论是在医院、社区还是在家庭，护理人员常会遭遇一些其他专

阅读笔记

业不太会碰到的困难和挑战，需要她们以更具创造性的方式去解决所遇到的问题，例如社区护士就需要采取更加积极灵活的方式去了解她们的服务对象在不同于医院的环境中对健康和疾病的反应等。

综上，护理人员在实践中收集人们对疾病和健康反应的信息，监护和促进健康，帮助人们学会自我照护，提升人们应用健康资源的能力，在这个实践导向的过程中，护理人员获得了对护理对象及其护理活动的更深刻、更准确的理解，护理学科也经历着不断从实践上升到理论，再用理论指导实践的知识形成和学科发展的循环。

（三）护理学是照护的科学

照护（caring）是护理学的重要组成部分。许多护理理论家认为照护是护理的基本道德价值观，是一种治疗性干预，其本质是护患关系。文献显示，照护具有如下特征：

1. 照护应根据照护对象的特性，给予其身体的、心理的和文化的全面照顾。

2. 照护是一种道德责任，而道德责任是所有护理干预、护理评价和护理行为的意义基础。

3. 照护是一种可通过同情、移情理解、奉献精神等证明的情感影响。

其中，Gendron（1988，1994）的观点较有新意。她把照护比喻为把护理内容编织成一个结构体，这个结构体建立在以科学事实为基础的知识和概念框架上，融入了护理技术、护理干预和相关政策。所有的这些都应该以堪称艺术的方式创造性地给予患者。为了使这些护理活动与护理对象的需求吻合，护士应该懂得怎样与护理对象同步，并且自知在什么时候达到了同步。这种同步，也称同理，指护士能与护理对象同时感知到护理对象心中想的问题、没有说出来的内心语言等。学科发展的挑战不仅仅是提供照护活动需要的理论知识，而且还在于培养有能力建立与照护对象同步关系、具有同理心的护理工作者。

（四）护理学是健康导向的科学

护理指向健康的定位并不是新鲜观点，它始于 Nightingale 的著作（1859）。Nightingale 把护士的工作界定为维持健康或恢复个体的健康状态。健康是一个理念，它确定了护士在评估、制订干预计划、评价干预的效果时，应该考虑些什么问题。Moch（1989）提出了一个在当时具有争议性的观点，即疾病状态中的健康，例如，癌症患者经过治疗后，在癌症的控制期，他们是否可以称之为处于健康状态呢？在这方面，很多有造诣的护理理论家都鼓励护士去帮助患者通过自己的疾病经历发现有价值的东西。现代护理理论也更趋于支持"内在健康"的观点，即通过护理过程，护士揭示护理对象内在的健康力量，并把这些健康力量动员起来，利用一切可利用的资源，使护理对象能够不受病痛伤害，或者能够与伤病做斗争。

第二节　护理理论的基本术语和范畴

任何学科都蕴含着理论，用以解释该学科范围内的现象，建构该学科的知识体系。所谓科学理论就是对某种经验现象或事实的科学界说和系统解释。一个学科的合理性就基于其产生理论和应用理论的能力。护理学作为一门年轻的学科，除了引进其他学科的理论外，也在努力建构自己的理论体系，以便能够科学地界说和系统地解释学科领域内的现象、事实和关系，提供护理干预措施的框架和预测护理活动的结果。理论建构和发展是拓展护理学科知识范畴、提升护理学科科学性和专业性必不可少的过程。护理理论体系是由特定的科学概念、科学原理以及对这些科学概念、科学原理的严密论证所组成的知识体系。

一、护理理论的基本术语

阅读笔记

（一）范畴

范畴（domain）是一门学科的观点和领域或范围。包括一个学科主要的价值观和信念、核心概念、关注的现象、中心问题和学科方法等。

（二）现象

现象（phenomenon）是可观察或体验到的事实的反映。一个学科范围内的现象反映的是这个学科的范畴。现象是用来描述或标明一些事件、过程、情境的观点的术语。例如，人们常说看到、听到、闻到，这说明现象是由可感觉的事实来说明或描述的。

（三）概念

概念（concept）是对单一或一组现象的简洁描述。概念是人类思维形式最基本的组成单位，是构成命题、推理的要素。人类对周围世界的认识成果通过概念加以总结和概括，而后形成理论。因此，概念是构成理论的基本要素。

根据概念所代表的事物在现实世界中能被观察的程度，可以将概念分为3类：①经验性概念：指那些可以通过感官观察或体验到的事物，如听诊器、照明灯等；②推理性概念：指那些可以间接观察到的事物，如体温、血压等；③抽象性概念：指不能被观察到的事物，如期盼、适应等。

概念有两个基本的逻辑特征：内涵和外延。概念的内涵是指概念所反映的事物的特性或本质；概念的外延是指反映概念中特性或本质的一类事物。例如：商品这个概念的内涵是为交换而生产的产品；外延是指古今中外的、各种性质的、各种用途的、在人们之间进行交换的产品。

（四）命题

命题（proposition）是对一个概念或几个概念之间关系的陈述，分为非关联性命题（nonrelational proposition）和关联性命题（relational proposition）。非关联性命题是对概念的定义或描述，当揭示某一概念的含义时称结构性定义（constitutive definition），当说明如何观测或测量某一概念时，称操作性定义（operational definition）。关联性命题则说明两个及两个以上概念之间的相关或联系。

（五）元范式

元范式（metaparadigm）是指定义了某一学科集中关注现象的广泛性概念和能描述概念间关系的广泛性命题。目前得到广泛认同的护理学元范式是人、环境、健康和护理四个核心概念。

（六）哲学

哲学（philosophy）是指围绕关于某一学科主要关注现象的本体论叙述，及如何认知这些现象的认识论和学科领域内人员价值观的伦理道德论。

（七）概念模式

概念模式（conceptual model）是指一系列能描述某一学科集中关注现象的相对抽象和广泛的概念以及概念与概念之间的关系命题。这些概念以及命题构成了概念模式。

（八）理论

理论（theory）是对基于概念模式中具象而来的一个或多个相对具体和特定的概念以及概念间相对具体和特定的关系的组织化、逻辑化和系统化的集中描述。

二、护理学知识的范畴

（一）范畴

所有的学科都是围绕一定的知识领域而形成的。范畴就像一块领土，它有理论和实践的边界。实践的边界反映了从事这个理论范畴内的研究的成员们当前对学科有重要意义的问题的研究兴趣之所在；理论的边界则是由学科成员们打算进行探索的想象性问题构筑而成。一个范畴的某些相对稳定的核心部分往往是学科成员最关心和感兴趣的部分，而其他方面则相对

阅读笔记

易变。例如人们过去讨论护理对象这个概念时,仅限于住院患者,而现在已经扩展到健康的人。同理,目前被界定为最佳的护理策略今后也许会发生变化。

(二)护理学范畴

当我们以研究和分析的态度探讨护理学时,就不难发现护理学实质上是一个有其独特理论和明确范畴的学科。当代科学发展的一个重要现象就是一些学科的知识体系和关心的问题常常是和其他学科相互交叉的。护理学的范畴是围绕护理实践的知识,这些知识是建立在哲学、历史、先前的实践、研究发现、理论和思想脉络的基础上的。护理学范畴包含4大核心部分:①护理领域的主要概念和问题;②评估、诊断和干预过程;③用于评估、诊断和干预的工具;④最切合护理学知识的研究设计和方法学。前3项构成护理学范畴的理论边界,而科研设计和方法学则是从护理学的哲理中衍生发展而来,并能补充与学科核心概念、问题、学科目的有关的理论发展所需要的知识。研究设计和研究方法也有助于确定和发展护理学范畴的组成成分。由此可见,护理理论是护理范畴的一个组成成分,能提供给护理人员关于护理和护理现象的不同观点。

第三节　护理理论的基本结构

一、护理理论的结构能级及元范式

(一)护理理论的结构能级

根据护理学知识的抽象水平(level of abstraction),护理理论的结构能级可分为元范式、哲学、概念模式和理论。这些特定的概念和命题构成了护理学独特的学科知识体系,如图 1-1 所示,这也正是护理学区别于其他学科之所在。

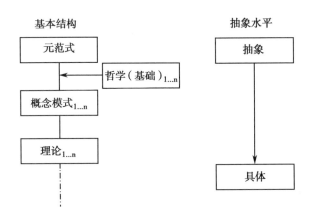

图 1-1　当代护理知识体系

(二)元范式

元范式是护理理论结构体系中最抽象的一级,指定义了某一学科领域内现象的广泛性概念以及描述概念间关系的广泛性命题,是某一学科的普遍共识。元范式具有高度概括的特点,故而其对具体活动,如护理实践和护理研究等缺乏明确的指导性。它的功能在于总结概括学科和社会任务,帮助学科内人员界定关注领域的界限,其表达体现了学科的统一性和一致性,并使该学科领域内的人员得以向其他学科以及社会公共解释该学科的本质。也就是说,根据元范式中特定的概念和命题,我们可以回答该学科解释了什么,没有解释什么,集中研究了什么以及为什么要研究这些。

阅读笔记

研究历史

> ———————— 如何才能称作某个学科的元范式？ ————————
>
> 1. 必须能代表一个不同于其他学科领域的独特领域。
> 2. 必须是对所有学科思想和现象简洁明了的高度概括。
> 3. 必须持中立观点，即不代表特定的观点或视角。
> 4. 在范畴和本质上必须是广域的。
>
> （来源：J.Fawcett. S.D.Madeya. Contemporary nursing knowledge: analysis and evaluation of nursing models and theories（third edition）[M]. F.A.Davis Company. 2012：5.）

在护理学科历史上，元范式这一概念的引进可追溯到 19 世纪 70 年代末。自 1996 年 Rawnsley 提出"护理作为一门科学应当捍卫自己的学科地位"后，众多护理学家纷纷提出代表各自观点的护理元范式。这些学者中，Fawcett（1978）最初提出护理的四个核心单元（central units），即人（person）、环境（environment）、健康（health）和护理（nursing），后在她的论文《护理元范式：现状和完善》（The Metaparadigm of Nursing: Present Status and Future Refinements）里正式将其作为元范式的核心概念。此后，不同的护理理论学家从不同的观点出发，对 4 个概念的内涵和外延、相互的作用进行不同的阐释。可以预见的是，随着护理学科的不断发展，对元范式中概念和命题的修改和补充也将持续进行。2005 年 Fawcett 再次发表并完善她的观点，认为护理元范式由 4 个概念和 4 个关系命题，即人与健康、健康与环境、护理和人以及人、健康、环境之间的关系组成。

随着当代世界观的变化和护理学知识的发展，目前护理学界有不少学者认为仅由人、环境、健康、护理 4 个概念组成的护理元范式过于局限，提出护理学知识领域应包括转变（transition）、相互作用（interaction）、护理程序（nursing process）、护理疗法（nursing therapeutics）等重要概念。事实上，自元范式这一概念被引入护理领域以来，关于它的争论就一直没有停止，不同的学者持有不同的立场。"护理元范式对护理学科有什么具体的价值和意义？"Brodie（1984）提出这个疑问，至今仍未有明确答案。Rawnsley（1996）指出"尽管范式这个词几乎很难在护理领域消失，但是我们应尽可能弱化范式在护理科学性上的神话色彩"；而 2010 年 Kim 为护理元范式提出一个强有力的支持性论据，她指出护理元范式是护理专业学科公开阐述其特殊的科学本质，从而区别于其他自然、社会、人文科学的手段，她还指出护理元范式保持公开透明的必要性，因为这是指导护理发展的基础。

二、哲学

（一）哲学的功能

哲学是学科结构体系中的重要元素，它的功能在于向学科领域内人员及大众解释该学科关于存在的本质、知识、道德、原因和终极目标的信仰和价值。

（二）护理哲学

护理哲学意在尝试回答"什么是护理？"以及"护理为什么对人类很重要？"。Alligood 认为哲学能很好地通过推理和逻辑演绎表达出护理及其现象的意义，护理哲学尤其能够阐释护理本体论、护理现象的认识论和护理操作、护理实践、护理实践人员性格的伦理道德论。其中护理本体论叙述了什么是"人、环境、健康和护理"，伦理道德论是本体论的外延，指导本体论的发展方向。在护理领域内被广泛熟知和应用的护理哲学包括 Nightingale 的环境学说、Watson 的人文关怀科学以及 Benner 的进阶学说等。

阅读笔记

三、概念模式

在专业术语上，有许多词表达与概念模式相同的含义，包括概念框架（conceptual framework）、概念体系（conceptual system）、范式（paradigm）和学科基质（disciplinary matrix）等。概念模式源于学者的观察和直觉或针对于某一问题的想法的创造性推论，即是对特定观察内容的归纳以及特殊情境的推论。如 Orem 的自护模式中的内容多产生于护理实践情境中的固有元素和关系，而 Levine 的守恒模式源于对所有领域中的对护理程序发展有利的想法的推论。

概念模式中的概念较为抽象和广泛，也不仅限于某一特定的个体、群体、情景或事件，因此难以在真实世界中直接观测。如 Roy 的适应系统可以指个体、家庭、群体、社区乃至社会等几个不同类型和等级的系统。同样地，概念模式中的命题也无法直接进行观测或检验。概念模式中的概念通常为结构性定义，且较为宽泛，操作性定义一般不在概念模式中出现。关联性命题也以相对抽象且泛泛的形式呈现，例如 Roy 的适应模式中提到"作为一种刺激，适应水平的变化会影响个体或群体在某种情况下的应对能力"。

（一）概念模式的功能

概念模式主要有三大功能：第一，概念模式为抽象且广泛的现象和现象间关系的组织化和形象化提供框架。每个概念模式都会提出一个独特的"参照系"，指出应如何观察和解释该学科所关注的现象。不同概念模式中会涉及到元范式提出的所有概念，但其对这些概念的定义和诠释不尽相同。第二，概念模式提供看待学科现象不同的可选择视角。具体来说，概念模式着重关注学科中的某一现象，而忽略其他现象。如 Neuman 的系统模式关注对应激的不同反应，而 Orem 的自护模式强调提高个体的自护能力，其聚焦点互不重叠。此外，不同的概念模式对元范式的侧重点不同。如 King 的概念系统模式没有忽略、但并不强调环境，而 Rogers 的整体人科学模式则强调人和环境的互动。第三，概念模式为它所在学科领域的追随者提供概念框架和基本原理，从而发展出更细化、更具实际操作意义的子理论。

（二）护理概念模式

概念模式对护理来说并非新事物。早在 Nightingale 首次提出她对护理的认知和看法时，就可以认为护理概念模式已存在并被运用，只是最初并没有以"概念模式"正式界定。直到护理发展联盟（The Nursing Development Conference Group）提出这一概念，它才正式被视为护理学科术语。

广为人知的概念模式有：Johnson 的行为系统模式（Johnson's Behavioral System Model）、King 的概念框架模式（King's Conceptual System）、Levine 的守恒模式（Levine's Conservation Model）、Neuman 的系统模式（Neuman's Systems Model）、Orem 的自护模式（Orem's Self-Care Framework）、Rogers 的整体人科学模式（Rogers's Science of Unitary Human Beings）和 Roy 的适应模式（Roy's Adaptation Model）等。护理概念模式为护理和健康照护团队提供了具体的哲学和实践导向，通过促进护士间的沟通实现护理的一致性，也为护理实践、护理研究、护理教育和护理管理提供了系统方法。

四、理论

理论是护理理论结构体系中抽象程度最低的组成部分，包括概念模式中具象而来的一个或多个相对具体和特定的概念，以及集中描述两个或两个以上概念间相对具体和特定关系的命题。护理学家采用不同的术语指代理论，包括元理论（atomistic theory）、广域理论（grand theory）、中域理论（mid-range theory）、微域理论（micro theory）、实践理论（practice theory）、理论框架（theoretical framework）等。本书重点关注广域理论和中域理论。较概念模式而言，广域理论和中域理论的抽象程度均较低，但仅中域理论能直接进行实证检验。

阅读笔记

（一）广域理论和中域理论

理论的抽象程度和关注范围不尽相同。从概念模式出发可发展为广域理论,再发展为中域理论,也可从概念模式直接发展为中域理论(图 1-2)。广域理论在关注范围上更为广泛,其概念和命题的抽象程度介于概念模式和中域理论之间,如 Newman 的健康意识拓展理论即为广域理论。中域理论则相对具体和详细,通常由数量有限的概念和命题构成。如 Orlando 的护理程序理论中的护理行为(nurse activity)即是一个典型的中域理论概念。众多护理学者已从概念模式中发展出许多理论,将在后文详细介绍。

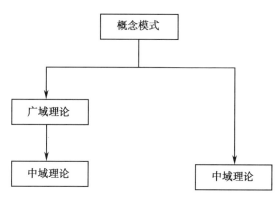

图1-2 从概念模式到理论

根据功能,中域理论又可分为描述性理论(descriptive theory)、解释性理论(explanatory theory)和预测性理论(predictive theory)。其中描述性理论是中域理论的基础类型,通常只描述和界定一个概念或现象,它从描述性研究中产生并得到验证;解释性理论至少包括两个概念,其命题用以解释概念间的相关性和相关程度,它从相关性研究中产生并得到验证;预测性理论同样也至少包括两个概念,其中一个通常是可操作性概念,例如创新性护理措施和标准护理,它从实验性研究中产生并得到验证。

（二）理论的功能

理论的功能有两个,其一是缩小并具化概念模式中包含的现象,其二是为令人不解的行为、情景和事件的解释提供一个相对具体和明确的结构。理论及其哲学基础和学科目标或结局共同引导护理实践、护理管理和护理教育。

（三）护理理论

一些护理学者提出了广域理论,如 Newman 的健康意识拓展理论(Theory of Health as Expanding Consciousness)和 Parse 的人类适转理论(Theory of Human Becoming)等。其他的理论则多为从研究中产生的中域理论,如 Orlando 的护理程序理论(Theory of the Deliberative Nursing Process)、Peplau 的人际关系理论(Theory of Interpersonal Relationship)等。人际关系理论为中域描述性理论,而护理程序为中域预测性理论,这些理论均会在本书的后续章节具体介绍。需要注意的是,不是所有的理论都能得到学术界的广泛认可,这或由于研究学者未能清晰阐述理论的某一部分,或在护理实践过程中难以解释一些现象等等。

此外,除了本学科的独有理论外,护理学中常引进其他学科的理论,如压力适应理论、自我效能(self-efficacy)等对护理现象进行描述和解释。护理学家们可以将这些外来理论纳入自己的概念模式用以指导护理实践和研究。然而,除了 Neuman 的系统模式和 Orem 的自护模式引进了行为理论外,鲜有学者尝试将引入理论和护理概念模式相结合用以指导护理实践或研究。此外,在引进外来理论的过程中缺少对其对护理情境的指导意义的考虑。事实上,已经有越来越多的学者意识到在引入外来理论之前,有必要对其在护理情境下是否适合进行检验。

阅读笔记

有时外来理论也会发展为共享理论,例如自我效能理论最初来源于社会心理学,现已成为护理领域解释患者自我管理等行为不可缺少的理论之一。

五、联系和区别

(一)元范式、哲学、概念模式和理论

如图 1-1 所示,护理理论结构体系的各组成部分是相互独立的。但有学者提出,所有的护理理论,包括概念模式和理论事实上都是护理哲学,因为其本质上是哲学性的思想融合而非科学性的。护理哲学代表护理学科领域内人员的广泛世界观,概念模式中的概念和命题源于护理哲学,并在本质上反映相应的哲学理念,但在关注范围上更集中,在表达方式上更具体。同样地,护理理论源于概念模式,这两者在本质上与护理哲学是一致的,但其对护理现象的关注范围、表达以及对真实世界的导向意义有所不同。

在可检验性方面,除理论外的护理理论结构体系中的其他组成部分都难以通过实证进行直接验证,但另一方面,实践在一定程度上能间接验证他们。例如从概念模式中产生的中域理论是否能得到验证将间接证明该概念模式的合理与否。但需要注意的是,哲学代表着信念和价值观,它既不能直接也不能间接地从真实世界角度验证,而应当在逻辑学的基础上通过讨论等形式不断丰富和完善。同样的,元范式也是如此。

(二)元范式、哲学和概念模式

哲学是元范式、概念模式间的插入成分,它不直接隶属于元范式的下一能级,也不直接隶属于概念模式的上一能级。元范式是一个学科主题的全面表达,哲学则描绘该主题的本体论、认识论和伦理道德论,是基于理论的基本假设和信仰建立起来的。而概念模式和各层理论的焦点和内容则反映某些相对聚焦的哲学主张。

(三)元范式和概念模式

概念模式聚焦于元范式中的某一现象,它会包含元范式大部分的综合性概念,因此概念模式在抽象水平上是对元范式的浓缩。大多数学科会只有一个元范式,而有多个概念模式,而多个概念模式帮助我们从不同的角度解读学科核心思想和关注现象。

(四)概念模式和理论

与其他成熟的学科不同,护理理论的界定在不同的护理文献中是不同的,例如有些文献将护理"理论"(theory)和"概念模式"(conceptual model)统称为护理理论,认为仅仅是表述上的区别,所以有不少院校教育及护理领域人员对这两个概念十分困惑或不了解,例如国内目前常笼统地将二者统称为理论。尽管学术界对此观点不尽统一,本书倾向于应将"概念模式"和"理论"完全区分开来。

概念模式和理论有不同的运用方式,这也是我们需要对它们进行区分的原因。只有知道理论最初的出发点是"概念模式"还是"理论"才能知道下一步应如何应用。如图 1-1 所示,"概念模式"和"理论"的抽象水平不同,如一个概念模式一般是由多个抽象、综合性的概念和命题构成,而一个广域或中域理论则关注于一个或多个相对具体和固定的概念和命题。针对怎样从抽象水平上来判定一项成果是"概念模式"级别还是"理论"级别,即该成果是否足够抽象到可以称之为"概念模式",学术界提出了一些规则来帮助我们判定和区分,主要包括该成果的最终目的(determination)、该成果在指导实践前需要经过几层知识转换以及该成果是否能直接被检验等。概念模式在被检验之前需具备以下 4 个要素:提出清晰的概念模式、从概念模式中形成理论、确定实证指标(empirical indicators)、确定可检验的假设;而理论仅需 3 个要素:表达清晰的理论、实证指标以及可检验的假设。

概念模式和理论的混淆往往导致误用,尤其表现在直接将概念模式用以指导实践,然而由于缺乏具体的实证指标,结果往往无法达到预期,从而导致错误的结论。另一方面,若将理

论误用为概念模式,由于其概括性和抽象性不足的本质特点,同样也容易导致错误的运用。因此在应用概念模式和理论前,一定要对其进行区分。

第四节 护理理论发展的历史轨迹

护理理论的发展和进步经历了若干重大转折点及重要事件,这些转折点和事件改变了理论在护理中的地位,并对护理理论的发展产生了深远影响。学科发展转折点的确立和界定有助于激励人们去探究每一个转折点对护理理论知识的发展和进步究竟产生了什么样的影响(表1-1)。

表1-1 护理理论发展的转折点

时间段	转折点
1955 年以前	从 Nightingale 到护理研究
1955—1960 年	护理理论的诞生
1961—1965 年	理论的萌芽:统一认识
1966—1970 年	理论的发展:清晰目标
1971—1975 年	理论的构造:定义、解释与应用
1976—1980 年	反省时期:理论检验与辩析
1981—1985 年	理论的振兴:范畴概念显现
1986—1990 年	从元理论到概念的发展
1991—1995 年	中域理论和情境理论的诞生
1995 年至今	多学科理论

一、1955 年之前——从 Nightingale 到护理研究

1955 年之前阶段的有重要意义并影响随后的护理学科发展的标志性事件是《Nursing Research》杂志的诞生。它的任务是报道护理人员所进行的有关护理的科学研究。该杂志为讨论护理学科中的问题提供了园地。杂志的诞生进一步证实了护理作为一个科学的学科,其发展依赖于护理人员是否使用了那些成熟的科学方法学去探究学科的事实。

二、1955—1960 年——护理理论的诞生

尽管 Nightingale 关于环境与健康之间关系的观点产生于 20 世纪初期,但是直到 20 世纪 50 年代中期,护理人员才开始清晰地阐述护理的理论体系。关于护理的本质、任务、目标以及护士角色的问题,驱使护理教育者们去寻找答案,并较连贯、完整地表达这些答案。这些问题产生于护理教育层次从中专提升到本科之后,课程中也包含了护理是什么以及护士需要学些什么的思考。

美国哥伦比亚大学师范学院设置了教育和研究方向的研究生教育计划,目的是培养护理教育和管理方面的专家。尽管他们关注的焦点并不是护理理论,但值得注意的是,在此期间提出护理学概念的理论家们,绝大多数都是在该学院接受过教育的,代表人物有 Peplau、Henderson、King、Wiedenbach 和 Rogers 等。由此可见,哥伦比亚大学师范学院的哲学理念和课程对这些护理学者理论思维能力的培养产生了直接的影响,发展和激发了他们的学术创造能力。也正是哥伦比亚大学师范学院的护理理论家们提出了"护理实践的中心是患者的问题和需要"的观点。

护理学进步的另外一个标志性事件是成立了专门的护理研究团体,如 1952 创刊的第一本护理杂志 Nursing Research,1987 年美国国立研究中心 the National Research Agenda 的成立等都推动、支持和激励了旨在培养护理研究型人才的高等护理教育。

阅读笔记

三、1961—1965 年——理论的萌芽：统一认识

20 世纪 50 年代后期，随着把护理对象看成是伴有症状和体征的患者的观念的衰落，护理理论重新调整了关注的焦点，把护理对象看成是具有一系列需要的个体、护理是具有一系列独特功能的学科。20 世纪 60 年代，重新调整了先前陈述的护理任务，从解决患者的问题，满足患者的需求走向追求建立护患之间良好关系的目标。新的护理理论观点认为如果能建立有效的护患关系，那么就能更好地满足患者的需要，而患者的满足程度不仅是护士努力达成的，还应是患者感知到的。

在这个时期，护理学领域中耶鲁学派的地位开始形成。它的形成是受那些在哥伦比亚大学师范学院毕业后到耶鲁大学任教的教师们的影响，包括 Henderson、Orlando、Wiedenbach。这说明"耶鲁学派"的理论思想深受哥伦比亚大学的影响。这些理论家认为，护理是相互作用的过程而不是单一方面满足的结果，是两类人之间的一种关系而不是互不相干的护患之间的作用。在当时，促使"耶鲁学派"把自己的观点发展成护理概念的社会力量是多方面的。联邦政府资助了他们的工作，使得从精神疾病的护理到护理教育领域内的人才培养、精神疾病领域中护理概念的确立以及构建全面和完整的课程这几项工作得以顺利进行。充足的资源和时间、适宜的环境都推动了耶鲁大学的学者们去认真思考护理学的任务和目标。

"耶鲁学派"对 20 世纪 60 年代美国的护理学科产生了重大的影响，导致美国护士协会在 1965 年发布的白皮书中，把护理定义为照护（care）、治愈（cure）和协调（coordination），并把护理理论发展确定为护理专业最重要的目标，对理论化护理的进一步发展产生了深远的影响。

这个时期还有两个重要的进展。一是美国联邦政府开始资助护理教育者进行博士学位的学习。20 世纪 70 年代中期，这批接受了护理博士教育的新的护理理论家进一步发展了护理的元理论观点。第二个进展是《Nursing Science》杂志的创立，尽管这个杂志存在的时间很短，但它为护理理论和护理科学观点的交流提供了媒介，同时它证明了护理学是一门具有理论的原理和基础的、不断进展的科学。

四、1966—1970 年——理论的发展：清晰目标

由于美国护士协会提出将发展护理理论作为护理专业的首要任务以及美国联邦政府的支持，美国凯斯西储大学（Case Western Reserve University）举办的护理学专题研讨会成为这个时期的一个标志性事件。该会议分为 3 个部分，护理理论专题讨论部分于 1967 年 10 月 7 日召开。会议上耶鲁学院的教师、哲学家 Dickoff、James 和护理理论家 Wiedenbach 肯定了理论对护理实践的重大意义、护理实践应遵循理论的发展，确认护理人员有能力发展护理理论，支持了来源于理论家先前对理论化护理的理解和相关概念的分析，并定义了护理理论以及护理理论发展的目标，得到了许多来自于其他专业领域的专家们的肯定。这次会议的纪要发表于次年的《护理研究》杂志上，成为护理理论思想史上的经典文献。护理理论的发展势在必行。

在这个时期，护理理论的发展所关心的问题是护理学应该发展哪种类型的理论而不是理论的实质性内容，即护理的元理论。最初的元理论家是 Ellis、Dickoff、James 和 Wiedenbach。元理论（metatheory）关注的是理论的类型和理论的内容，主要围绕护理理论应该是基本的还是移植的、是纯理论的还是实用的、是描述性的还是说明性的等问题展开讨论。

五、1971—1975 年——理论的构造：定义、解释与应用

这个时期是护理界开始尝试去界定护理理论的结构成分的时期。元理论家们主宰着这个时期。护理理论研究的重点是对理论的构成成分和理论分析及评判的方法进行说明、定义和解释。护理理论家们开始思考理论要说明什么、理论的主要成分是什么，以及用什么方法去分

阅读笔记

析和评判理论等问题。在美国联邦政府的支持下，以基础科学、自然科学和社会科学为基础的护理教育为护理造就了一批学科骨干力量。他们的共同目标是建立护理学的独特知识基础，而构建理论和确定理论的结构成分的讨论成为达到这个目标的主要手段。

在这个阶段即将结束之际，出现了新的标志性事件：美国护理联盟决定将课程设置是否依据护理理论作为认证护理院校的标准。这一事件促进了护理理论的应用和对理论的讨论，护理院校被要求选择和运用一个护理理论去发展自己的课程设置。这一事件对理论发展既有推动作用又有阻碍作用。推动作用在于提高了护理教育领域对护理理论重要性和可用性的认识，促进了更多理论构造方面的文献著作出版发表，以帮助护理学者和学生们理解理论并在课程和教学中应用理论。阻碍作用在于造成理论发展的目标从为实践服务转变成为教育服务。

六、1976—1980 年——反省时期：理论检验与辩析

这个时期在理论化护理的发展史上很有意义的转折点事件是护理理论家被邀请参加由护理教育者主办的学术会议，进行理论的报告、讨论和辩论。1978 年，一个致力于护理理论发展的全国性会议和护理理论研究中心组织（Nursing Theory Think Tank）进一步支持了应用现存理论和发展能更深刻描述、解释护理现象，预测某些关系，指导护理照护行为的理论的专业发展方向。

这个时期的另一个标志性事件是《护理科学进展》（Advances in Nursing Science）杂志的诞生。该杂志重点报道涉及科学发展的所有活动，包括护理理论的构建和理论的应用等，有力地支持了理论化护理的发展，并为那些致力于护理理论发展的护理人员提供了表达和讨论他们思想和观点的媒介。

这个时期提出的特征性的问题是：护理学的进步是否得益于单一范式和单一理论的采用？护理文献中出现了更多的关于护理需要什么类型的理论和理论中的一些要点问题的较深刻的辨析。在这个时期，对理论与研究之间的联系也进行了思考和讨论，同时也对理论和哲学之间的联系进行了检验，这使得它们在护理理论发展过程中发挥的作用得以澄清。

七、1981—1985 年——理论的振兴：范畴概念显现

这个转折点的特征是护理界接受了护理理论的重要意义和护理理论发展的必要性和必然性。护理理论被列入护理博士教育的核心课程，并居所有核心课程之首。

这个时期理论发展的问题包括：①从理论中能学到什么？②怎样应用理论？

理论构造的知识被用来分析现存的理论。此期的转折性标志是确立了护理的范畴概念。在这个过程中，现存的理论作为确立范畴概念的来源和依据，在接受再检验中得以进一步发展和精练。

第二个特征是护理理论的倡导者们号召在整个学科范围内和在学科的特定领域中应用护理理论。与此同时，出现了护理理论的综合者。理论的倡导者和理论的综合者之间的区别在于他们在理论研究上分析范围的水平不同。护理理论的倡导者不断地促进护理理论的发展并在研究项目中或一定的实践范围内证明理论；而理论的综合者们则超越了局限性地运用理论，去描述和分析护理理论是怎样影响护理的实践、教育和管理的。

第三个特征是护理理论作为一种工具，发源于有意义的护理实践问题，并能应用于护理实践和研究的观点被接受。

第四个特征是理论和研究之间关系的澄清度高于理论和实践之间关系的澄清度。

此期，理论发展留下的困惑是与语义学有关的。护理的概念模式中提到的概念框架、理论、元理论、范式和元范式等概念的特征不明显，彼此间难以区分界限。

八、1986—1990 年——从元理论到概念的发展

这个护理理论发展的转折点表现为三个特征：认识论的争论、本体论的分析和概念发展与概念分析的增多。

认识论的争论所涉及的问题是关于发展护理知识的可选择的方法的描述，例如现象学、批判理论、女权主义和经验主义方法学的应用。尽管这些争论主要是在整体上关注知识的发展，但仍和理论化护理的发展密切相关。

本体论的分析主要是针对与护理范畴概念有关的本体论观念的分析，例如环境、健康等。这些分析在很大程度上为护理人员理解概念提供了更加系统化的方法，提高了护理界对运用那些能够综合地、整体地、系统地描述护理现象的理论框架的必要性的认识。而这里所说的护理现象是超越个体护理对象范围的，例如整体性、综合的反应、与环境的关系等。

概念发展和概念分析增多主要表现为有关概念发展的著作文献不断增加。此时的概念的发展已不同于早期的理论发展。早期的理论发展往往包含对"什么是护理？"这类一般性问题的解答；而现在的概念分析则更多地指向实践，更加综合，代表了发展范畴护理理论的初步尝试。

也就是在这个时期，学科成员们产生了更多地探讨面向健康照护的接受者的实质性问题的需求，例如先前的有关批判理论和女权主义理论"哪个更适合作为学科的哲学基础？"的讨论被"哪一个更能有效地去观察环境？"的讨论所替代。

九、1991—1995 年——中域理论和情境理论

在此阶段，护理理论发展的转折点是由许多中域理论和情境理论的产生为标志的。它们标志着护理知识发展的巨大进步。中域理论主要关注那些来源于并反映护理实践的特殊护理现象和临床过程。这些中域理论提供了概念化的重点和反映护理学科价值的想象，但较少为实践提供说明或指南。

情境理论则更加针对临床、反映某个特殊的背景或环境，并可能包括护理行为的具体计划。它们不像中域理论那样抽象，但是仍比针对一个特定的情境所设计的护理实践的框架要抽象得多。情境理论可以从研究发现或特定情境的案例的综合中产生。情境理论的目标是通过提供一个框架或具体方案帮助护理人员去理解一组特定护理对象的某个特殊情况。这些理论的发展是为了回答一些范围和内容都有限的护理问题。

十、1995 年以后——多学科理论

在世纪交替之际，许多临床专门领域的护士的护理范畴的意识逐步提高，护理学科逐步完善了自己的哲学观、范畴、理论和研究。理论已作为组织框架和实质内容应用于护理教育、临床实践和护理研究中。护理教育计划在讨论和应用护理理论的同时还增加了来自其他学科的理论。护理理论方向的研究生培养计划意识到护理理论在回答一些更核心的和与其他学科相关的问题上的效能和局限性。

对理论构造的争论，如理论与概念框架、护理理论和移植理论，定性方法和定量方法的争论等都让位于实质性问题的讨论，如对健康、环境、护理对象和社区的各种不同观点的讨论。开始于 20 世纪 80 年代早期的理论精致化和扩展的迹象在 21 世纪转折时期得到了推动。护理界开始运用现有的护理理论和其他相关学科理论探究护理范畴概念间的关系，例如护理照护的输送和人际关系，产生了能指导护理研究的理论范例。

尽管学科内的哲学讨论和理论交流仍然是必要的，但如果缺乏当代大科学观的指导，那么这种讨论在理解护理学的整体性质和未来变化的效用方面是有限的。护理学的理论家、教

阅读笔记

育者、研究者和临床人员明确声明，他们工作的理论支柱是来自多学科的，护理学需要与有助于学科发展的其他学科和领域的人对话。同时，从方法论的角度看，有益于解决护理领域中问题的理论、方法和工具是没有学科界限的。多元化的观念有助于我们更好地理解护理的多样化事实的丰富内涵。

　　无论是过去、现在或者未来的护理理论，还是社会学的、心理学的、生理学的、工程学的理论都不可能回答护理人员提出的所有问题。不同学科的理论只能回答学科内不同的问题，甚至有些问题仍然得不到满意的理论解释。即使已经得到满意解释的问题也将受到新的资料和新的竞争性解释的挑战，例如，Mead M 的文化决定论和 Freud S 的性心理理论都受到新事实和新解释的挑战。因此，下一个转折点和标志性事件将证明一种新的学科成熟的形式——多学科协作。学科成员将抛弃孤军作战的理论发展形式，而与其他学科成员一起发展在其他学科业已证明有效用的理论。与诸如症状管理、妇女保健、全人口的管理性卫生保健相关的理论的发展将成为应用多学科理论的范例。

研究历史

护理学发展的历史阶段

年代	核心问题	核心任务
课程阶段： 1900—1940s	护理学专业学生应学习什么内容？	护理教育中的课程
研究阶段： 1950—1979s	护理研究的核心（focus）是什么？	护士的角色及研究问题
研究生教育阶段： 1950—1970s	护理实践需要哪些知识？	提升护理实践的基础性和重要性
理论阶段： 1980—1990s	概念框架如何引导实践与研究？	从多个角度认识护理
理论应用阶段： 21 世纪	提升护理质量需要哪些新理论？	护理理论引导护理科研、实践、科研和管理

（来源：Alligood, M.R. Nursing Theory: Utilization and Application [M]. Mosby-Elsevier: 2014.）

（袁长蓉）

阅读笔记

第二章 护理理论的评价、应用和发展

【关键术语】

概念 - 理论 - 实证框架（conceptual-theoretical-empirical structure）

描述性研究（descriptive research）

相关性研究（correlational research）

实验性研究（experimental research）

概念探索（concept exploration）

概念澄清（concept clarification）

概念分析（concept analysis）

理论 - 实践 - 理论策略（theory-practice-theory strategy）

实践 - 理论策略（practice-theory strategy）

研究 - 理论策略（research-theory strategy）

理论 - 研究 - 理论策略（theory-research-theory strategy）

综合的方法（integrated approach）

  自南丁格尔开创现代护理学以来，护理在全世界护理人士的不懈努力下，完成了从职业走向学科，进而走向科学的辉煌进程。护理学科的发展过程，也是护理学独特、独立的理论体系的建设过程。学习护理理论的评价有助于我们以辩证的思维看待理论，从而提高自身理解理论、运用理论、进而发展理论、创建理论的能力。本章主要介绍护理理论的评价方法、护理理论在护理科研与护理实践的应用、如何发展护理理论及其未来的挑战。

第一节 护理理论的评价

  理论的评价是为了更准确地突出理论最重要的特性，更恰当地分析其抽象水平，同时更好地指出理论内在的固有局限。理论评价有一定的框架和流程，该流程的应用能帮助我们以描述性的、分析性的、针对性的方式解读每个理论，同时帮助我们精练、细化这些理论中提出的概念和命题。

理论评价的框架流程最早由 Fawcett 于 1980 年提出，并经过多年的实际应用、验证及修改完善，最终形成了目前的评价体系。这一评价体系充分体现了对护理概念模式和当代护理理论体系各结构能级之间关系的理解，同时注重对所有护理实践情境与背景的诠释，而不仅仅局限于临床护理，因此在世界范围内得到了广泛应用。

一、概念模式的评价

概念模式的评价具体包括：起源的解释、内容的全面性、逻辑的一致性、概念模式的理论延伸、概念模式的合理性及对护理知识和护理学科的贡献度。概念模式的评价基于对概念模式的分析结果，也基于对已发表的各种相关评论、研究报道、概念模式在护理临床实践、科研、教育、管理的应用报道。

（一）评价步骤一：概念模式起源的解释

概念模式评价的第一步聚焦于概念模式起源的解释，通过了解作者的信仰和价值来了解其概念模式的哲学基础以及其关于护理发展的关注重点和独特视角。此外，很多理论家会引用已成熟的他人的甚至是跨学科的理论或观点，作者也应明确把这部分做详细标注和说明。

（二）评价步骤二：概念模式内容的全面性

概念模式评价的第二步聚焦于概念模式起源的内容全面性，重点是评价其内容的深度与广度。

在内容深度方面，要求概念模式应包括四个元范式，即人、环境、健康和护理，且内容表述明确清晰。概念模式应当包含能描述"人"、说明相关"环境"、描述作者对"健康"的观点、定义"护理"、陈述护理目标和结局、以护理程序或实践方法学的方式描述护理实践等方面的概念及非关系命题。此外，护理程序或实践方法学应扎根于科学知识，允许相互间的动态变化并与护理实践的伦理标准相一致。最后，概念模式中的关联性命题应能完整表达四个元范式间的关系，或以一系列关于其中两个或多个元范式之间关系的表达展现，或以一个总结性陈述说明四者间的联系。

内容广度是指概念模式的内容范围要足够广泛，能充分的指导各个情境的护理实践，包括一般情境下、高风险情境下和危机状态下等，并能运用于研究、教育、管理等多个领域。然而事实上，没有任何一个概念模式能涵盖护理实践的方方面面，也不可能完全适用于所有的文化环境，因为它们构建时通常是针对某一情境、某一文化的。所以在评价和运用过程中，要注意关注其局限性，明确其局限性是否会限制其当下的可行性。

（三）评价步骤三：概念模式的逻辑一致性

概念模式评价的第三步关注概念模式内在结构的逻辑性。逻辑一致性的评价是一个智力过程，包含对该概念模式作者的个人专业性、哲学信仰与主张和模式内容间一致性的判断，也包含了对该模式中反映的唯一或多个世界观和唯一或多个护理知识种类间一致性的判断。要注意的是，通常如果一个概念模式中出现多个世界观和多个护理知识种类，那么很可能是因为作者融合了多个学派的理念。这种融合十分困难，在评价这一类型的概念模式时尤其要注意考察其逻辑一致性。

（四）评价步骤四：概念模式的理论延伸

概念模式评价的第四步关注概念模式的理论延伸，这体现了更抽象普适的概念模式和更具体集中的理论之间的关系。广域理论和中域理论均源于抽象程度更高的概念模式，因此我们要判断该概念模式的理论延伸能力，即产生理论的能力和指导意义如何。

（五）评价步骤五：概念模式的合理性

概念模式评价的第五步聚焦于概念模式的合理性。合理性是指该概念模式对于护理活动指导的实用性与其自身内容的稳定程度。对于实用性而言，评价重点是根据整体护理知识体系进行检验，讨论其是否适用于护理实践及科研等各个方面；对于稳定性而言，评价重点是模式的内容是否健全可信，是否存在明显的缺陷和漏洞。如果一个概念模式的合理性的两方面存在问题，那么该模式就需要进行进一步的修改、完善，否则就失去了存在的意义。所以，在评价概念模式合理性的时候，以批判性思维去看待每个概念模式至关重要。若不加批判地接收全部内容就易使其停留于意识层面，而不具备使用合理性。

概念模式合理性更明确细化的评价标准可分为以下三方面：

1. 社会效用　包含该概念模式是否能在护理实践、研究、教育、管理等多方面均具有指导意义；其次，要评价从该概念模式中延伸出的护理实践方案和相关理论的应用是否具有可行性；最后，考虑该概念模式在护理实践、研究、教育、管理等多方面的实际应用范围和程度，以及其对循证护理实践的贡献程度。

2. 社会认可　指以该概念模式为基础开展的护理活动（包括护理评估、护理目标、护理干预、护理结局）是否与人们需要和期望获得的护理、社区健康照护系统相契合，是否能满足不同文化背景、不同国家和不同地域人群的需要。

3. 社会意义　指该概念模式的社会价值，重点在于通过各类研究项目的数据分析结果评价其在人群健康及护理上的应用效果如何，是否对公共健康具有重大而积极的影响。

（六）评价步骤六：概念模式对护理知识和护理学科的贡献

聚焦于概念模式对护理知识和护理学科的贡献。这部分的评价一定是基于对所有与该概念模式相关的可获得的文献资料进行整体回顾后的评价，而决不是对其与其他概念模式的两两比较，应结合其哲学主张对每个概念模式自身在对护理知识和护理学科的贡献上的优点进行分析判断。

综上，我们可以将概念模式评价六大步骤的要点总结归纳成表 2-1。

表 2-1　概念模式评价的流程

步骤	内容
评价步骤一	**概念模式起源的解释：** 该概念模式基于的哲学主张是否明确？ 作者是否明确指出对于该概念模式的构建思维产生影响的其他学者思想理论的出处？
评价步骤二	**概念模式的内容全面性：** 该概念模式是否充分阐述了护理四个元概念：人、健康、环境、护理？ 该概念模式的关联性命题是否充分概括了以上四个元概念间的相互联系？ 该概念模式是否能给予护理临床工作者充分的指导，例如如何进行适当观察；如何确定护理存在的实际与潜在的需要；如何规定和执行不同临床情境下相应的特定的护理干预目标？ 该概念模式是否能给予护理科学研究者充分的指导，例如如何提出科学问题；如何选择正确的研究方法？ 该概念模式是否能给予护理教育人员充分的指导，例如如何开展学科课程？ 该概念模式是否能给予护理管理者充分的指导，例如如何组织管理和提供护理服务？
评价步骤三	**概念模式的逻辑一致性：** 该概念模式是否反映了多个世界观？ 该概念模式是否反映了多个护理知识的分类特征？ 该概念模式的各个组分是否反映了一致性的逻辑诠释和多角度观点的再融合？ 该概念模式是否具备逻辑一致性？

阅读笔记

续表

步骤	内容
评价步骤四	**概念模式的理论延伸：** 从该概念模式中已经繁衍 / 延伸出了哪些子理论？
评价步骤五	**概念模式的合理性：** 该概念模式是否是护理活动的一个实用性指导工具？ 该概念模式的使用评价是否显示出其内容的稳固性和可信性？ 该概念模式在护理实践应用前是否要求进行学校教育和特殊技巧训练？ 该概念模式中延伸的实践草案和相关理论的应用是否具有可行性？ 该概念模式对于护理实践、研究、教育、管理等多方面的实际应用范围和程度？ 该概念模式指导开展的护理活动是否能满足不同文化背景、不同国家和不同地域的公众及医疗卫生专业人员的需要？ 该概念模式中与其延伸的相关理论和实证指标有关的应用部分是否对公众健康具有重要意义？
评价步骤六	**概念模式对护理知识和护理学科的贡献：** 该概念模式对护理知识和护理学科发展的整体贡献是什么？

二、理论的评价

理论的评价步骤和目的与概念模式是相似的，其核心是运用批判性思维更好地突出理论的优势，暴露理论的劣势，以期进一步修缮该理论。理论评价内容包括重要性、内部一致性、简洁性、可测试性、经验性与务实性。

（一）评价步骤一：理论的重要性

关注理论的产生背景，评价其重要性，即着重判断理论对于社会及学科发展的重要意义。评判的标准是满足：①理论的元范式、哲学基础及概念框架的起源明确；②护理学及其他附加性的内容已有标注；③具有特殊的社会及理论贡献度。

（二）评价步骤二：理论的内部一致性

关注理论的内容和背景，评价其内部一致性。评判的标准为：①该理论所有的元素，包括理论家的哲学主张、概念模式及其概念和命题是否保持一致；②概念在语义上是否清晰一致，即理论家是否对概念进行了基本定义且在本理论的所有言论中对所有相同的概念均采用一致的术语及定义；③理论的命题是否具备结构一致性，即各概念间的关系是特定的，无明显的关联性命题上的不一致。

（三）评价步骤三：理论的简洁性

关注理论的内容，评价其简洁性，即评价该理论是否运用最少的概念及命题就清晰地传达出理论的核心，或者是否以简洁明了的方式展现了完整的理论内容，并能解释复杂的现象。但需注意简洁性不代表过度简单而因此丧失了理论应有的内容、结构和完整度。

（四）评价步骤四：理论的可测试性

着重评价理论，尤其是中域理论的可测试性，即评价该理论是否可进行实证检验，能接受重复检验的理论即具备了科学实用性。广域理论相对抽象的特性意味着其概念往往缺乏操作性定义，其命题也无法直接经实证检验。而中域理论相对具体且聚焦，因此其概念包含操作性定义，相关的命题也能经由实证直接检验。鉴于此，我们可运用传统的实证研究方法评价中域理论的可测试性。

（五）评价步骤五：理论的经验性

评价理论是否具备充分的经验性，通常以系统综述（systematic review）为方法。评价过程关注该理论的观点及主张与实证数据结果是否相一致，并应对所有与该理论有关的研究进

阅读笔记

行系统回顾，判断其经验性是否充分。同时，经验性评价还需考虑到理论的循环认证（circular reasoning），即在解释或验证数据与相关理论符合与否时，不仅仅限于该理论本身，而是同时关注是否存在类似的理论，可进行多方比较得出结论。据此分析出的理论经验性才具备一定的可持续性或永久性。

理论经验性充足与否的评价目的是判定理论的可信度，以决定是否需要修改、完善或排除理论中的一个或多个概念/命题，抑或排除整个理论，而不是为了验证该理论是绝对真理。后续研究会不断发现理论的缺陷甚至发现新的更佳替代理论。

（六）评价步骤六：理论的务实性

是指通过对所有与该理论有关的应用性研究进行整体回顾，判定该理论满足务实性评价标准的充分程度。其评价标准包括：①护理人员是否对该理论的内容充分了解，并具备充足的人际沟通和心理活动技能（这些都是需要在理论应用前对护士进行系统教育和技能培训的）；②该理论是否正在应用于实际的临床护理实践中（正在或已历经循证性成果转化研究），并通过对其护理程序各阶段（评估、计划、实施、评价）的实践研究，发现其具备从临床的人力资源、财力、教育及培训和相关制度等方面将其应用性实践列为护理常规操作的可行性；③从业者是否能控制好理论的应用实践，并测量出理论实践活动的有效性；④基于该理论的临床实践是否能满足公众及卫生保健体系对于护理实践的期望，并且对其临床实践对象能产生并发症减少、健康状况改善、护理满意度增加等良性结局，具有良好的社会效益。

理论务实性充足与否的评价目的是判定理论的循证临床实践的准备就绪程度，通常会采用解决问题的研究方法（problem-solving approach）探讨理论达到其临床实践目标的有效性以决定：①是否需要进一步的证据补充；②是否应倡导尝试或采纳并实施其评估工具及干预方案；③是否应终止现行的评估工具及干预方案或构建新工具和方案。

综上，我们可以将理论评价六大步骤的要点总结归纳为表 2-2：

表 2-2　理论的评价流程

步骤	内容
评价步骤一	**理论的重要性：** 该理论元范式的概念和命题起源是否明确？ 该理论的哲学主张是否明确？ 该理论概念模式的起源是否明确？ 该理论对所引用的已有护理学及其他学科的附加性内容是否进行了来源著注？
评价步骤二	**理论的内部一致性：** 该理论的背景（哲学主张和概念模式）与内容（概念和命题）是否一致？ 其中域理论的概念是否经过明确的识别和定义？ 该理论的某一概念是否始终如一地采用同一术语和定义（语义一致性）？ 其中域理论的命题是否合理（结构一致性）？
评价步骤三	**理论的简洁性：** 该理论的内容是否表述清晰而简明？
评价步骤四	**理论的可测试性：** 广域理论的可测试性： 是否采用了质性和归纳性的研究方法？ 研究方法是否与该理论的哲学主张及内容相一致？ 从一个或多个描述性个人经验研究的数据中是否能充分、深入地挖掘和捕捉到该理论的本质/精髓？ 中域理论的可测试性： 该理论的研究方法学是否契合中域理论？ 该理论的概念是否可通过合适的经验指标予以观测？ 现有的数据分析方法是否限制了该理论命题的测量？

续表

步骤	内容
评价步骤五	**理论的经验性：** 广域理论的经验性： 该理论的描述性个人经验研究结果是否与该理论的概念及命题相一致？ 中域理论的经验性： 该理论的观点和主张是否与实证数据相一致？
评价步骤六	**理论的务实性：** 该理论在应用前是否对执业人员进行了理论教育和特殊技能培训？ 该理论是否已应用于具体的临床护理实践？ 基于该理论的评估工具和干预方案是否具有广泛临床应用的可行性？ 该理论的临床实践应用是否由具备法律许可资质的护理人员实施，并能测量其有效性？ 该理论的临床实践能否满足公众及卫生保健体系对于护理实践的期望？ 该理论的临床实践对实践对象能否产生良性结局？ 在相同的临床情境下，其理论应用研究是否分别对进行与未进行该理论的临床应用结局进行了比较？ 该理论是否运用问题解决的研究方法测量了理论临床应用结局？

第二节 护理理论的应用

凡是科学的理论都具有描述、解释和预测功能，并具有指导实践的内在倾向性。因此就理论的一般功能而言，护理理论也同样具有描述、解释、预测，并最终指导实践的功能。概念 - 理论 - 实证框架（conceptual-theoretical-empirical structure，C-T-E structure）是现代护理知识体系在护理科研与护理实践过程中应用的指导框架（图 2-1），其抽象程度逐级下降，并最终落地应用。护理研究从理论中获得实证研究方法（empirical research methods），护理实践则从理论中选择具体的实践指标（empirical indicators）。具体地说，护理理论对专业发展所发挥的作用主要体现在护理理论与护理实践、护理科研等方面的关系中。

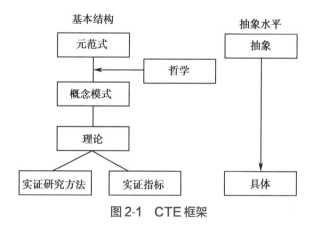

图 2-1 CTE 框架

一、护理理论与护理研究

（一）C-T-E框架与护理研究

护理研究始于概念模式，每一个研究者透过源于概念模式的特定视角看待护理现象。即是说，尽管不同的研究者关注同一个护理现象，他们对这一现象产生的原因、概念组织以及在用于解释现象的知识选择上均可能有所不同。概念模式的广泛性导致其概念和命题无法直接

阅读笔记

观察和检验，其功能和意义在于通过研究指导理论，尤其是中域理论的产生和检验，从而促进理论的发展，其关系见图2-2。

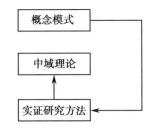

图2-2 概念模式、理论与研究

（二）理论的类型与研究方法

实践应基于以下几种认知：经验主义（empirics）、伦理观（ethics）、个人知识（personal knowledge）、美学（esthetics）和社会政治观（sociopolitical pattern）。每种认知形式都可被视作通过不同的探索形势发展而来的不同类型的理论。每种理论均是专业实践的整体知识基础，不应独立于彼此使用。本书主要对经验主义理论和研究展开讨论。中域实证理论通常可分为描述性理论、解释性理论和预测性理论，与之对应的理论产生和检验实证研究设计分别为描述性研究（descriptive research）、相关性研究（correlational research）和实验性研究（experimental research）。

1. 描述性理论与描述性研究 描述性理论是中域理论中最基本的理论，通过对独立观测对象的共同点总结，对个体、群体、情景或事件进行特定维度或特征的描述或分类，可分为命名性理论（naming theory）和类别性理论（classification theory）。命名性理论是对某一现象维度或特征的描述，类别性理论则阐述某一现象的维度或特征在结构上的相互关联，包括互斥、重叠、分层或序列。描述性理论通过描述性研究产生，主要回答以下问题：①这一现象的特征是什么？②这一现象的现状如何？③这一现象的发生发展经过如何？也就是说，描述性研究是对某一现象在自然状态下的观测。

描述性研究的资料多通过对被试与非被试的观测和开放式或结构式的访谈或问卷收集，没有对质性或量性的限制。描述性研究可采用许多不同的研究方法，包括概念分析（concept analysis）、心理测量学分析（psychometric analysis）、个案研究（case study）、调查（surveys）、现象学研究（phenomenology）、人种学研究（ethnography）、扎根理论研究（grounded theory）和历史研究（historical inquiry）。

2. 解释性理论与相关性研究 解释性理论说明个体、群体、情境或事件的维度或特征的关系，解释某一现象与另一现象之间关系的原因和程度。只有当某一现象已被明确定义后，才能由此产生解释性理论，也就是说针对某一现象，描述性理论的产生和验证是解释性理论产生的前提。解释性理论通过相关性研究产生并检验，这一研究主要回答某一现象存在的原因。相关性研究要求对某一现象的维度或特征在自然状态下进行测量，资料收集源于非参与性观察或自我报告。

3. 预测性理论与实验性研究 预测性理论超越解释，试图预测某一现象的维度或特征之间的精准关系或群体之间的差异，阐述在某一现象中改变如何发生。针对某一现象，成熟的解释性理论是预测性理论的前提。预测性理论由实验性研究产生并检验，这一类研究主要回答某一干预是否产生预计效果，关注干预如何改变或影响某一现象的维度或特征。研究资料多源于标准化的研究工具。

研究类型的选择取决于研究问题，研究问题的提出则取决于指导该研究的概念模式。这意味着研究设计的关键在于如何在特定概念模式的范畴内进行研究问题的选择。另一方面，研究问题的选择取决于这一问题的认知水平现状。也就是说，当对某一现象知之甚少时，以产生

阅读笔记

描述性理论为目的的研究应首先进行;当某一现象已被适当地描述,但与其他现象的关系尚未挖掘时,可选择相关性研究以形成并检验解释性理论;当某一现象的特点与关系均较为清晰时,选择实验性研究则是合适的。三种理论类型及其对应的研究设计呈递进关系(图2-3)。

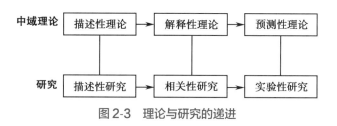

图2-3　理论与研究的递进

护理理论的目标是制定一套最简明,同时又是最具普适性的科学学说,使得护理人员能运用这套学说在专业领域里,解释最大量的、最多样的可观察变量之间的关系。护理理论为护理人员认识护理领域内的问题提供了分析手段或分析框架。借助理论,护理人员可以有效地假设问题的来源、问题的变量、问题与其变量之间的可能关系。护理理论和护理研究之间的关系在本质上是循环反复的。护理研究得到的结果可以用来验证、修正、支持或否定某个护理理论的观点;而护理理论则为护理研究提供新的研究方向,并作为研究框架以指导研究。这种相互促进和发展的关系,促使护理知识的自我发展潜能不断地增强。

二、护理理论与护理实践

(一)C-T-E框架与护理实践

基于C-T-E框架的护理实践是指以护理学科专业知识体系为指导的社会服务。在护理实践中运用C-T-E框架要求高水平的评判性思维(critical thinking)、临床推理(clinical reasoning)及高效的心理运动技能(psychomotor skills)等。护士应首先对元范式、哲学、概念模式及理论进行转化,析出实证指标,形成针对某一护理问题的特定知识结构。C-T-E框架在护理实践中的应用通过以下10步展开:①形成护理问题;②进行可行性研究;③形成远期规划;④文献回顾;⑤选择并形成该护理问题的C-T-E框架结构;⑥实施者培训;⑦在示范区内实施;⑧广泛的机构内应用;⑨结局评价;⑩结果推广。

(二)护理理论对实践的作用

护理理论的主要用途是为护理实践提供观察、判断的依据并指导实践。护理理论与护理实践也同样存在循环往复的相互作用。护理实践是产生护理理论的根源,护理理论通过实践被验证、修正和获得支持,达到完善,进而又指导实践。护理理论对护理实践的指导作用主要表现为:

1.帮助护理人员进行评估、诊断和干预　护理理论的目标是保持健康、促进自护能力和促进疾病过程的稳定性,因此它们可以为护理人员审视或界定护理领域的问题提供可选择的背景知识,帮助护理人员对护理对象健康水平、自护需求、自护能力、疾病稳定程度等进行有效的评价。

2.提高护理实践效率　护理理论指明了护理的目标,因此使护理人员能够根据理论目标,确认自己的领域,在自己有充分准备的领域中有效地投入自己的精力、时间和才能,从而把无效劳动减小到最少,大大提高工作的效率。

3.为护理人员提供交流的通用语言　护理理论通过对某些护理现象、核心概念、理论框架的解释、说明,为广大护理人员提供了在共同理解基础上的明快、精确、高效的相互交流的学科通用语言。而这种专业内的高效交流最终也会促使护理理论不断深入发展。

4.提高了护理专业的自主性和责任感　护理理论指导护理人员按照科学原则进行实践,

使护理人员有可能精确地预测护理行为的结果。这种有理论指导的实践将护理行为、护理目标和护理行为的结果联系起来，有效地促进了护理人员控制实践的能力，提高了护理人员的成就感和责任感，并由此提高了护理实践的自主性和护理学科的自主性。

第三节 护理理论的发展

一、发展概念的策略

护理学科理论化发展开始于"护理是什么？"这个广义的问题，并产生了许多试图通过确定护理学的任务和目标来回答这个问题的理论。随后是一些元理论家们试图去界定学科的结构、知识发展的策略和工具。接踵而至的一个重要阶段，即发展概念。在学科进步中，概念的发展是一个重要的阶段。在20世纪的后20年中，护理概念发展的过程已经得到了相当的重视。而概念发展的策略的运用则为加快护理学科的核心概念的发展做出了重要的贡献。

护理学科在发展概念过程中主要运用了3种策略：概念探索、概念澄清和概念分析。

1. 概念探索（concept exploration）

（1）概念探索的目标：概念探索主要用于新的概念正在被证实，尚未成为护理概念体系的组成成分之前。概念探索的目标是确定概念的性质，说明概念的功能、意义、价值等。

概念探索适用于：①源于护理实践的概念：由于这类概念源于护理人员的实践中的经验，往往性质较模糊；②在文献中新出现的概念：它们性质还未确定，潜在的解释效能还未阐明，对理论知识发展的重要意义还未被学科成员所认识；③护理学科成员未加评判地从其他学科引进的概念：这些概念的价值、假设条件和学科的任务有待深入探究。

（2）概念探索的作用

1）识别学科现象：概念探索的过程就是对学科某种现象的识别和使学科成员清楚地掌握这一现象，确认它的重要性和对护理的重要意义，刺激学科成员在他们的研究中进一步思考并发展概念。

2）应用适当的问题去证实概念的主要组成成分和概念的维度。

3）证实概念是否有进一步发展的潜力。

对一个反映世界、社会和个人变化的动态的学科来说，概念探索是非常必要的，它能使这个学科保持动态性和对变化的敏锐的反应性。

2. 概念澄清（concept clarification）

（1）概念澄清的目标：概念澄清是对概念进行加工和精练的过程，用于完善现存的概念定义，精练概念的理论界定，思考概念中不同要素之间的关系，并揭示新的关系，讨论这些关系，从而解决概念的意义与概念的定义之间的矛盾。

（2）概念澄清的作用：①确定概念的界限、概念的内容和围绕概念的其他亚概念；②减少概念含义中的不确定性，阐明先前没有考虑到的概念的新维度；③超越先前的观点，更完善地界定概念，促进概念的进一步发展。

（3）概念澄清的方法：对于概念澄清的方法，不同的理论家有不同的观点，这里主要介绍Norris（1982）的概念澄清方法。该方法分为以下5个步骤：

1）在本学科内对概念进行确认，同时从其他的学科的角度来思考这个概念，反复描述概念内涵的现象。

2）将所描述的现象内容进行系统化，建立类目和等级，然后继续去观察、发现、交流现象，对概念进行深入的思考，试着回答这样的问题：什么样的事件能触发这样的现象？现象发生之前会有什么迹象？现象发生的结果是怎样的？

阅读笔记

3）建立概念的定义，并问自己和其他的人：第一次遇见这个概念时对这个概念的了解的程度如何？

4）构建概念模型。

5）发展假说和预测。

概念的澄清还包括文献回顾和分析，通过这种方法来确定文献对概念澄清的价值和贡献，并比较不同文献中对同一概念性质界定的异同。

3. 概念分析（concept analysis）

（1）概念分析的目标：在概念的发展过程中，概念分析的策略主要用于那些已经在文献中被介绍和界定，并且它们与护理学科的关系已经被澄清的概念，概念分析的目的是通过深入的分析，使概念的发展达到新的水平，使概念更加贴近护理实践和研究，有助于研究工具的发展和理论检验。

（2）概念分析的作用：概念分析是对已界定的概念的基本组成成分的功能和意义的构建、再建和推测。概念分析过程还包括回答一些学科现象的重要问题并提出相关的新问题。

（3）概念分析的方法：概念分析的策略很多，如 Wilson 的概念分析法、同步概念分析法（simultaneous concept analysis）和混合策略（hybrid strategy）等。其中 Wilson 的概念分析方法在护理学科概念分析中最为常用。该方法可分为 11 个分析步骤：

1）确定概念提出的问题：可将问题分为 3 种类型：①关于概念事实的问题：这些问题的答案可以从概念现有的理论知识中获得；②关于概念价值的问题：这些问题的答案往往涉及学科道德规范和社会的道德准则；③关于概念意义的问题：这些问题与概念本身有关，不涉及事实和价值问题。

2）思考这些问题的可能的答案并识别这些问题中的主要因素：这一步骤的目标是对答案的信息和主要因素进行解释和澄清。

3）建立并描述概念的例证：这些例证又称概念的正例，反映了概念的主要特征和性质，同时确定概念的典型特征和非典型特征。

4）建立供鉴别概念的"反例"：反例是指完全不表现概念本质特征的例证。这一步骤有助于加强对概念本质特征和性质的认识。

5）鉴别、描述和应用一些与概念相关的例证：这些例证可能与概念存在某种联系或存在某种程度的相似性，如它们的发生背景相同。分析这些例证中哪些特征是主要的，哪些不是。

6）提供概念的边缘性例证：这些例证包含概念的一些特征和属性，但也有一些特征的属性很模糊，从而使这些例证的性质和类别难以确定。这些例证可以为深入发展概念提供帮助。

7）发展和提出一些自创的例证：发展这些例证的目的是突出和强调概念的主要特征。

8）确定和界定概念的社会背景，并分析谁可以应用这个概念、为什么可以应用和怎样应用这个概念。

9）识别、描述和分析与概念有关的情感问题：目的是识别与概念有关的争议、争论的问题是什么、概念是否遗留缺陷和瑕疵。

10）界定和解释与概念相关的可能的实践结果：即界定概念的实践应用性，包括界定概念所包含的主要要素和这些要素与实践的关系。

11）仔细地选择用来描述概念的结果和概念意义的词语。

Wilson 的概念分析方法在实际应用时，其步骤并不是固定不变的。

二、发展理论的策略

发展护理理论的策略主要有 5 种：理论 - 实践 - 理论策略、实践 - 理论策略、研究 - 理论策略、理论 - 研究 - 理论策略、综合策略。

阅读笔记

1. 理论 - 实践 - 理论策略（theory-practice-theory strategy）

（1）策略的作用：选择一个理论应用于实践，描述和解释一个实践情境，通过护理实践的应用，发现概念需要改进和完善的方面，思考先前理论中未提及的概念之间的关系和更好地反映实践情况的新的理论解释。

（2）应用前提：①该理论有助于描述和解释护理现象，但理论的假设与能指导护理实践的假设不完全一致；②理论在帮助护理人员在护理实践中实现护理目标时所起的作用不充分；③理论不能直接帮助确定护士的行为，理论所关注的焦点不同于实践需要关注的焦点；④理论不能为护理学的核心概念提供适当的界定。

（3）应用的例证：护理文献中有许多例子证实了这个策略在护理理论发展中的应用（表2-3）。例如 Peplau 应用心理分析理论，描述了心理疾病的护理实践，发展了心理分析的概念和心理疾病的临床护理专业知识；Johnson 把护理对象看作由行为亚系统组成的观点、关于护理问题的评估、诊断的理论也是基于生物医学的系统理论。她在儿科护理的实践经验和对临床护理的不断研究，促成了她的护理理论的形成。

表 2-3　理论 - 实践 - 理论的例证

理论来源	实践的领域	发展的理论
心理分析理论	精神疾病	Peplau 的理论
系统理论	儿科	Johnson 的理论
适应理论	儿科	Roy 的理论
存在主义理论	成人内外科护理	Paterson 和 Zderad 的理论
生物医学系统	内外科护理	Orem 的理论、Henderson 的理论

（4）应用步骤

1）选择一个已有的理论和一个护理实践领域的知识。

2）分析理论和事件的范围：通过这个过程，将分析对象分解为各个组成成分，并对每个成分进行界定。例如，理论被分为假设、概念、命题，而实践则通过典型事例进行分析和描述。

3）应用理论中的假设、概念和命题去描述既定的临床领域。

4）对假设、概念和命题进行重新界定以反映护理范畴，重新界定也包括对理论的修正和完善。

5）理论的建构包括解释代表重新被界定的假设、概念和命题的范例。

2. 实践 - 理论策略（practice-theory strategy）

（1）策略的作用：一些护理理论是被临床实践驱动并经过归纳而产生的。这些理论反映的是源于实践的经验，并建立在以临床情境和护理理论家在实践方面的经验基础上。实践—理论策略的目的就是描述那些能支持和激发理论发展的临床情境和临床过程，以及发展那些基于临床实践、并能描述和解释现存的护理实践的护理理论。对于临床实践者来说，这个策略是最有用的，特别是当他们有计划地开始应用这个策略去发展、阐明和传播理论时。

（2）应用前提

1）现存的理论不能有效地描述与人有关的现象：例如，我们或许不清楚舒适应怎样界定，怎样可以提高患者的舒适度，舒适有哪些不同的表现形式和针对不同患者提供的舒适的方法有什么不同等。这些问题可通过临床护理学者们提供对舒适行为的模型的描述而被阐明，而这些描述都是源于他们自己的护理实践。

2）具有能够发展理论的人和支持理论发展的环境。

3）发展关于现象的理论是一个过程，因此需要有一个值得持续追踪、探究的有意义的现象。

4）所研究的现象可能已经获得一些临床理解，但是这种理解还未达到对现象意义的清晰完整的认识。

（3）策略应用的例证：该策略的应用往往是临床实践者以实践中令人困惑的问题为开端，来开始一个理论发展的过程。该策略依赖于对实践中的新现象的发现、观察，并标识、描述和阐明这些概念的性质，包括概念的定义、内涵、外延、例证和亚概念等。Orlando、Wiedenbach等护理理论家们就是运用这一策略发展了他们的相互作用理论。他们或者亲自参加护理实践，或者通过观察他人的护理工作，运用各种各样的方法收集临床资料，例如病例研究、探访、观察。然后把护理中关于护患相互作用的核心现象以及那些与护患关系发展相关的现象分离出来，加以分类，说明了概念，建立了最初的理论命题。

（4）应用的方法：用来发展以实践为基础的理论的方法是动态的、变化的。如写日志，记笔记，在日记中进行反馈，记录临床实践中的一些事件、经历，并与他人讨论它们，在讨论中展示自己的观点，通过讨论发现有意义的、有挑战性的假设。最重要的是在运用这个策略发展理论的过程中，要始终坚持评判性思维。

3. 研究 - 理论策略（research-theory strategy）

（1）策略的作用：这个策略是最为护理学科内外的学者们认可的理论发展策略，它以研究为基础来发展理论。对于科学研究者而言，相互分离的事实是没有意义的，必须搞清楚这些事实是怎样联系并怎样产生相应的现象。当这些研究所产生的科学性的知识被系统整理后就成了科学的理论。一个科学理论的目的就是去描述、解释和预测一部分经验性的世界。

（2）应用前提：在应用该策略时有两个重要的前提条件：①领域内的研究者对一些主要概念应有一致的观点；②每个研究涉及的相关变量应是可控制和可测量的。

（3）应用步骤：普遍认为该策略是一种归纳的方法。学者 Reynolds 将这个策略的应用过程分为 4 个步骤：①选择一个经常发生的现象并列出该现象所有的特征；②在尽可能多的不同的条件下测量该现象的所有特征；③仔细分析所得到的结果资料，确定资料中是否存在一些值得深入探究的系统性的范式的原型；④一旦发现有显著意义的原型，则通过理论性的陈述，构建表达原型本质的法则，使这些原型概念化、正式化。

4. 理论 - 研究 - 理论策略（theory-research-theory strategy）

（1）策略的作用：理论促使研究问题的产生，而这些研究问题的答案反过来又为理论提供信息并完善理论。该策略与研究 - 理论策略之间的主要区别在于是否运用理论作为研究问题的指导框架。

（2）应用步骤：①选择一个与护理范畴中要解释的重要现象相容的理论；②为了便于研究，将理论中的概念重新进行操作；③将研究的结果进行综合、归纳并用来修改、精练或发展原始理论；④在某些情况下，结果可能会产生一个新的理论。

5. 综合的方法（integrated approach） 护理作为人的科学和照护的科学，其本身所具有的复杂特性，决定了运用单一的理论发展策略很难全面探索护理领域中一些现象的性质。那些能充分解释现象、阐明情况、提高对事物的理解、为行为提供指导的理论往往是通过运用综合的策略，采用以上几种策略发展而来的。

第四节 护理理论未来的挑战

20 世纪，护理理论的发展对明确护理学的性质、目的、范畴，形成护理学的概念框架和知识体系，促进护理的专业化进程，推动学科走向独立、科学和成熟发挥了无可替代的重要作用。未来的护理理论的发展将更加彰显其源于护理实践、指导和服务于护理实践的本质。然而临床实践必然受到社会发展的制约，社会和卫生保健系统中的变化都会带动护理临床实践的变

阅读笔记

化,因而也将对护理理论的发展产生影响。因此,预测和了解这些影响因素才能更好地应对挑战,引导护理理论乃至整个护理学科健康而有成效地发展。

一、来自护理实践的挑战

在任何社会,社会的政治、经济和文化背景都会对当时的护理实践产生深远的影响。20世纪90年代发生在各国卫生保健系统中的主要变化,将会继续影响护理理论发展的类型和作用。初级卫生保健的发展增加了护理人员拓展职能的潜力,但也同时减少了护士花费在患者身上的时间,90年代晚期的理论为建立护患之间的信任和稳固的人际关系提供了指导方针。而随着卫生保健体制的改革,建立在有限的时间和经济条件制约下的护患关系模式将会进一步发展,因此,护患关系的性质需要重新界定,同时需要再思考建立这种关系的途径和方法。

现有的大多数的理论都是基于护理对象是住院的患者这样的前提下。但是近年来,随着社区卫生保健设施、条件与服务水平的不断进步,患者趋向于出院越来越早,并且他们总是尽可能地选择门诊或社区保健机构接受继续的治疗和护理。社区护士的工作内容发生了很大变化,因为很多急性病患者会在家中接受照护,需要社区护士在时间和费用限制的条件下对他们进行护理。社区护士的任务越来越重,同时还要处理好时间和经济效益的问题。

为了建立更优质的卫生保健体系,WHO提出将社区为基础的初级卫生保健作为护理实践的首要任务,以便确保人们可以获得更加便捷的卫生保健途径和更好的健康保健服务。以社区为基础的卫生保健要求发展更加复杂、更加系统的照护模式,这些照护模式建立需要护理对象的参与。

护理实践的性质也受高级护理实践者的不断变化的角色的影响,并且需要反思性理论去指导他们的实践。为了满足社会的需求,全科医生和初级保健提供者的人数将不断增长,对这些人的教育和培训也将发生变化。

二、来自护理对象的挑战

谁是护理的对象?怎样解释和界定这些护理对象的问题,将成为未来护理理论研究和发展的方向。伴随着社会科学、民主和文明的发展,现代的护理对象已经更加倾向于从健康保健提供者那里获得信息的同时,也主动地表达他们的健康保健需求。进入健康保健系统的护理对象,具有了很强的维护自身健康保健的合法权益的意识。他们知道他们有权利获得信息,有权利得到照护,并有权利参与自身健康保健的决定。即使有些护理对象还没有形成这种意识,为他们提供保健服务的护理人员也有义务去帮助他们形成这种意识。以往把护理对象界定为护理的被动接受者或者是等待信息指示的人的理论,将无法与护理对象对自己的看法相一致。将来的护理理论必须建立一些能反映护理对象以及他们的意识、感知水平的不断变化的假设,能提供一些策略,帮助护理人员在护理对象可接受的价值和信仰系统的范围内,有效地提高他们有关健康保健的权利意识。

由于护理对象所处的环境是多维的、动态的,而且是不断变化的,因此现在护士面对的护理对象也较历史上的护理对象具有了更大的多样性。护理对象在性别、种族、民族和信仰上的不同,在一定程度上也形成了护理实践的多样性特点。然而,在21世纪中,护理对象的这种多样性又以新的意义和更加外显的形式出现。护理对象将倾向于公开明确地表明自己的身份,并坚持自己的选择,无论是种族背景的不同还是性格倾向的差异,他们都要求得到尊敬,同时也希望得到与他们的价值系统和信仰一致的治疗和照护。所有这些都需要建立不同的假设和命题,并在未来的护理理论中反映出来。

此外,许多世界性事件的发生增加了国家之间和国内的人口流动。这些人口的流动大大地影响了卫生保健和人口保健的效果。同时世界人口老龄化发展的趋势,也带来了相应的对卫生保健需求的增长,老龄人口需要不同类型的护理专业人员。那些长期受慢性疾患困扰的人群,也越来越多地需要护士去帮助他们更好地应对,提高带病生存的生活质量。诸如"护理对象是谁?""他们是如何对自己的处境进行反应的?""社会如何去界定他们?""他们是如何对自己进行界定的?"等重要问题都必须在一定的社会政治、经济和文化背景范围内进行回答。因此,未来的护理理论的发展只有始终关注这些问题及其答案,才能增加自身解释卫生保健反应的能力。

三、来自环境变化的挑战

现代社会,护理对象和护士所处的环境都正经历着巨大的变化,环境的变化要求护理的一切变化都必须与其保持一致,这也将为理论的发展指出了不同的方向。环境中危险因素的增加,如不断增加的环境污染、臭氧保护层的减少、社会攻击事件的增加、全球化趋势等。所有这些都以不同的方式影响和改变着护理理论的性质。护理理论需要建立能表达健康环境的基本状态的模式,需要提出有助于创立、设计和支持健康环境的策略。因此要求未来的理论应能阐明全球性的问题,并且能以国际化的视野为护理照护提供相应的策略。

进入 21 世纪以来,世界上发生了许多自然的(地震和水灾等)和人为的(战争、核泄漏、爆炸等)灾难,对于这些灾难不仅在当时需要护理的紧急介入,而且在事件发生后相当长的时间内,仍然需要护士去帮助涉灾的人们平复他们身心上的灾难影响。这些情况提示我们,未来的护理理论应补充更多的有关环境及环境的不同意义的信息,如自然气候、现代工业、高新技术对环境的影响等方面的信息,使护理人员掌握更多的灾难受害人员及灾害环境的新信息,为经历各种灾难的人们提供整体的、有效的护理照护和有助于康复的环境。

此外,未来的护理理论将深深地受到现代科学技术的发展和技术在护理实践、护理研究、护理教学、护理管理中应用水平的影响。在新世纪里,将建立以护理对象为中心的信息系统、组织化的资料存储系统,人类生活的许多方面都将由计算机进行控制,更多的、可利用的健康保健信息也将通过互联网进行传播。护理理论的发展将面对的挑战是需要阐明用什么方式能把护理的理论框架与信息科学联系起来,特别是当护理人员为了护理实践、护理研究及发展护理政策,需要采用多元的哲学理念去界定、联系和使用数据方面的信息时。护理理论需要发展用来整合信息科学和理论化护理的方法,并在反映学科和健康保健的任务、目标和理论的范围内去指导和发展信息科学。

四、来自我国护理需求的挑战

在美国护理学科发展和护理专业化运动发展的历程中,以及今天美国护理在世界护理学界的领先地位,充分证明了护理理论在推动学科进步中所发挥的重要作用。近二十多年来,在改革开放的社会大背景下,我国护理与国际护理之间的交流合作日益增多,国外先进的护理理念也开始影响我国护理人员的思想和行为,特别是 20 世纪 80 年代以来护理程序、整体护理思想的引进和 90 年代护理研究生教育的发展,大大激发了我国护理人员引进、学习和研究护理理论的热情。目前,我国高等护理教育的专业基础课程中都设置了护理理论的教学内容;在研究生课程计划中,护理理论课程已被列为必修的核心课程。培养我国高层次护理人才具有深厚的护理理论知识基础、具备运用护理理论指导护理实践的能力,成为我国高等护理教育的重要目标。在临床实践中,也有不少护理人员主动尝试在自己的实践领域内运用和验证护理理论。但是就护理理论的发展而言,现有的所有护理理论都源于西方国家,而我国护理界在护理理论的运用水平上,也仅仅处于对国外的护理理论引进、学习、理解和验证性运用的初级阶段。面对在引进、理解和将国外护理理论运用于我国护理实践中所遭遇的各种问题和困惑,我们面对的挑战是:①提高对国外护理理论的理解、分析和评判水平,提高理论思维和理论构建

阅读笔记

能力;②研究和发展护理理论在我国护理实践中应用的适合性,加强护理理论在护理各领域实践中运用的深度和广度;③在移植的基础上,结合我国社会的政治、经济、文化背景,尝试构建具有中国特色,符合中国文化价值体系的护理新理论。

可以预测,未来的数十年将是我国护理学加速理论化、科学化发展,逐步走向成熟的时期。随着我国护理人员整体素质的快速提升,一大批高级护理人才进入护理管理、教育、研究、临床与社区实践的各个领域,成为应用、评判、发展现有护理理论,创建新的护理理论的生力军。他们中间一定会产生中国第一代护理理论家,产生符合中国国情,具有中国护理特色的护理理论。中国护理也将为国际护理理论化的发展做出自己的贡献。

（袁长蓉）

阅读笔记

第二篇

护理哲学

第三章　弗洛伦斯·南丁格尔的环境学说

【关键术语】

环境（environment）

物理环境（physical environment）

社会环境（social environment）

心理环境（psychological environment）

清洁（cleanliness）

通风（ventilation）

光线（light）

噪音（noise）

温暖（warmth）

变换（diversity）

精细管理（petty management）

Florence Nightingale（弗洛伦斯·南丁格尔）是现代护理学的奠基人，她建立了护理实践必须基于正规培训的理念并强调环境卫生对个人健康的重要性。她认为环境是指影响机体生存和发展并能预防、抑制或加重疾病和死亡的所有外在因素。护理应将患者置于有利于发挥机体本能作用而自然恢复到最佳健康状况的环境中。她的环境概念构成环境理论学说的核心思想，是现代护理理论形成和发展的基础，对护理专业的发展有着重要意义。

一、理论家简介

Nightingale，英国人，1820 年 5 月 12 日出生于她父母去欧洲的旅行地，意大利佛罗伦萨，也译为"弗洛伦斯"。为了纪念她出生的这个城市，其父母给她取名为弗洛伦斯（Florence）。Nightingale 生长在一个富有的维多利亚式的家庭，从小接受良好的教育。她天资聪颖、活泼，从小学阶段就开始学习数学、哲学以及法语、德语、意大利语等多国语言；此外，也接受音乐、

阅读笔记

阅读、刺绣及如何成为一个完美的家庭主妇方面的教育。随着年龄的增长，Nightingale 逐渐活跃于英国贵族上流社会。

19 世纪中叶，医院患者的护理照顾通常由贫民、社会最底层人士或因犯错误而接受惩罚的人来承担。医院里的设备简陋、卫生条件差，患者所遭受的由环境带来的痛苦不比他们因疾病带来的痛苦少。然而，Nightingale 愿意做一名护士，经常到医院照顾患者。她的言行遭到了家人和亲朋的极力反对，其父母为了让她淡忘当护士的想法，频繁带她到欧洲旅游，有意让她接受西方艺术和美学的熏陶，但 Nightingale 当护士的决心依然坚定。1851 年，Nightingale 来到德国的凯泽斯韦尔特（Kaiserswerth），接受早期的护理培训。培训结束后，她走访了欧洲许多医院、教养院及慈善机构，关心医院的布局和设施。1853 年，Nightingale 回到伦敦成为一家贵族妇女医院的负责人，她将学到的护理知识应用于护理实践活动中。从此，专业性的护理服务在她的领导下开展起来。

1854 年，克里米亚战争（Crimean war）爆发，Nightingale 带领 38 名具有献身精神的女性自愿者来到土耳其克里米亚战场。在亲眼目睹了战地医院因排污不畅而造成的污浊环境以及病房里昏暗的光线和通风不良的状况后，她首先从改造医院环境入手，改善病房的排泄系统及通风设施，提供清洁的饮水及食物，将伤员按照病情轻重分开管理。鼓励轻伤员到室外活动，接受自然光线。作为一名熟练的临床护士，Nightingale 怀着极大的爱心时刻守护着伤员们。夜间，她常常提着油灯巡视病房，关心他们的伤痛和需要。她的形象深受战士的爱戴，因此被喻为"提灯女郎"和"克里米亚天使"。经过 Nightingale 和其他护士的努力工作，一年后伤员的死亡率由当初的 42.7% 下降到 2.2%。这个数据的变化令英国政府感到振奋。

Nightingale 在克里米亚战争中对伤员的精心护理及所取得的成绩，使她的名声迅速传播。"提灯女神"的美称流传至今，并且成为当今护士的专业形象标志。鉴于她在战争中的杰出贡献，战后 Nightingale 得到了英国政府 44 000 英镑的嘉奖及皇室勋章。克里米亚战地医院的护理实践，使 Nightingale 深信护理是具有科学性的事业，她指出"护理知识有别于医疗知识"，护士必须接受严格而科学的护理训练。1860 年，Nightingale 用奖金作为基金在伦敦圣托马斯医院（St.Thomas'Hospital）创建了第一所正式护士学校，她提出需要培训脱离宗教而基于人类博爱精神的、在任何困难条件下都能护理病员的、训练有素的护士。由此，标志着近代护理专业化的开始，护理转变为接受过教育的人来从事的一种职业。

Nightingale 一生有许多著作，目前世界上至少保存有 12 000 份其信件原稿、150 篇论文及书籍著作的原始资料。其中最著名的是《护理札记》（Notes on nursing: What it is and what it is not），这本书曾经作为 Nightingale 护士学校的教科书。此外，南丁格尔的《医院札记》（Notes of hospitals）及《印度军队的卫生状况调查报告》（Notes on the sanitary state of the army in India）对于卫生统计、社会福利、社会学方面的研究，至今仍具有指导意义。Nightingale 于 1910 年去世，两年后国际护士会将她的生日定为"5.12 国际护士节"。在 Nightingale 诞辰 100 周年之际，由国际红十字会首次颁发 Nightingale 奖，旨在表彰由各国推荐的忠诚于护理事业，并为之做出突出贡献的优秀护士。同时，传播和弘扬 Nightingale 精神。Nightingale 被誉为现代护理学的奠基人，她对护理事业的献身精神已成为世界各国护士的楷模。

二、学说的来源

环境学说主要源于 Nightingale 的《护理札记》（Notes on Nursing: What it is and what it is not），是后人对 Nightingale 护理经验和思想的总结与提炼。《护理札记》的核心思想是对环境概念以及环境对健康影响的阐述。Nightingale 在其著作中精辟地描述了环境对机体的影响。她指出"护士要做的就是把患者置于一个最好的环境中，使其自我修复"。她也曾写道："不可忽视患者内心的烦恼，而一味地促其病愈；一般都认为护士只负责照顾患者的身体,事实上,护士也应该关心患者的心理状态,给他们信心和鼓励"。这是 Nightingale 对护理本质最早、最基本的看法,这也是后人在总结其思想,发展环境学说时着重强调的理念。

三、学说的基本内容

(一)基本假说

作为现代护理的奠基人,Nightingale 在其早期的著作中并没有明确提出任何假说,而后人在断断续续总结和发展环境学说时,也没有系统、完整和清晰的理论假设。但参考及综合多种相关文献,可以看出环境学说中隐含了多种假说。

1. 关于环境的假说

(1)环境是患者康复的基本条件。Nightingale 原著《护理札记》中曾描述"环境是影响生命和有机体发展的所有外界因素的总和,这些因素能够缓解或加重疾病和死亡的过程"。她也陈述:"疾病是机体的一个修复过程,是机体本能对不良环境刺激的应激反应"。这应该是环境学说中一个最主要的假说。

(2)不良环境因素除物理环境如肮脏、潮湿、寒冷、黑暗、噪音及没有新鲜空气等外,还包括精神心理环境(如无聊与单调)和社会环境(如亲朋关系、医院制度等)。

(3)物理环境的优劣直接影响患者疾病的预防、发展与转归,同时也影响患者的心理环境和社会环境。三者相互关联并对患者的健康状况和生理本能产生影响(图 3-1)。

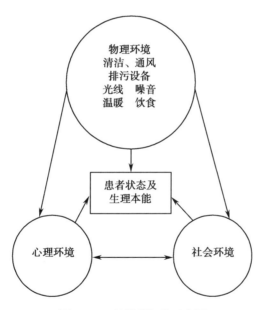

图 3-1　环境学说架构示意图

2. 关于疾病与健康的假说　Nightingale 于 1860 年曾提出了自然法则(natural laws)假说。她认为人类(即个体)在一个适当的环境中具有自我修复与完善的能力(mankind can achieve perfection)。

3. 关于护理的假说　Nightingale 关于护理的假说包含多个方面:

(1)护理是一门科学也是一门艺术(the science and art of nursing),必须将二者结合起来实施护理活动。

(2)护理知识不同于医疗知识。护理主要通过提供舒适而安全的环境,如新鲜的空气、充

阅读笔记

足的光线、清洁的饮水、有效的排泄引流、适量的食物以及提供温暖和安静的环境来促进患者的康复,保证患者机体的修复过程不受妨碍。

（3）满足患者的需要,帮助其保持和恢复生命力被看作是护理的主要目的。

4．关于护士的假说

（1）护士是接受过专业训练和教育的人士。"没有专业知识的照护人士不是护士"。

（2）护士应由品德优良,有献身精神,有爱心和高尚的人担任。

（3）护士是敏捷的思维者（clear thinker）,具有独立判断能力（independent in judgment）。

（4）护士有责任为患者创造一个最佳的康复环境并提供精细管理（petty management）。

（二）主要概念

环境学说中主要描述了13个概念,原文称之为"13准则"（canons）。Nightingale认为通过这13个准则可以改善患者所处的环境,使自然法则发挥作用,从而促进个体自我修复与自愈。

1．通风（ventilation）　Nightingale认为病室内空气应保持新鲜、流通,可通过开窗获得。护理应重视为病患提供持续而稳定的新鲜空气。

2．温暖（warmth）　指患者所处的环境温度,不寒冷、不过热,让患者感到温暖舒适,有利于修复。

3．房屋卫生（health of house）　指医院建筑要注意通风、保暖、排污,有足够的空间使能够下床活动的患者接受自然阳光。

4．噪音（noise）　指所有会刺激患者或影响患者睡眠的声音,如谈话、走动、移动物品等。护士应让患者处于安静的环境之中,尽可能将噪音减少到最低水平,禁止在病室门外谈论病情。

5．光线（light）　指室内应有足够的照明,患者需要充足的阳光才有利于疾病恢复。

6．房间及墙壁的清洁（cleanliness of rooms and walls）　患者的房间、墙壁不可以有霉菌、污浊斑渍。

7．个人清洁卫生（personal cleanliness）　指患者、医护人员都应该清洁、干净。护士应随时评估患者口腔、皮肤、头发、衣服。保证患者皮肤、口腔、头发清洁,衣服干爽,皮肤湿润不干燥。护士也应注意个人卫生,勤洗手。

8．病床与寝具（bed and bedding）　病患的床铺必须保持清洁、干燥、平整、无皱褶。有污染时随时更换,减少伤口感染,给患者舒适感。病床高度适宜舒适,床铺整理要注意美观、安全和方便。

9．变换（diversity）　指房间的装饰、摆设应经常变化,给患者带来新鲜感。

10．饮食多样化（variety of taking food）　指患者的饮食不但要注意营养,也应该多样化,以增加患者的食欲。

11．精细管理（petty management）　Nightingale提出的精细管理,也可译为"陪伴护理",指护士应该做到无论在或是不在患者的身边,都要确保患者得到适当的照顾,使他们时刻感受到护士的陪伴。

12．有希望和劝慰性谈话（chatting hopes and advices）　指给予患者积极、有希望的谈话,疏导他们的不良情绪,但要特别注意不应以对疾病的虚假、无依据的希望劝告患者。

13．观察患者（observation of the sick）　护士应时刻注意观察患者,包括病情变化、情绪变化、舒适程度以及是否有家人、朋友探访等。

（三）对护理学的核心概念的诠释

1．护理　Nightingale对护理的含义作了局限而清楚的描述,即护理是将患者置于有利于机体本能发挥作用的最佳环境中的一种非治疗性实践。环境学说中对护理的诠释主要基于环境的作用,认为护理的目的是通过改善环境,特别是物理环境使病员处于机体本能发挥作用的最佳环境之中。

2. 人　Nightingale 没有明确定义"人",但在其所有的著作中意指接受照顾的人,即"患者",由生理、智力、情感、社会和精神因素构成,人与环境互动并受环境影响。

3. 健康　Nightingale 曾陈述"健康不仅仅是一个人的良好状态,而且能够很好利用个人所拥有的一切力量"(to be able to use well every power we have)。她也认为健康与疾病是机体对外在环境刺激的反应,是一个可以趋向好转的修复过程。人类的健康受周围一切环境的影响。

4. 环境　Nightingale 强调环境是患者所处的一切外在因素,可直接影响个体生命及自我康复的条件,包括物理(如通风、温暖、光线、营养、清洁等)和心理因素(如避免以对疾病的虚假希望和建议的谈话、变换病室的装饰与摆设等)。

四、学说的应用

(一)在临床护理中的应用

虽然很少有医疗机构或护理机构明确说明他们的护理服务是以 Nightingale 环境学说作为架构,但是环境学说是临床护理中应用最早、最广泛的护理理论。环境因素如通风、保暖、安静、清洁、个人卫生等已经是最基本的临床护理范围及每日常规基础护理工作的重要部分。随着整体护理的发展,环境学说中的社会因素和心理因素也被重视并成为常规护理的一部分。目前环境学说也被广泛应用于社区、家庭护理的个案管理。如巴基斯坦 Karim 于 2015 年报道如何将环境学说用于一位身患多种慢性疾病的 75 岁独居老人的个案管理中,并特别介绍了如何根据理论中的 13 个准则(canons)系统评估和改善个案的居住环境(房间卫生、通风、光线、温度等)、个人卫生、饮食状况及伤口感染情况等,并实施相应的护理措施改善老人的生活环境,使其感染的伤口很快得以愈合,疾病症状有所缓解。Kamau 等也曾发表文章分享在肯尼亚如何将环境学说用于抗药性结核病患者的护理中,并在结论中指出由于结核病的发生、发展与患者所处的社会、物理环境密切相关,因此,采用 Nightingale 的环境学说可以直接、明确地指导护士如何从环境着手帮助患者改善环境,提高抵抗力,促进康复。

(二)在护理教育中的应用

Nightingale 对护理教育具有深远的影响。她提出护士必须基于正规的、科学的培训的观念是高等护理教育发展及护理走向专业化的起源。1860 年 Nightingale 护士学校正式成立,学校对学生的生活习惯、行为品德方面都有严格的要求。"学生必须以清洁整齐、温柔端庄、统一的服装出现在实习病房"。教学内容虽然不同于医学生,但也大幅度涵盖了公共卫生、统计学知识等。护士学生的培养主要以医院实习、床旁教学为主。这种模式是许多早期护士培训学校所采用的模式。环境学说的护理原则是至今护理课程设置的基础指南,对护理专业的发展起到了积极的推动作用。

(三)在护理管理中的应用

最早应用于管理中是 1859 年 Nightingale《医院札记》所提出的医院建筑设计、排污系统以及患者统一登记和疾病分类理念。1859—1860 两年间英国伦敦绝大多数医院都开始采用患者统一登记和按疾病分类管理。随后世界各地许多医院也逐渐采用类似的分类方法管理患者。具体到环境学说在护理临床实务管理中的应用已经非常广泛。如护士工作的分配,工作内容,医院病房设置、护理质量控制、质量保证及质量改善的指标制定等都以环境学说架构作为依据。美国医学会(Institute of Medicine,IOM)于 2004 年出版的《保证患者安全:改变护士工作环境》(Keeping Patients Safe: Transforming the Work Environment of Nurses)明确指出医院管理者必须通过有效的工作及工作环境的设计来预防及减少医疗护理差错,并陈述护士工作的环境会直接影响他们工作能力的发挥,从而影响对病患照护的结果。

阅读笔记

（四）在护理研究中的应用

可以说 Nightingale 是第一个应用统计数字和图表的护士。她于 1853—1854 年在战地医院工作和管理一家贫民医院期间就用多种数据和统计图特别是饼式图形（pie chat）表示患者的死亡率等，并将这些数据应用于说服高层管理委员会改善环境的依据。她认识到护理实践中资料收集与分析的重要性，主张以事实依据改进医院环境及护理工作。她的观点和方法影响着护理科学研究，也被环境学家及公共卫生专家所认同和借鉴。Zborwsky 于 2014 年采用文献检索和描述性统计方法分析与 Nightingale 环境学说相关的护理研究，目的是探讨护士在发展 Nightingale 环境学说知识方面的研究中所扮演的角色和所做的贡献。该文献研究主要限定于环境学说中"噪音、光线、空气、通风、清洁及多样性"这 6 个方面。结果发现，2007—2013 年期间，相关研究中"噪音"和"睡眠"分别为研究频率最高的自变量和应变量。文章指出，由此可见即使在南丁格尔时代后 150 年的今天，她的环境学说仍在临床护理研究中具有明显被关注的优势，也是需要继续深入研究的课题，因为"环境"是一个复杂的概念而且直接影响人类疾病发生、发展与康复过程。

五、学说的分析与评判

Nightingale 环境学说是现代护理理论形成和发展的基础，其内涵在当时的社会背景下可以说是一个很大的创新和突破，即使一个多世纪后的今天也一直对护理的实践与发展产生着深刻的影响。该理论主要特征有以下几方面：

1. 理论清晰（clarity）　一般对 Nightingale 环境学说的总体评价都是清晰而简单，因为理论不但对第一类概念，即"普通概念"（common concepts），包括：人、健康、环境和护理有清晰的诠释与界定，而且对第二类概念，即"特别概念"（specific concepts），包括 13 个准则（13 cannons）也有清晰的描述和可操作的定义。

2. 理论简单、易理解（simplicity）　环境学说中很多内容是摘自 Nightingale 的原著，是她的真实事例及经验的描述与总结，整个理论强调一个核心理念，即患病或疾病的康复过程都与患者所处的环境有直接而密切的关系。理论中的相关概念如清洁、通风、光线、噪音等简单，也是护理人员所熟悉和易理解的概念，对各概念的陈述，也没有特别的隐喻或行话。因此，被喻为最易理解和应用的护理理论。

3. 可推广（generality）　环境学说始终强调护理服务的对象是身患疾病或受伤的患者，也可扩展至家庭及社区，通过改善和维持一个良好的环境而促进康复和预防疾病。原著中主要描述的情境是战地医院的伤员及他们所处的环境，也有一部分是用于教导妇女们如何创造一个适宜的家庭环境帮助病患在家居中康复。

4. 可推论结果（derivable consequence）　这一评价指标主要指理论在实践中是否能预测结果以及理论知识与护理实践之间的关系。环境学说中有 3 个主要的命题陈述（propositions），包括：①健康的环境是身体修复与自愈的基础；②环境及个人清洁能够减少发病率；③所有那些能影响微生物的滋生与生长的外部条件都是可以被预防、抑制的。这些命题陈述均预测了为患者提供一个清洁、舒适的环境，就有利于其发挥机体本能作用，促进自我修复，而达到最佳健康状态。护理照顾涉及患者所处的一切环境，特别是物理环境以及他们所接触的人及照顾者的个人卫生。

5. 理论的局限性（limitations）　有学者认为虽然环境学说对护理专业理论知识的建立和发展起到奠基石的作用，但有其历史局限性，主要表现在内容框架过于简单，着重强调物理环境对人与健康的影响，而社会环境和精神心理环境并没有清晰和较详细的说明并且在整个理论中也不太连贯。单纯强调物理环境与现代护理所强调的整体观念相比较，确实有其局限性。

阅读笔记

六、学说的应用实例

个案介绍：李女士，78 岁孤寡老人，长期住社区老年之家。一位全科医生探访该老年中心后，将李女士转介给社区专科护士 A 跟进。A 护士即刻去老年中心探访老人，发现李女士与其他 6 位老人住一间本应只能容纳 4 人的小房间。墙壁漆皮脱落，有很多霉菌斑，地面潮湿，房间只有一个小窗户紧闭着，充满异味，取暖器已坏掉。在进行护理评估时，得知李女士患有高血压及糖尿病多年并于两周前在一家医院接受冠状动脉架桥手术（CABG），她的体格比较肥胖，主诉胸部伤口疼痛、无力、寒冷，不愿意下床。护士 A 查看伤口，发现有绿色渗出物并有臭味，体温 38.3℃。李女士告诉护士 A 她没有孩子，老伴去世 20 多年了，只有一个妹妹住在另一个城市，大约半年来看她一次。

应用 Nightingale 环境学说分析上述个案：李女士是需要得到专业照顾的患者（环境学说对"人"的定义），她有伤口是疾病治疗的一个必然过程，发生感染是由于不良环境阻碍了伤口自然修复过程（疾病与环境关系的假说）。护士 A 评估中发现房间通风不良、温暖不够、没有充足的自然光线、墙壁地面污浊等（这是环境学说中 13 个法则的主要因素）。护士 A 及时给予干预包括：开窗通风，指导护工清洁房间，督促老年之家维修取暖设备等。老人伤口感染除与不清洁的物理环境有关外，也与营养、心理因素、精细管理等因素有关（13 个法则中的其他因素）。护士 A 为李女士制定了详细的膳食计划（关注规律及平衡饮食因素），并与李女士的妹妹联系，说服其常来探望其姐姐（关注社会、心理环境因素）。此外，护士 A 也与老年之家的员工座谈，指导如何对老人实施护理，确保老人得到适当的照顾（精细管理）。

七、主要著作和文献

1. Nightingale F. Sick nursing and health nursing（Original work published 1860）//Hampton（Ed.）. Nursing of the sick. New York：McGraw-Hill，1964.

2. Nightingale F. Notes on Hospitals. London：Longman. 1863.

3. Nightingale F. Notes on Nursing：What it is and what it is not. Philadelphia：J.B. Lippincott，1946.

【思考题】

1. Nightingale 环境学说的核心理念是什么？如何将这些理念应用到整体护理实践中？

2. 根据理论产生的历史背景及现代护理的发展现状，讨论 Nightingale 环境学说的优点与不足。

（刘　明）

阅读笔记

第四章　吉恩·华生的人文关怀科学

【关键术语】

关怀科学（caring science）

人文关怀（human caring）

超个人关怀性关系（transpersonal caring relationship）

超个人关怀（transpersonal caring）

关怀时刻（caring moment）

实际关怀情形（actual caring occasion）

关怀要素（carative factors）

利他主义（altruism）

临床关怀程序（clinical caritas processes）

精神（spirituality）

连接（connection）

Jean Watson（吉恩·华生）是美国当代著名护理理论家，首次将人文关怀与护理结合，创立人文关怀科学理论。Watson 强调关怀是护理的本质，护理人文关怀只有通过充满爱心的人际互动方能有效的体现与实践，护士根据患者的需要，帮助其达到生理、精神、社会文化上健康的目的。人际间的互动表达在提供照护的过程中，护士对患者内心世界的关心，与患者在一定时空中交流及共享生活经历，建立稳固的护患信任关系，为深层次的整体护理提供基础。

一、理论家简介

阅读笔记

Watson 于 1940 年出生在美国的西弗吉尼亚州，是家中八个小孩中最年幼的一位。1940—1950 年生活在维尔其小镇，后来一直居住在科罗拉多州博尔德市。Watson 1961 年毕业于弗吉尼亚州 Levis-Gale 护校获得护理文凭，并成为注册护士；1964 年获得科罗拉多大学（University of Colorado）护理学学士学位，1966 年获得精神心理卫生护理硕士学位，1973 年获得该校教育心理学和咨询学博士学位。Watson 有着丰富的临床护理、教育及管理工作经历。1961 年起至 1969 年曾在不同医疗机构的内外科、精神科及私立医疗机构等担任过临床护士和主班护士、护理治疗师等；1984—1989 年担任科罗拉多健康科学中心大学医院（University Hospital，University of Colorado Health Sciences Center）护理部副主任一职。1986 年在科罗拉多健康科学中心大学创办关怀科学中心并担任主任至 1997 年。1988 年至 1990 年间，担任关怀科学中心丹佛人文关怀护理项目副主任。Watson 是国际人文关怀协会（International Association for Human Caring）的创始人之一及国际关怀联盟（International Caritas Consortium）的创始人。2008 年创办非赢利慈善机构华生关怀科研研究所（Watson Caring Science Institute）并担任终身主任。在 Watson 的领导下，该机构广泛开展关怀培训、科研、国际学术会议，进行关怀科学研究和合作项目，出售书籍、光盘、蜡烛、康复与冥想卡等产品，在全球推动关怀科学和关怀实践的发展。

护理教育方面，Watson 1966 年担任教导员，1973 年被聘为助理教授，1974 年被评为副教授，并担任本科教育项目负责人，1975 年担任本科教学助理院长。1979 年被聘为教授，并担任该校护理博士项目负责人 2 年。Watson 1984 年至 1990 年担任护理学院院长。1992 年至今被聘为科罗拉多大学护理学杰出教授。从 1973 年至今在护理学院发展了本科、硕士、博士等不同层次的课程 30 多门，对护理教育贡献卓著。2012 年 Watson 正式从科罗拉多大学退休，现为科罗拉多大学护理学院荣誉院长。

Watson 曾担任美国全国性多项重要职务。包括 1987—1988 年担任美国护理院校委员会博士教育委员会主任。1995 年至 1996 年担任全国护理联盟（National League for Nursing）主席。1981 年 Watson 当选美国护理科学院院士（Fellow of American Academy of Nursing，FAAN）。

Watson 国际影响巨大。她拥有 13 个荣誉博士学位，包括瑞典、英国、加拿大、日本等 10 个国际性荣誉博士学位。Watson 获得了国际、国内多项重大奖励和荣誉，早期包括澳大利亚国际凯洛格奖学金、瑞典富布赖研究奖。由于 Watson 在关怀科学及护理领域做出的卓越贡献及对全球护理发展的巨大影响，2013 年 10 月美国护理科学院授予其最高荣誉"传奇院士"称号（"Living Legend"）。2015 年又分别获得关怀科学先驱奖和关怀科学前瞻性领导力奖。

二、学说的来源

Watson 人文关怀科学的诞生首先是建立在其他学者理论的基础上，包括 Florence Nightingale 的环境学说，Madeleine Leininger 的跨文化照护理论和 Carl Rogers 的人本主义心理学；还包括 Irvin D.Yalom 的存在主义学说以及许多人文科学和基础科学理论。人文关怀科学的形成还与 Watson 接触不同国家的文化和民族有很大的关系。Watson 1979 年创立人文关怀科学，提出"人文关怀是护理学的本质"的观点，并将护理学拓展到以"关怀整体人的生命健康"为本的人文关怀发展阶段。在她的著作《护理：关怀的哲学和科学》（Nursing: the philosophy and science of caring）中首次应用了"关怀"这一词语。她将哲学中"以人自身的生命价值为本"的人文关怀理念引入到护理学"关怀弱势群体的生命健康"的内涵之中，揭示了护理学人文关怀的精神内核，以"关怀整体人的生命价值为本"的人文关怀理念包含着对自身生命价值的关怀。Watson 认为自己的学说探讨的是护理的核心，即通过关怀和治愈过程寻求和拥有他人的精神世界，建立真正的信任关系。Watson 于 1985 年再次修订发表理论著作《护理：人文科学和人文关怀》（Nursing: human science and human care）。此后，Watson 继续致力于理论的不断发展和完善。1999 年出版《后现代护理及超越》（Postmodern Nursing and Beyond）；2008 年出版《关怀的哲学及科学 - 新修订版》（Philosophy and Science of Caring，New revised edition）；在此专著中，Watson 把原来书名中的"care"换成了"caring"。她解释说，care 的状态下，护士可以去对患者提供照护，而不一定伴有人文关怀；华生博士的学说非常强调人与人之间深层次的互

阅读笔记

动与连接，用 caring 一词能最准确体现其含义。由此，本理论的名称由原版教材的"人性照护（human care）"变成"人文关怀（human caring"。2012 年 Watson 主编出版《人文关怀科学——一个护理理论》（Human Caring Science，a theory of Nursing）。

Watson 将其毕生精力投入到关怀科学的研究、发展和完善中。在其理论的发展中，Watson 坦言，她生活中遭遇的一系列事件促使她深入思考、发展理论，让她从更深层面对关怀科学有了认识。这些不幸事件包括她在意外事故中一侧眼睛失明及她丈夫的去世等。她认为，处处都有爱，人人都是爱的来源。Watson 说，她自己现在不仅拥有关怀的理论、知识和职业学术基础，更重要的是，她拥有智慧、个人亲身经历、神秘的体验、热情、实践经验以及勇气来帮助护士、卫生专业人员、教师和人类服务工作者等人的关怀 - 治愈历程。Watson 同时指出，人们可以去学习、讲授和研究关怀，但要得到关怀的真谛，必须亲自去经历和体验它。

Watson 编写出版了关怀科学专著 20 余部。开展了关怀科学的多项研究，发表关怀科学及相关论文数百篇。

三、学说的基本内容

（一）人文关怀科学的基本假说

1. 人文关怀只能在人际互动过程中有效地展现与演练。

2. 人文关怀是促使人类需要得以满足不可缺少的因素。

3. 有效的关怀可以促进健康并使个人或家庭得以成长。

4. 人文关怀应该用发展的眼光看待个体。

5. 关怀性的关系可以为个体提供潜能发展的机会，允许个人在特定时刻为自己的行为做最好的选择。

6. 护理关怀比治疗更具有健康的意义。

7. 关怀需整合生物 / 生理知识与人类行为知识，以激发并促进健康，同时提供援助给患者。因此，关怀照护的科学可以弥补治疗性科学之不足。

8. 人文关怀是护理的核心。

（二）人文关怀的本质及护理关怀价值观

1. 人文关怀与爱是最普遍的、最强大的、最神秘的宇宙力量。它们构成了原始而普遍的物理能量。

2. 尽管我们知道人与人之间需要爱与关怀，但人们之间往往并没有这样做。如果想让人性和人道主义得以维持，如果我们想进入更加有爱和更加文明的社会，我们需要变得更加有爱，更愿意实施关怀。

3. 护理是一个关怀的专业。其为专业实践维持关怀的理想、伦理和哲学的能力影响人类文明的发展和护理对社会的使命。关怀道德伦理的维持影响人类文明的发展和护理专业对社会的贡献。

4. 我们首先要学会对自我提供关怀、给予宽容、人道；然后对他人给予真诚的关心、温柔、爱及尊严。

5. 护理一直位于人性照护和关怀的立场，对人给予尊重、对其健康 - 疾病 - 愈合过程给予关注。

6. 基于知识的、告知的和伦理的人文关怀是专业护理价值观、承诺及合理行为的核心。它是最中心、最统一的用以维持专业生存和贡献社会的力量。

7. 护理中的人文关怀，无论是对个体的还是对群体的，在卫生系统中越来越被忽视。人们现在必须恢复对其的重视程度，以便卫生系统从伦理和科学的层面承担对社会的责任，以体现护理作为一门履行社会责任的独特专业。

阅读笔记

8. 护士的关怀价值观和护理的关怀价值观已被融合。护理与当今社会正处于如何保持实践中的关怀理念和关怀理想的关键时期。在后现代时期，在这个急剧变化、无常、纷杂的人类历史中，人性照护的角色受到多种因素如医疗、技术、经济、管理体制等不断增加的限制的威胁。同时，有些不惜以个体和大众的生存和健康成本为代价的治疗技术的渗透，也威胁着人文关怀。

9. 护理中的人文关怀伦理、哲学如何在临床实践中维持和推进是护理专业当今和未来的重要议题。

10. 人文关怀只有在人际互动中才能有效体现和实践。人与人之间主观的人性过程导致人道主义感的产生。它指导我们在认识自我和认识他人时变得更具有人性，一个人的人道主义通过对方而反射出来。但是，关怀意识可以超越时间和空间乃至物质世界，并进一步影响人道主义意识。

11. 护理专业对人类、对社会的道德、职业和科学贡献体现在其对人文关怀理论、实践、教育和研究中的价值观、知识、实践以及对理念的坚持和发展的承诺上。

（三）护理中的关怀和非关怀

护理中的关怀（caring）和非关怀（noncaring）是 Watson 理论里提到的重要概念。Watson 将人分为关怀和非关怀性两种。关怀性的人具有下列特征：将每个人视为独特的个体，关注和关心他人的情感；积极沟通；愿意为之付出额外的努力。关怀性的人及其行为可达到下列状态：生物活性状态，表现为良好的护患关系，仁爱、关注、善良和反应积极；或者达到更高的生物优化状态，即最佳的护患关系，护士与患者之间生命的相互给予。反之，非关怀性的人忽视他人的个体差异性，对他人的情感无动于衷。非关怀的结果也可体现为三种不同的状态：生物杀灭性的，导致患者气愤、绝望甚至影响其健康；生物静止状态，表现为健康受影响，患者感受到护士的冷漠甚至威胁；生物消极状态，即中性的状态，护士不带感情工作，仅仅只是做事。

（四）几个重要概念

1. 关怀科学（caring science） 是指以人文关怀过程、现象和实践为导向的人道主义学和人文科学。关怀科学包含了艺术、人类学和科学。关怀科学根植于关系性的本位主义和所有人统一和连接的世界观。超人的关怀承认生命的整体性和相互之间的连接并由此形成关怀的聚焦圆圈：从个人到他人、到社区、到世界、到地球乃至到整个宇宙。关怀科学的研究体探索是反思性的、主观性的、解释性的以及客观现象主义的。关怀科学研究包含方法学的、哲学的、伦理的、历史探索和研究。另外，关怀科学应用多种流行病学方法对临床和现象进行调查，同时又采用一些新的调查方法如美学、诗歌、叙事、个人的、直觉的、运动的、进展到意识、有意的、现象学 - 精神学的研究以及道德和伦理探索。关怀科学是一个演进的新型领域，她根植于护理并促进护理的演变。关怀科学近来也涉及到其他学术领域如女性学、教育学、经济学、和平学、哲学和伦理学、艺术与人文学、心身灵医学等。可以说，关怀科学正迅速成为交叉学科或跨学科领域的科学。她与健康、教育、人类服务的所有领域及职业相关。

2. 人文关怀理论及关怀科学的核心概念及要素

（1）超个人关怀性关系（transpersonal caring relationship）：超个人关怀性关系是一种特殊的人性关怀的关系，是一种与他人的连接或统一，是对他人的整体及存在的一种高度认可。由此，关怀被视为护理的道德理想，其终极关注是对人的尊重和人性的维护。人文关怀发生于，当护士进入另一个人的生命空间或现象场，能探测他人的生活状态（精神或心灵），感受到这种情形，并及时做出反应，使接受者释放出了其想释放的主观情感。因此，护士和患者之间产生了一种主观交流。双方之前存在的不和谐的情感、思想、能量被释放出来，取而代之的是一种积极的情感、思想和能量，使自我更和谐，对他人更加善良友好，更关注彼此乃至整个人类的健康。

护理中这种简单而又复杂的人与人之间关怀的过程是超个人和谐的关怀关系发生的基础和起点。护士进入服务对象的空间，主动出现在中心地带，停下来仔细审视在疾病、诊断和行为后面的由精神组成的个人。护士的这种完全发自内心的关怀性存在和关怀意识创建了一个开放的空间，使新的、超出预期的事物可以发生。在这种复杂的但充满爱的关系和连接中，护士将患者置于最佳的状态中，让患者能发现自我愈合的源泉，与外界宇宙愈合的能量相连接，甚至允许神奇发生。这个过程与南丁格尔将患者放于最好的环境中让自然来愈合的模式是非常吻合的。

超个人关怀性关系取决于下列几个因素：①保护和增进人的尊严的道德承诺；②护士愿意对他人主观、精神的重要性给予肯定和认可的意愿。③护士准确意识及感受到他人情感及内在状况的能力。④护士评估与他人建立联系，评估他人状态并使他人处于良好状态的能力。⑤护士个人的历史、过去的经验、文化、背景，个人情感经历，体验他人情感、苦痛等的经历。

在建立超个人关怀性关系中，护士运用自我作为手段有一定的重要性。传统护理中，护士和其他医务工作者被提醒要避免与患者的个人接触和交往，避免自我暴露，个人的情感投入被认为是不专业的。但在超个人关怀性关系中，护理人员的适度投入是关怀性关系不可或缺的一部分。护士将其独特的个人资源，例如天赋、技能、知识、直觉、品味、感知、人格等等运用到与患者的交往中。但是，在这种关系中，护士与患者关注的焦点不同。患者在这种关系中关注的是个人的现状、问题，自然是以自我关注为导向的。相反，护士的关注点不是指向自我，而是指向对方的。护士的情感投入，并非是作为从患者那里获得解脱和帮助的手段，而是作为特定时刻的一种关系中与患者同在、同感受的一种方式。这不同于普通朋友之间的相互关心、相互给予和帮助的关系。关怀性的关系虽然事实上也会有益于护士，护士当然可以从中受益；患者也可能不知不觉成为对护士有意义、助其愈合的使者，但是，护士不会依赖从患者处获益来维持这种情感的投入。

超个人关怀的过程在很大程度上是一门艺术和一种人性工艺。之所以称其为艺术，是因为它采用独特的方式触及另一个人的灵魂，感受到他人的情感，与他人建立连接等，让个人产生更好的自我感觉及更高程度的和谐。

（2）关怀时刻（caring moment）：当护士和其服务对象两个人带着各自的独特的经历现象场或背景走到一起，发生连接，就构成了关怀时刻这一事件。实际关怀情形（actual caring occasion）包含了护士和服务对象双方的选择及行动。在该情境中两个人有机会决定之间的关系以及此时此刻的行动。护患双方进行有意义的、真诚的、主动的交流和互动，互相尊重，分享个人经历；患者表达出关怀需求，护士理解感知到患者的这种需求，做出了恰当的反应，对患者实施了关怀，患者感受到了护士的关怀；护士因给患者提供了关怀，自己精神上产生愉快感，并得到提升。人文关怀时刻这样一个事件，成为当时时空上的焦点。超个人关怀时刻（transpersonal caring moment）使每个人都会感觉到与另一个人精神层面上的连接，由此，它超越了时间和空间，带来了治愈及更深层次上人性连接的新机会。这种性质的关系和连接对护患双方都产生积极影响，并融入每个人生命体验的一部分。从关怀时刻的意义来讲，关怀是一种道德理想而非一种人际技术，它指向一个特定的结局，即保护、增强、维护人的人性、人的尊严，有助于人们的内心和谐、完整性和愈合的潜能。如图4-1所示。

关怀时刻的意义超出关怀时刻本身。超个人关怀时刻不仅出现在特定时刻的简单物理空间，该事件和体验还与现象场的其他主客体发生内在联系，并与每个人的过去、现在和将来发生关联。实际关怀时刻可以超越特定的物理时刻，存在于护士和患者的生命中。因此，关怀时刻跨越时间、空间和物质。因此，护士即便人离开了患者，患者和家属仍能感受到关怀时刻的存在。

Watson 在关于关怀时刻的论述中，提到了时间（time）这一概念。她认为，尽管人们对现

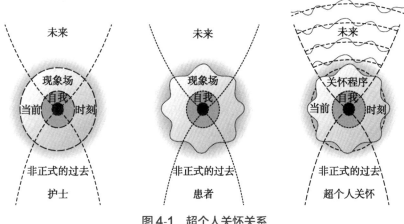

图 4-1　超个人关怀关系

在的时间更是一种主观感觉,对过去的时间兼有主观和客观感觉,人们无法对过去和现在的时间进行一个清楚的界定。过去、现在与将来瞬间相融。

关怀时刻的实现需要护士具备相关的意识和能力,例如,真诚存在、拥有爱和关怀意识、时刻愿意帮助对方、进行自我关怀实践等。

(3)精神世界(spirituality):随着个体的成长、成熟以及人类的进化,其精神和灵魂世界变得越来越重要。不同个体或不同文化之间,甚至在其内部,个人和种族的精神的特点存在差异。某些文化其精神发展水平更高。但是,证据表明,西方世界价值观正越来越倾向于整合东方哲学观,使其精神内容不断扩大。这种变化体现在东方的一些理念和方法如瑜伽、运动、健康食品、饥饿疗法、沉思及特殊饮食等越来越多被西方应用到健康促进活动中。精神世界涉及的内容极其广泛,包含直接或间接影响个体的各种内外环境和情形。

(五)对护理学元范式核心概念的诠释

1. 生命　Watson 将人的生命(life)定义为持续存在于时空中的精神的、心智的、情感的和生理上的统一体,是指可以被关怀、尊敬、了解及被帮助的有价值的个体。人的整体是大于各部分的总和。人有能力与过去、现在和将来共存。Watson 还认为,人的灵魂拥有身体(不受时间和空间限制),而非身体拥有灵魂。尽管一个人可以自然死亡、被谋杀、自杀或病死,但人的灵魂不会消失。

2. 不适　不适(illness)并不一定是疾病。不适是一种主观感受,是个体内在自我(或灵魂)或与他人的不和谐状态。人的特殊体验或经历如发展性冲突、内在痛苦、罪过感、自责、绝望、失落、悲伤、各种压力等可导致不适,并可引发疾病。疾病可导致更大程度的不和谐。人的不适或疾病可以被治愈(cure),但不一定能愈合(heal)。愈合是一个内在过程,即处于一种好的存在状态和良好的人际关系中。如果我们从这样的角度来看待生命、不适、疾病、健康的话,一个人的疾病也许不能被治愈,但灵魂可以通过濒死过程中的抚慰等而愈合。

3. 健康　健康(health)是一种主观感受,是身、心、灵的统一及和谐。健康与个体对自己主观感知和实际体验二者之间一致性的程度密切相关即二者间差距越小其健康程度越高。当感知的自我和体验的自我相吻合时(I＝Me),人处于和谐状态,就是健康;当感知的自我和体验的自我短时期存在不一致时(I≠Me),个体就会感受到不适,如果二者长时期不一致,就会发展为疾病。此处的健康观强调的是人的生理、社会、美学及道德等方面完整的个体,而非仅仅是人的行为和某些生理症状或体征。这也是人们常常提到的健康的幸福模式。

4. 护理　"护理(nursing)"一词是一个属于哲学层面的概念,提示着一种温情,对人们来说有丰富的内涵。由此,护理这一概念是动态的、持续变化的。"Nurse"一词既是名词也是动词。护理是一种象征,关怀‐愈合整体性、与内在过程和能量的连接,利用人的宝贵的经历和

阅读笔记

巨大外力来实现愈合,而不仅仅是对人的躯体进行治疗。正如南丁格尔提醒我们的一样,对身体的照顾决不能与对心灵的照顾分离。

"护理"和"护士"具有多方面的含义。护士是一个个体的人,他(她)拥有对自我和他人关怀-爱的意识和意愿,并通过特定的反应、行为及明智的行动而体现。在 Watson 看来,护理总体来讲由知识、思想、价值观、理念、承诺、行动及一定程度的激情组成。这些知识、价值观、行动及激情一般来说与人文关怀时刻相关联,与经历着人生体验的个人内在主观的、个人的、人与人之间的接触相关联。因此,人性照护或关怀被看成是一种道德理想。它是一种旨在去保护、增强、维护人性、人的尊严和完整性的超个人的人与人之间的努力和尝试;它帮助人们发现不适、痛苦、疼痛、存在等的意义所在,并帮助他人获得自我知识、自我控制、自我关怀和自我愈合,从而恢复自我内在的和谐,无论外在情形如何。护士帮助他人与自我\他人乃至外在世界处于良好的关系(be-in-right-relationship)中。

护士是人与人之间关怀过程的合作伙伴。由于护理所具有的人性特征,其道德、精神的和形而上学的元素不能被忽视或取代。它们本质上就直接或间接地在实践,人们必须承认它们是护理理论家世界观、信念系统和哲学观的组成部分。一句话,护理理论的哲学信念为护理注入了激情,并使之保持生机、变化,并以开放的姿态拥抱多样性及新的可能性。

5. 护理目标　护理目标(goal of nursing)是帮助人获得更高程度的和谐,以促使人们应用多样化的方法达到更好的自我认知、自我护理、自我控制及自我愈合。护理目标的达成依赖于触动人内心世界的人与人之间关怀的过程和人与人之间精神的关怀性联结和关怀性关系的建立。

护理对人文关怀科学的贡献体现在通过建立一系列有关人类和科学的价值观、假说、伦理、哲理导向、目标及方法,来对多项事物进行统一和整合。这些事物包括:人的身-心-灵作为不可分割的统一体,现实和幻想,事实与意义,客观世界与主观世界,外界与内部事件,疾病、不适与健康等。在当今科技不断发展、人们更为孤独、面临快速变化和压力的时代,在当今缺乏道德伦理智慧的时代,社会需要关怀性的专业,特别是护理专业,来恢复人道博爱,来滋养人的心灵。

（六）Watson 关怀科学与护理程序

许多护理理论家以关怀理论为框架,设计了独特的、具有可操作性的护理程序。但Watson 认为,护理程序仅能满足低层次需求;对高层次需求及关怀因素来讲,护理程序很难展示深层次的治疗性人际关系,以及在这种关系中服务对象表达出的意义。因此,Watson 并无护理程序的具体框架。但她用诗的形式描述了关怀在护理中是怎样发生的。学者 Sourial 将Watson 的人文关怀理论归纳为图4-2。

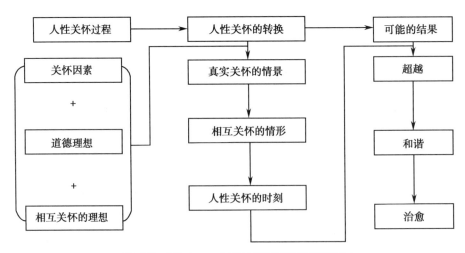

图 4-2　Watson 人文关怀科学理论结构图

（七）临床关怀程序

Watson 1979 年在其理论著作中提出了十大"关怀要素"（carative factors），并于 1985 年及 1988 年两次进行修订。Watson 认为"十大关怀要素"可以作为护理人文关怀实践的指南。后期 Watson 对此进一步修订，提出了十大临床关怀程序（caritas processes）。2007 年，国际人文关怀协会文件工作起草组针对每一临床关怀程序，拟定了护士应具备的关怀素养或关怀能力，华生博士对其进行了修改。现对十大临床关怀程序及护理人员为实施每项程序应具备的意识和应实施的行为介绍如下：

1. 坚持人道主义 - 利他主义价值观，对自我及他人怀有仁爱怜悯之心，给予关爱。要实践这一项关怀程序，护士对患者（他人）应做到：保持开放的心态，与自我、他人、环境和宇宙建立连接；做自我关怀和关怀他人的模范；认识自我和他人的独特性；肯定善意的行为；尊重自己和他人的天赋和才能；正视自己和他人的弱点；对自己和他人仁慈；真诚倾听他人的讲述；对自己和他人给予尊重；听取他人意见；与人为善；关注他人；维护自己和他人的尊严。

2. 真诚陪伴照顾对象，交往中注入信心与希望。护士应做到：创造沉默 / 反思 / 暂停的机会；主动与他人建立人际关系；将生命视为有待探索的奥秘而不是要解决的难题；能释放主导权，转变为更高的能量；运用关怀艺术与科学来促进康复与整体和谐；根据他人的价值观、信仰以及重视的事情来制定照护计划；合理利用目光交流和触摸；以他人喜爱的方式称呼之；帮助他人树立自信；了解并支持他人的信仰；帮助他人树立希望；鼓励他人继续生活；视他人为有感情的人类而非物体。

3. 进行个人精神实践，培育超个人自我感和对他人的敏感性，达到超越本我状态，全面拥抱个体的情感世界和主观世界，触及个体的内部自我。护士应做到：实践反思（日志、冥想、艺术表达）；表达想要通过探索他人的感受、信仰和价值观来提高自我的意愿；通过评估周围情况做出判断而非主观判断；通过有意义的仪式来表达感谢、宽恕、依从和同情；接受在精神层面具有独特性并值得尊重和关怀的自我和他人；在工作中不是完成"任务"而是与患者产生愈合性互动；具有宽恕自己和他人的能力；对他人表现真挚的关注；重视自己和他人的内在美；用心实践。

4. 建构并维持帮助 - 信任的关怀性人际关系。护士应做到：亲身实践，探索当下及所处关系中的可能性；无条件爱与关心他人；尝试从他人的角度出发考虑问题；创造神圣的治疗空间来满足他人的需求；不以批判的态度待人；参照他人生活经历给予回应；真实的存在：创造最真诚的人际关系；以开放的心态及足够的敏感度对待他人；运用"我 - 你"关系而非"我 - 它"关系；表达自己和他人的沟通方式（语言和非语言）的意识；根据需求给予解释沟通；促进直接的、有建设性的、互相尊重的沟通；进行健康相关性沟通；不讲闲话；进行有效的、友爱的沟通；不传播谣言；积极的解决问题；不过度抱怨；鼓励独立和自由的活动；不鼓励依赖；参与促进健康的活动；参与促进安全、道德、成熟、健康的活动；不参与非法、不道德、不安全或有诱惑性的活动；允许他人在合适的时机说出他的顾虑。

5. 贴近患者，支持对方正性和负面情绪的表达，使自我与被照顾者建立深层次精神上的联系。护士应做到：创造 / 保持神圣的空间；承认治疗过程是一个内心旅程；允许不确定性和未知事件；鼓励将叙事 / 讲故事作为表达理解的方式；允许故事发生，改变和发展；鼓励反思感受和体验；适当表达祝福和精神支持；帮助他人看到事情好的一面；积极倾听并给予他人力量；接受并帮助处理他们的负面情绪。

6. 创造性地运用自身及其他可能的方法来进行关怀；艺术性地进行关怀 - 愈合实践。护士应做到：结合多种认知方式（美学、道德、经验、个人、形而上学）及创造性、想象力和批判性思维来充分表达关怀艺术与科学；意识到自己的出现是对他人有效护理的一部分并积极运用之；运用自我，通过以下方式创造治疗环境：主动触摸，声音，真实的存在，运动，艺术性的表

阅读笔记

达，日志，玩笑声，自然举动，音乐 / 声音，准备工作，呼吸，放松 / 想象 / 形象化，意向性，适当的眼神接触，微笑 / 积极的姿态，主动聆听，自然 / 光 / 声 / 噪音保护等；鼓励提问；帮助他人探索不同的方式来解决健康问题。

7. 从服务对象的角度出发，善于运用适宜的方法对他人进行真诚的健康教育。护士应做到：主动倾听他人的生活经历；语调轻柔、平静，对不同的个体分别给予充足的关注；在了解他人及其世界观的基础上，再分享、指导和提供建议、措施及选择来满足他们的需求；共同商议解决问题；接受他人及他人的理解能力、知识水平及学习能力；帮助他人正确看待疾病 / 健康；询问他人对自己的疾病 / 健康状态的了解情况；帮助他人向医疗专家提出问题及忧虑。

8. 创造人格被尊重、疾苦被关怀、伤病被救助的生理和精神的场所与氛围，增强个体的完整性、美丽、舒适、尊严及宁静。护士应做到：为人际关系的自然发生创造条件；建立关怀 - 愈合观念；主动关怀；关注下列要素，构建愈合性环境：尊重他人作为独立个体所需的光线、装饰物、水、噪音、卫生、隐私、营养、美观、安全、手卫生、促进舒适度的措施、作息时间等支持性健康促进的环境；充分考虑他人的习惯；随时能为他人提供帮助；交流时关注对方；预知他人的需求。

9. 以恭敬的态度和主动关怀的意愿协助满足服务对象的基本需求；落实关键性的人性照护措施，强化人的躯体、心理、灵性的统一及个体的完整性。护士应做到：将他人视为完整个体；尊重他人独特的个人需求；尽量保持他人的舒适；帮助他人减少忧虑；对患者的家属、重要的人及配偶的需求给予回应；尊重他人的隐私需求；尊重他人的世界观及个性化需求；关心家属 / 重要的人；像探索他人生命力量的奥秘一样重视他人的身体；满足他人特殊需求，如放松、恢复和睡眠；与家属沟通。

10. 以开放的心态面对生命的无常，神秘与神圣，接纳存在主义、现象学理论。护士应做到：允许未知事件的发生；探索生命的奥秘；妥协并期待奇迹；鼓励 / 灌注希望；在适当的时候分享并参与人文关怀时刻；了解自己和他人的内心感受；知道自己和他人重视的事情；尊重他人重视的事物；相信生命中的爱与善良；接受生命中一些难以解释的事情。

Watson 指出，这些关怀程序是人们运用关怀理论系统进行人文关怀的指南。在当今的后现代社会，在关怀方面如果我们没有自己的语言，我们就缺乏存在感，对外在世界来讲我们是隐形的。因此，人文关怀现象的护理语言对护理的发展和未来对人类的关怀变得尤其关键。另外，在当今循证实践的时代，如果不对关怀现象进行命名、记录和评估，我们就无法探究护理人文关怀的结果。

研究进展

护士自我关怀策略

自我关怀非常重要。有研究者认为，自我关怀最重要的是要与自己建立良好的关系。首先，要培养自我关怀意识，认识到自我关怀的重要性；其次，要合理安排关怀自己的时间。关怀的具体方法如适时的放松、身体锻炼、冥想、保持积极心态、学习以及与家人、朋友、同事建立良好人际关系。这些方法主要涉及了护士对自身身体、心理、精神与人际关系方面干预。该研究结果是通过与 8 名护理管理者面对面访谈得出的。另一学者提出，关注自己的身体需求、深呼吸、保证良好的营养与睡眠、运动锻炼、保持兴趣爱好、冥想、适当休息与娱乐、情感表达、寻求帮助、保持信仰、爱护大自然等都是自我关怀的方法。

（来源：彭笑，刘义兰. 护士自我关怀研究进展 [J]. 护理研究，2013，27（34）：3852-3854.）

阅读笔记

四、学说的应用

（一）在临床护理中的应用

目前 Jean Watson 关怀科学已被广泛应用在对内科、外科、妇产科、儿科、老年科、门急诊、肿瘤科、手术室等科室及社区患者的护理中。主要表现在 Watson 关怀理论十大关怀要素的独立或联合应用上。例如，在建立关怀帮助性关系方面，目前实施的责任制整体护理，就是很好的体现。责任护士每天对所分管的患者介绍自己的姓名，说明当天对患者的护理负责，并且告诉患者有事可随时找自己。责任护士不仅这样说，也这样做，使患者得到全时段负责任的护理，因而受到患者的欢迎和好评；又如，关怀要素指出，要注意倾听患者积极与消极情绪的表达。据此，苏州大学第一附属医院在多个病房开展护士与患者"预约聆听"心理沟通项目，通过聆听取得患者的充分信任和支持，及时有效地发现患者潜在的生理、心理、社会、文化等方面的问题，取得了较为理想的效果。Watson 关怀理论应用有助于与患者或家属建立帮助-信任的关怀，取得患者或家属的理解与认可，进而改善患者就医体验，提高护理服务满意度。还有学者设计了护理人文关怀疗愈模式，该模式结合 Jean Watson 理论的十大关怀要素，应用于特殊患者或群体，如独居、空巢等老年人群体，通过关怀性访谈、关怀性感知、关怀性触摸来评价人文需求，提高他们自我疗愈的能力，达到身体、心理、心灵和谐的最高境界。

临床情境

ICU 墙壁上的人文关怀

走进武汉协和医院 ICU 病房，你可以感受到 ICU 护士对患者的浓浓温情。洁白的墙壁上贴上了各种简单而又温馨的装饰品，每一床旁的玻璃隔墙上贴着两块画板，一块是印有橘黄色向日葵笑脸的彩色画板，当你凝视着那张向着朝阳的向日葵笑脸时，一股对生命的热情油然而生。另一块是白板，上面贴着患者家属写给患者的小纸条。这些小纸条笔迹各异，写满了家属对患者的祝福和期盼，"亲爱的爷爷：你一定要好起来，我和爸爸妈妈都等着你早点回家……"，还有一位八岁的小男孩写给他因车祸昏迷不醒的妈妈："妈妈，为什么每次我来看你，你都在睡觉呢，爸爸说过你是世界上最好的妈妈，可是现在你不管我了，妈妈，难道你不要我和爸爸了吗……"，ICU 的护士每天都会抽时间给患者念这些充满爱的小纸条，把关怀传递给最需要的患者。

（二）在护理教育中的应用

1. 国内外课程设置的框架或关怀课程的基础

（1）国外人文关怀课程的基础在护理教育领域，最早被用在学校课程是 Jean Watson 任教的科罗拉多大学护理系。早期的研究生的人文关怀课程由科罗拉多大学在 20 世纪八九十年代制定并实施。以"四个核心"展开：以人文课程为学术核心；以关怀和临床护理科学为核心；以关怀和专业照护为临床核心；关怀的跨学科核心。1989 年 Watson 与美国护理学家 Bevis 设立人文关怀课程，包括前瞻性理解护理、展现艺术魅力的实践能力、全球发展意识、充满乐趣的课堂讨论、学生课后思想交流等。2000 年两位学者再次进行完善，提出包括教学程序人性化、师生关系平等化及个性化、有创造性的学习等，掀起护理教育课程改革的热潮。2007 年，美国学者 Stizman 创立关怀课程，以人性关怀理论为基础在犹他州韦伯州立大学制定和实施的大学关怀课程。内容围绕对自己、他人、同事、护理领导、社区及世界、周围环境以及在网络交互过程中表达关怀。在课程最后安排人文关怀实践，要求学生自创并完成一个专业的关怀活动，进行讨论并分享关怀经验与体会。

阅读笔记

（2）我国护理人文关怀课程的基础：关怀理论的学习是内化关怀的一种途径，国内也在逐步完善护理人文关怀的教育。四川大学华西护理学院以 Watson 的理论为框架，在本科阶段融入了关怀的伦理学知识，开展了"关怀与照顾"课程，其课程包括：护理关怀的概述、关怀的伦理学基础、护理人际关怀理论、关爱者的素质与关爱技巧、对特殊人群的关爱、关爱"关爱者"。台湾学者 Lee-Hsieh 等以 Jean Watson 的理论框架为指导，在台湾辅英科技大学五年一贯制大专中开发了系列关怀课程，于第一年、第三年、第五年的最后一个学期开设关怀导论、关怀概念应用、关怀实践等课程，分别从关怀意义和关怀技巧两个方面开展教育。

2. 护理人员在职培训中的应用　有医院针对不同类别人员设置培训课程，以关怀理论为基础，全方位进行培训。如华中科技大学同济医学院附属协和医院设置了工作一年以上护士人文关怀培训课程，包括人文关怀理论的讲授、参与关怀查房、关怀故事分享、撰写反思性关怀短文及关怀故事分享等。美国 LEVIS University 附属医院护理教学工作者采用研讨会形式，设置相关的研讨议题，对护士关怀能力进行培训。研究结果表明，接受过培训的人其关怀能力得到提升，患者对护理服务的满意度也得到提高。

（三）在护理管理中的应用

Watson 人文关怀理论多年来在世界各国得到广泛认可和应用。例如美国加利福尼亚大学洛杉矶分校（University of California，Los Angeles，简称为 UCLA）医疗系统在 20 世纪 70 年代末，受 Watson 提出的要从照护者和被照护者双重角度来看待护理观点的启示，制定了关系导向照护模式，要求医务人员主动与服务对象建立关怀性、帮助性的关系，并提供负责任的护理（关怀）。该医院从病房第一线人员到董事会高层都一致投入，所有人都按照这一模式，关怀自己、团队和患者，最终医疗中心患者对医院服务满意度从 35% 提高到 95%；华中科技大学同济医学院附属协和医院护理部以 Watson 人文关怀理论十大关怀要素为指导设计出符合其医院文化的人文关怀护理模式，通过人文关怀组织管理、病房试点、关怀培训、关怀科研等促进对患者、同行及自我的关怀，达到患者满意或更加满意、护士幸福快乐的目标。该模式的实施，有效提高了患者的满意度，展示了护理队伍的仁爱与专业的形象，产生了良好的社会影响。

（四）在护理研究中的应用

国内外学者基于人文关怀科学理论，广泛开展了相关研究，主要涉及以下几个方面，如关怀的本质、临床护理中的关怀、护理人员与患者对关怀行为的评价、关怀能力的评价、关怀效能的评价、组织关怀氛围的评价、患者对关怀的体验、护理人员关怀与患者护理满意度的相关性、护理教育中的关怀等。现有护理人文关怀测评工具及相关文献中最多的就是以 Watson 的人文关怀理论和其十大关怀要素为基础。1986 年，美国学者 Wolf 以其人文关怀理论为指导构建了关怀行为量表（CBI），用于测评护理人文关怀行为。1988 年 Cronin 和 Harrison 根据其人文关怀理论及十大关怀要素研制了关怀行为评价表（CBA），由心肌梗死患者对护理关怀行为进行评价。1992 年 Duffy 以理论为基础研制关怀评价表（CAT），用于测评护士人文关怀能力。2005 年 Cosette 和 Pepin 以 Watson 人文关怀理论为框架编制了护患互动问卷（CNPI），主要测评护士人文关怀行为，并从心理测量学上对关怀性护患反应进行评估。2006 年 Nelson 等学者以 Watson 理论为基础研制关怀要素问卷（CFS），用于测评关怀行为，以发掘人文关怀特征，从而寻找人文关怀与博爱之间的联系。国内学者黄弋冰 2006 年根据 Watson 理论及十大关怀要素为基础，编制了护理专业大学生人文关怀能力评价量表，用于测评护生人文关怀能力。有研究以 Watson 超越个人关怀理论为依据，研究设计并验证一个用于测量护生对关怀感知的工具。

五、学说的分析与评判

Watson 的人文关怀理论推动了世界范围内人文关怀护理发展，也增强护理学者对人文关怀理论高度关注。人们在学习、研究与应用 Watson 人文关怀理论时，不断地总结该理论进行分析与评价。

（一）理论的主要优点

1．理论视角独特 Watson 的理论借鉴了其他人文社会学家、哲学家、心理学家的观点，应用应激理论、生长发展理论、沟通理论、教与学的理论、心理学理论、存在主义现象学理论等构建了护理领域独特的人文关怀理论。该理论看待护理的视觉非常有别于其他理论，给人耳目一新的感觉。

2．理论的重要性被广泛认可 在传承护理学创始人南丁格尔理论思想的基础上，Watson 将护理的本质——人文关怀发扬光大。对护理专业本身而言，理论强化了护理学科的知识基础，Watson 强调将关怀实质和特征与临床护理要素相结合，证明人文关怀和临床护理技术一样重要，为护理的发展注入灵魂。对社会乃至人类和宇宙来讲，在当今特别强调和谐、强调人文关怀，护理专业和学科明确地宣称其关怀服务对象、关怀同仁和自我的使命和核心，那么，护理作为人类健康变革的力量，无疑坚定而温柔地显示了其维护人类尊严、促进人的身心健康、促进和谐社会构建的一种担当和潜力，必将为人类社会做出独特的巨大贡献。

3．理论的实用性较强 该理论经过三十多年的发展已成为与实证结果相结合的理论。因此，该理论得以广泛、有效地应用于护理实践。越来越多的证据表明，Watson 的关怀理论被作为护理教育、护理评估和治疗性护理干预的理论框架。十大临床关怀过程作为该理论的重要组成部分，也提供了一个框架来指导护士从哪些方面对患者实施关怀。关怀时刻的提出为关怀的落地提供了抓手。Watson 关怀理论可以重塑护理专业成为一种关怀性的职业，其固有的价值观帮助护士反思护理实践，促进护士为患者提供身体、心理、精神全方面的整体护理。该理论鼓励护理人员重视深厚的专业根基和价值观，并将关怀理论的概念应用到护理实践中，从而促进护理人员个人品质和专业技能的提升。

（二）理论的不足之处

1．由于 Watson 关怀理论的哲学和本体论的性质，使得该理论涉及到的许多概念很难准确定义和测量。另外，该理论是从多个理论（如哲学、心理社会学等知识领域）中吸取精华或相关内容而形成的，如果读者相关知识缺乏，可能在阅读方面存在一定难度。

2．理论概念之间的逻辑性有待加强 Watson 人文关怀科学虽对核心概念进行了阐述，但概念之间的关系并不如其他理论那样紧密。

六、学说的应用实例

生命不能承受之重（罗丽波）

我在妇科肿瘤病房工作，科室收治了一位卵巢癌患者。患者刚生完孩子，腹水不消来我院就诊，确诊为卵巢癌晚期。无论是患者本人还是他的家人都被这个噩耗惊呆了。她们不能接受这一现实，整日以泪洗面，情绪十分低落，家属也是眉头紧锁，愁眉不展。

自从她来住院以后，我经常来到她的床边给她安慰，鼓励她，用别人战胜癌症的例子来给她树立信心，并用她的小宝宝来激发她生存的欲望。每次化疗后她的胃口就会变得很差，剧烈的呕吐加上大面积的口腔溃疡让她吃不下东西。因她家远在外地做饭不方便，外面买的东西又很难合她的胃口，每次我上班的时候就从家里给她熬好粥并做些清淡可口的小菜带到病房，鼓励她能吃一口就多吃一口。

计算好她下次化疗入院的时间，提前给她预留床位，在她回家疗养期间经常给她打电话聊天。在二次探查手术后，确定癌细胞已全腹扩散，患者开始在家乡用中医治疗。除了经常打电话沟通外，我还收集很多信息用写信的方式寄给她。在得知患者自觉很孤单，希望我能去看看她后，一天下夜班后，我不顾别人的反对，来到她的家里看望她。已是恶病质的她早已不

阅读笔记

复当年的光彩，整个腹部和下肢肿得令人恐惧，脸和胳膊瘦得只剩皮包骨。尽管她和家人都建议我只陪她说说话，我还是坚持陪她睡了一晚上。不停地给她按摩因躺得过久而疼痛的腰部……临走时，她握着我的手流着泪说："也许我们只能见这一面了，但你能这么远来看我，我要走，也会笑着走的。"在我们挥泪告别后的第 31 天，她因病情过重，抢救无效去世。她的家人用短信告诉我的时候，我禁不住潸然泪下。至今，每每想起她，仍觉心痛。我和她的父母一直保持联系，我能理解他们老年丧女的苦痛。虽苍白的劝慰于事无补，但我相信：真挚的关爱能让受伤的心灵得到抚慰，人性的善良能让人变得更加坚强。

七、主要著作和文献

1. Watson J. Nursing. The Philosophy and Science of Caring [M]. Boston：Little Bron，1979.

2. Watson J. Nursing. The Philosophy and Science of Caring [M]. Reprinted. Boulder，CO：University Press of Colorado. USA，1988.

3. Watson J. Human Caring Science. A Theory of Nursing [M]. CT：Appleton Century Croft，1985.

4. Watson J. Human Caring Science. A Theory of Nursing [M]. Reprinted. NY：National League for Nursing，1988.

5. Watson J. Postmodern Nursing and Beyond [M]. Edinburgh：UK，Churchill-Livingston，1999.

6. Watson J. Postmodern Nursing and Beyond [M]. Reprinted. NY：Elsevier，2000.

7. Watson J. Assessing and measuring caring in nursing and health science：Jean Watson [M]. New York：Springer Publishing Company，2002.

8. Watson J. Philosophy and Science of Caring [M]. New revised edition. Boulder，CO USA：University Press of Colorado，2008.

9. Watson J. Postmodern Nursing and Beyond [M]. New edition. Boulder，Colorado USA：Watson Caring Science Institute，2011.

10. Watson J. Human Caring Science [M]. Boston：Jones & Bartlett，2012.

11. Sitzman K，Watson J. Caring Science：Mindful Practice of Jean Watson Theory of Caring [M]. NY：Springer，2013.

12. Watson J. Caring knowledge and informed moral passion [J]. Advances in Nursing Science，1990，13（1）：15-24.

13. Watson J. The theory of human caring：retrospective and prospective [J]. Nursing science quarterly，1997，10（1）：49-52.

14. Watson J. Intentionality and caring-healing consciousness：A practice of transpersonal nursing [J]. Holistic nursing practice，2002，16（4）：12-19.

15. Watson J，Smith M C. Caring science and the science of unitary human beings：a trans-theoretical discourse for nursing knowledge development [J]. Journal of advanced nursing，2002，37（5）：452-461.

16. Watson J. Love and caring：Ethics of face and hand-An invitation to return to the heart and soul of nursing and our deep humanity [J]. Nursing administration quarterly，2003，27（3）：197-202.

17. Watson J. Caring theory as an ethical guide to administrative and clinical practices [J]. Nursing Administration Quarterly，2006，30（1）：48-55.

【思考题】

1. 请问你如何理解"关怀是护理的本质与核心"？

2. Watson 理论的十大临床关怀程序，你对哪一个程序印象最深？为什么？

阅读笔记

3．通过学习本章理论，评价一下自己在关怀方面有什么优势，有什么做得好的地方？今后怎样更好的关怀他人？关怀自己？

（刘义兰）

阅读笔记

第五章　帕特里夏·本纳的进阶学说

【关键术语】

德莱弗斯技能获得模式（Dreyfus skill acquisition model）

新手（novice）

进阶新手（advanced beginner）

胜任者（competent）

精通者（proficient）

专家（expert）

帮助性角色（helping role）

教导功能（teaching-coaching function）

诊断与监测病情变化（diagnostic and monitoring function）

有效处理各种突发的变化状况（effective management of rapidly changing situation）

管理与监测治疗干预与方案（administering and monitoring therapeutic interventions and regimens）

监测与确保健康照顾的质量（monitoring and ensuring the quality of health care practices）

组织协调与角色胜任（organizational and work-role competencies）

随着工作经历和专业经验逐渐丰富，护士的理论性知识和实践性知识不断积累，护理能力也逐渐提高。帕特里夏·本纳（Patricia Benner）结合德莱弗斯技巧获得模式，提出临床护士的护理专业知识与技能的发展过程，即新手、进阶新手、胜任者、精通者、专家五个阶段。

一、理论家简介

阅读笔记

帕特里夏·本纳（Patricia Benner）1942 年出生于美国弗吉尼亚州的汉普顿（Hampton）。高中毕业后进入帕萨丁那城市学院（Pasadena City College）修读护理学专业课程，获得护理副学士（Associate degree），1964 年在帕萨丁那学院获护理学学士学位。1970 年在美国加州大学旧金山分校（University of California，San Francisco）获得内外科护理领域的护理学硕士学位。

1982 年在美国加州大学柏克莱分校（University of California，Berkeley）获护理哲学博士学位，进行压力与应对和健康照顾研究。

Benner 大学毕业后从事临床护理工作，曾任堪萨斯城总医院（the Kansas City General Hospital）冠心病监护病房的护士长和斯坦福大学医疗中心（the Stanford University Hospital and Medical Center）重症监护病房护士。博士毕业后，在美国加州大学旧金山分校护理学院从事护理教学与研究工作，负责该校生理学系（Department of Physiology）的内外科护理学教学，并负责实现行业间共识、评估和评价的方法（Achieving Methods of Intra-professional Consensus，Assessment and Evaluation Project，AMICAE Project）项目研究。目前是美国加州大学旧金山分校护理学院生理系教授，卡内基国际和平基金会（Carnegie Endowment for International Peace）的全国护理教育教学进展（Advancement of Teaching National Nursing Education Study）研究项目主任，参与神学、工程、法律、医学专业研究的卡内基准备（Carnegie Preparation for the Professions studies of Clergy，Engineering，Law and Medicine）项目研究。

1982 年在美国护理杂志（America Journal of Nursing）发表了从新手到专家的学术论文。1984 年、1988 年分别出版著作《From Novice to Expert：Excellence and Power in Clinical Nursing Practice》和《The Primacy of Caring，Stress and Coping in Health and Illness》。1995 年获加州大学旧金山分校护理学院第 15 届 Helen Nahm 研究奖。2000 年出版著作《From Novice to Expert：Excellence and Power in Clinical Nursing Practice》第 2 版，此书被翻译成五种语言，用于护士培训及护理专业发展的理论指导。2009 年至 2011 年分别出版著作《Educating Nurses：A Call for Radical Transformation》《Expertise in Nursing Practice：Caring，Clinical Judgment and Ethics》《Nursing Pathways for Patient Safety》《Clinical Wisdom and Interventions in Critical Care：A Thinking-In-Action Approach》。

二、学说的来源

Benner 结合诠释现象学和德莱弗斯技巧获得模式提出了进阶学说。

（一）诠释现象学

Benner 博士的研究思想受法国莫里斯梅洛庞蒂（Maurice Merleau-Ponty）和德国马丁·海德格尔（Martin Heidergger）两位现象诠释学哲学家的思想影响。从诠释现象学（interpretive phenomenology）的观念来看，认识"现象"的特殊含义就是意识种种经验的存在"本质"，是一种绕过抽象理论的假定来获取事物本质的方法。经验（experience）指人们在与客观事物直接接触的过程中通过感觉器官获得的客观事物的现象与外部联系的认识。依据这一观念，Benner 博士指出在护理临床实践中的经验学习观念。认为护理临床实践是经验及理论知识在临床实践情境中迁移与运用的过程。此迁移包括知识、技能、能力的学习，也包括情感、态度、行为方式的学习。学习迁移是认知结构在新条件下的重新建构。护士在一种情境中获得的技能、知识或态度对另一种情境中技能、知识的获得或态度产生影响。通过迁移，各种经验得以沟通，经验结构得以整合。护士需调整原有的经验或对新旧经验加以概括，形成一种能包容新旧经验的更高一级的认知结构，才能适应临床情境的变化。护理实践过程主要是护理经验的生成、转化、表达与运用过程。在护理实践中，护士把学到的显性知识运用于各种不同的实际情境中，结合个人的实际体验，创造出新的隐性知识，成为新生知识的起点。护理知识经过转化、传授和创造，形成动态螺旋上升，逐渐提高专业能力。

（二）德莱弗斯技巧获得模式

美国数学家与系统分析师 Stuart Dreyfus 和美国哲学家 Hubert Dreyfus 于 1980 年提出的德莱弗斯技巧获得模式（Dreyfus skill acquisition model），认为新学员在学习技能的过程中经历新手、高级新手、合格、熟练和专家五个阶段。从新手到专家的发展过程中，也是学习者从被动

阅读笔记

接受信息、按步骤执行发展到应对变化、利用策略解决问题的成熟过程,在此过程中建构了知识,积累了经验,学习能力也不断增加。

研究历史

—————————— 进阶学说是怎样提出的? ——————————

Benner 认为护理专业是一门应用型学科,为患者提供个性化的最优化的照顾,不仅需要理论性知识(theoretical knowledge),还需要实践性知识(practical knowledge)。随着工作经历和专业经验逐渐丰富,护士的知识形态由浅层次、显性(程序性知识)逐渐向深层次、隐性(反思性知识、策略性知识、情感性知识)发展,实践性知识不断积累,护理能力也逐渐提高。Benner 在两所私人医院、两所社区教学医院、一所大学医疗中心和一所市立教学医院,分别对 51 名富有经验的来自不同临床科室的护士、11 名刚毕业的护士和 5 名高年级护理学生进行访谈和临床观察,深入探究与分析临床护士的实际工作经验和护理技能的熟练程度,结合德莱弗斯技巧获得模式(Dreyfus skill acquisition model)于 1982 年提出临床护士从新手到专家的进阶学说。

(来源:Benner P. From novice to expert: Excellence and power in clinical nursingpractice. Menlo Park,CA: Addison-Wesley, 1984: 1-16.)

三、学说的基本内容

Benner 的进阶学说主要概念阐述如下:

1. 新手(novice) 新手没有工作经验,缺乏判断力,不能根据病情变化调整护理方案。需给予具体指导,告知所面临情境的特点以及操作的注意事项。

2. 进阶新手(Advanced beginner) 进阶新手往往指刚毕业的护士,能担任最基本的临床护理工作,认识患者病情的各个方面特点。依据知识与经验分析思考问题,识别异常情况。由于知识与经验不足,不能充分认识事情的重要程度,为了确保患者的安全,需要较年长护士给予指导与帮助,培养识别轻重缓急地处理临床问题的能力。

3. 胜任者(competent) Benner 博士认为在相同或相似临床环境中工作 2、3 年的护士为胜任者。能仔细思考与分析问题,依据情况的重要性、急迫性处理问题。能安排具体的护理工作,并对干预措施有信心。需进一步提高临床判断力与组织协调能力。

4. 精通者(proficient) 精通者能估计可能发生什么情况,具有临床问题分析、判断与决策能力。认识现存问题的特征及重要方面,根据所发生的情况调整工作方案,评价预期结果。需进一步提高处理各种复杂、紧急或突发状况能力。

5. 专家(expert) 专家经验丰富,具有很强的临床判断与决策力和组织协调能力。应对各种情况变化,处理突发状况。若出现新的情况或预期结果没有实现时,会进一步分析情况、探讨原因、调整方案。

四、学说的应用

Benner 博士 1982 年指出护士胜任力是在各种变化的临床环境中,护士处理各种临床问题或各类突发或急性临床事件、正确有效地完成护理任务、取得满意结果的能力。每一能级的护士都在帮助患者、诊断和监测护理问题、教导患者及下级护士、管理和监测治疗护理效果等方面表现其能力。

1. 帮助性角色(helping role) 帮助性角色是指建立治疗性人际关系,尊重与保护患者在面对痛苦和极端崩溃时的人格尊严,最大限度地鼓励患者参与康复与治疗过程,提供舒适照顾;与患者及家属沟通,提供情感和信息支持;依据患者的心理情感与成长发展特点给予帮助;组织协调并建立治疗护理团队等。

2. 教导功能(teaching-coaching function)　教导功能是指评估患者的学习成熟度,向患者解释病情及进程变化、帮助患者理解疾病对身体的影响;理解患者对疾病的看法,帮助患者调整生活方式以促进疾病康复。

3. 诊断与监测病情变化(diagnostic and monitoring function)　诊断与监测病情变化是指识别重要的病情变化,发现先兆警示征象并及时处理,预见可能出现的问题;考虑患者的需求,评估患者治疗效果和潜在的健康问题等。

4. 有效处理各种突发的变化状况(effective management of rapidly changing situation)　有效处理各种突发的变化状况是指以娴熟技术参与危及生命的抢救,迅速抓住关键问题,紧急情况下迅速匹配需求与资源,确定并处理患者的危急状况等。

5. 管理与监测治疗干预与方案(administering and monitoring therapeutic interventions and regimens)　管理与监测治疗干预与方案是指降低风险与减少并发症,如:准确安全给药如监测药理作用、观察患者反应、治疗效果以及药理毒性和不相容性等;降低患者因活动受限导致的后果;训练患者最大限度的活动与康复、预防并发症等;建立伤口护理原则以促进愈合、减轻疼痛等。

6. 监测与确保健康照顾的质量(monitoring and ensuring the quality of health care practices)　监测与确保健康照顾的质量是指建立反馈系统以确保安全的医疗与护理服务,评估治疗与护理的效果。

7. 组织协调与角色胜任(organizational and work-role competencies)　组织协调与角色胜任是指协调与满足患者多种需求,关心与尊重患者;设定优先满足的次序,建立与保持治疗团队合作以提供最佳的照顾服务。应对护士紧缺制定应急计划、避免过度倒班或超时工作;保持团队间的社会支持、保持良好的护理工作态度。

依据Benner的进阶学说,我国各层次护士能力标准制定如下:

1. N0 新手护士　掌握各项护理规章制度、工作职责与程序;掌握各项基础护理技术操作,照顾病情轻且稳定的患者;须在责任护士指导下完成临床护理工作。

2. N1 进阶新手护士　掌握相关专科的理论知识、护理技术;掌握急危重症患者的抢救配合及护理;胜任本病房临床工作,独立对患者进行入院评估、护理干预、健康教育、出院指导。

3. N2 胜任期护士　熟练掌握专科护理理论与技能、危重症患者抢救知识与技能。综合运用知识为重症或病情较复杂的患者提供护理服务;具备指导低年资护士工作并监督护理质量的素质和能力,承担临床护理教学工作。

4. N3 精通期护士　具有全面的专科理论知识,掌握专科的新技术;有丰富的护理临床实践经验,能迅速准确分析处理病情变化;指导下级护士处理工作中遇到的疑难问题;具备教学、管理及科研能力。

5. N4 专家护士　具有丰富的专业理论知识,在专科或专病领域具有较高业务水平和专长;运用革新的方法对患者进行切实有效的护理;指导临床护士开展相关工作,对专科护理提出改进建议。

每一能级护士经过相应的教育或培训获得相应的资格认证或通过相应能级考核后,才能认可其具备相应的护理能力,开展相应能级的护理工作。处于胜任期、精通期或专家的临床护士指导者有着丰富的工作经验,起着角色榜样作用。他们将实践经验经过语言、图标等表达转化成可传授的知识,通过护理技术操作演示、注意事项讲解、临床突发事件分析与处理经验等方式传授给新手和进阶新手;也可将各种护理经验与理论整合,总结成系统的知识,撰写成论

阅读笔记

文、专著、教材、实习方案等指导新手和进阶新手；帮助他们理解各种现象，解决现实中的各种问题，使他们不仅学习护理专业知识和操作技能而且学习应对各种突发情况的思维方式与处理方法。

在护士继续教育方面，进阶学说体现了系统性专业能力培养。新入职护士注重在上级护士指导下完成基本工作、熟悉临床业务、掌握基本护理操作技能的培训。进阶新手护士参与重症患者护理，学习危重症护理的知识与技能。胜任期护士加强突发事件或意外事件处理的培训，如各种急救或突发事件处理、临床问题的分析与讨论。精通期护士加强科研和管理能力培养。鼓励专家护士参与学术交流和经验分享。

进阶学说指导护理管理者合理管理和分配护理人力资源，推行能级进阶分层管理模式。按照护士的不同能级进行定岗、定责、定级、定薪的分层管理模式，更科学、合理地利用护理人力资源。N3 护士具有扎实专业知识，在处理各种护理问题能力和护患关系方面也有丰富经验，主要负责危及和重症患者的所有护理工作，及时发现和处理病情变化，提高救治率和降低病死率，同时 N3 护士指导 N2 护士的工作。N2 护士具有发现问题和解决问题的能力，能独立地开展临床工作。在 N2 护士的指导与帮助下，N1 护士完成具体的护理工作。这样充分发挥了不同能力水平护士的潜能，使护士有更多的时间与患者接触，及早发现病情变化，提供预见性护理，促进护士发挥潜能提供优质护理服务。研究表明不同的能级的护士在临床问题管理及突发或紧急事件处理等方面的能力、人际沟通、组织协调、教育与研究等方面均显差异。能级进阶分层管理模式的实施，能满足不同患者、不同疾病及病情的需要，确保护理质量与安全。不仅能提升整体的护理质量，还能鼓励护理人员的不断晋级，促进护士个人专业能力发展。

Benner 博士指出能级体系实为一个连续体，不能将各级护士的能力截然分开。护士能力的提升是一个不间断的螺旋式的上升过程，促进护士的临床护理能力培养，促使他们早日进入精通和专家的阶段。

最新研究成果

基于 Benner 理论的护理人员分层培训研究

依据进阶学说研究者结合医院临床情况，将全院护士按工作年限及职称分为 5 个级别（即 N0～N4）进行系统化护士分层培训。N0 级护士进行护士职业素养、服务理念、医院规章制度以及临床护理基本知识技能等培训；N1 级护士进行临床护理技能、专科护理理论与技能、健康评估、健康教育等培训；N2 级护士继续加强专科护理知识与技能、进行重症护理培训并组织其进行科内小讲课和最新的医疗护理动态的讨论；N3 级护士进一步加强专科护理知识与技能、进行危重患者护理的培训，参与护理质量管理，培养其科研及教学能力，鼓励其继续进修和参加护理学术交流；N4 级护士进行疑难病例护理会诊，组织急危重症抢救，开展新业务新技术培训、要求其承担临床教学、护士培训工作，参加国内外专科护理研讨会，使其成为护理管理、护理科研及护理教学方面的学科带头人。制定各层级的培训目标、培训重点内容、考核方法等，由高一层级护士担任下一层级护士的培训。结果显示，分层培训前后护士院内培训参加率、考核合格率、中级职称晋升考试合格率、住院患者满意度显著提高。表明不同能级护士的分层培训有利于护理人员专业化发展。

（来源：张红，郑翠红，范颖，等.基于 Benner 理论的护理人员分层培训研究.护理学杂志，2015，30（14）：9-11.）

五、学说的分析与评判

1. 清晰性（Clarity）　进阶学说清楚阐述了各能级护士的特点，对每个基本概念都有清楚的描述，且各个概念间的相关性也有明确阐述。

2. 简单性（Simplicity）　依据德莱弗斯技巧获得模式的技能分级，进阶学说指出临床护士的护理专业知识与技能的发展过程，即从新手、进阶新手、胜任者、精通者到专家这五个阶段，随着临床经验逐渐丰富，护士的护理能力也逐渐提高，描述易理解。

3. 普遍性（Generality）　进阶学说被翻译成多国语言，应用于不同文化的临床实践，适用于各种健康卫生场所。

4. 可达到性（可及性）（Accessibility）　进阶学说指出每一能级的护士在帮助患者、诊断和监测护理问题、教导患者及下级护士、管理和监测治疗护理效果等 7 个方面均有不同的表现。进阶学说是通过现象学质性研究发展的，诠释了临床护理实践，是一种理论假设的形成，而不是理论假设的测量。但是也应用了德莱弗斯技巧获得模式的客观技能分级，这种哲学观念间混淆也受到其他学者的质疑。

5. 重要性（Importance）　通过访谈和临床观察，Benner 深入分析护士的临床经验与技能熟练程度。进阶学说对架构临床护理实践方案、明确护士的能级、进行护士分层管理与继续教育培训等方面有着非常重要的指导作用。护士通过实践经验、继续教育和动机激励机制从新手发展成专家。

六、学说的应用实例

某心内科病区共 36 张床位，日间有 8 名护士当班。以进阶学说为依据，从护理能力的 7 个方面以及专科护理特点制定护士的能力标准，将护士分层框架分为 N0、N1、N2、N3 和 N4 五个层次。特别强调护士在心力衰竭护理、心律失常监测与处理以及健康教育方面的能力在各层级中的体现，形成了心内科护士五层级能力标准。

将病区分为前后两组，分别各有 4 名护士（N0～N3 护士各 1 名）负责 18 张床位。N3 护士全面负责本组的护理质量管理，指导 N2 护士的工作，需要时给予具体的帮助，重点负责病情危重患者。N2 护士具有基本的护理操作技能，独立地开展工作，并具有发现问题和解决问题的能力，负责病情较重的患者。N1 护士负责病情稳定的患者，在 N2 护士的指导和帮助下完成护理工作，如有需要咨询 N2 护士。N0 护士 1 名协助 N1 护士完成护理工作。

护士的分层管理充分发挥了不同能力水平护士的潜能，分组负责落实到人，使护士有更多的时间在患者身边，及时发现病情变化，提高危重患者的救治率。同时护士分阶段有重点地对患者进行健康教育，N3 护士采用演示、图片、影像、经验分享会等多种形式宣教，提高健康教育的效果，也弥补低年资护士健康教育的不足。

七、主要著作和文献

1. Benner P. Issues in competency-based testing. Nurse Outlook，1982，30（5）：303-309.

2. Benner P. From novice to expert. Am J Nurs，1982，82（3）：402-407.

3. Benner P，Wrubel J. Skilled clinical knowledge：The value of perceptual awareness. Part 1. J Nurs Admin，1982a，12（5）：11-14.

4. Benner P，Wrubel J. Skilled clinical knowledge：The value of perceptualawareness. Part 2. J Nurs Admin，1982b，12（6）：28-33.

5. Benner P. From novice to expert：Excellence and power in clinical nursingpractice. Menlo Park，CA：Addison-Wesley，1984.

阅读笔记

6. Benner P，Tanner C. Clinical judgement: how expert nurses use intuition. Am J Nurs，1987，1: 23-31.

7. Benner P，Wrubel J. The Primacy of Caring，Stress and Coping in Health and Illness. Menlo Park: Addison-Wesley，1988.

8. Benner P，Tanner C，Chesla C. From beginner to expert: Gaining a differentiated clinical world in critical care nursing. Advances in Nursing Science，1992，14: 13-28.

9. Benner P，Tanner C，Chesla C. Expertise in Nursing Practice: Caring，Clinical Judgment，and Ethics. New York: Springer Publishing，1996.

10. Benner P. From Novice to Expert: Promoting Excellence and Power in Clinical Nursing Practic（2nd Ed.）. Menlo Park: Addison-Wesley，2000.

11. Benner P. From novice to expert: Excellence and power in clinical nursing practice，commemorative edition. New Jersey: Prentice Hall，2001.

12. Benner P，Sutphen M，Leonard V，Day L. Educating Nurses: A call for radical transformation. Carnegie Foundation & Jossey-Bass，2009.

13. Benner，P.，Tanner，C.，& Chesla，C. Expertise in Nursing Practice: Caring，Clinical Judgment and Ethics. 2nd Ed. New York: Springer，2009.

14. Benner，P.，Malloch，K.，Sheets，V. Nursing Pathways for Patient Safety. Pennsylvania: Elsevier International Press，2010.

15. Benner P.，Hooper-Kyriakides P.，Stannard D. Clinical Wisdom and Interventions in Critical Care: A Thinking-In-Action Approach. 2nd Ed. Philadelphia: Saunders，2011.

【思考题】

1. 进阶学说应用了德莱弗斯技巧获得模式的客观技能分级，也结合了诠释现象学的观点即关注在临床实践情景中知识、情感与态度的转移与运用。如何理解不同哲学观念对该学说的影响？

2. 从新手到专家不同能级均有不同的能力要求，在护理实践中是否会存在能级交错现象？为什么？

3. 进阶学说对确保安全护理服务有何作用？

（袁浩斌）

阅读笔记

第三篇

护理模式

第六章　多萝西·约翰逊的行为系统模式

06章

【关键术语】

行为系统模式（behavioral system model）

行为系统（behavioral system）

子系统（subsystem）

从属子系统（affiliative subsystem）

进取子系统（aggressive subsystem）

依赖子系统（dependency subsystem）

摄取子系统（ingestive subsystem）

排泄子系统（eliminative subsystem）

性子系统（sexual subsystem）

成就子系统（achievement subsystem）

功能需求（functional requirements）

结构要素（structural elements）

动机或目标（drive or goal）

定向（set）

选择（choices）

行为（behavior）

作为最早的护理理论家之一，Dorothy E. Johnson（多萝西·约翰逊）从 20 世纪 50 年代末就开始发展其行为系统模式理论。在寻求护理人员应具备哪些知识的过程中，Johnson 以一般系统理论为主要理论来源，最终构建了行为系统模式的理论。在该理论中，Johnson 将人视为由 7 个子系统构成的行为系统，将个体的健康归功于整个行为系统的平衡、稳定和高效运行，而护理则是在系统失衡或需要达到更高层次的平衡时提供帮助的主要力量。Johnson 的理论使护理从对患者的健康和疾病的关注转到对患者全部行为的关注，从而将医疗和护理的职责区

阅读笔记

别开来,为护理成为一个独立的学科做出了贡献。

一、理论家简介

Johnson 于 1919 年 8 月 21 日出生于美国佐治亚州的沙文纳市(Savannah)。1938 年她获得了阿姆斯特朗专科学院(Armstrong Junior College)的文科准学士学位,并于 1942 年毕业于田纳西州纳什维尔市(Nashville)的范得比尔特大学(Vanderbilt University),获得了护理学学士学位。1943—1944 年她曾在查塔姆－沙文纳市健康委员会(Chatham-Savannah Health Council)担任护士,之后就读于哈佛大学并于 1948 年获得哈佛大学公共卫生学硕士学位。Johnson 的护理教师生涯始于范得比尔特大学护理学院,担任儿科护理学的助理教授。1949 年,Johnson 接受了加利福尼亚大学洛杉矶分校护理学院院长的邀请到该学院任教。直到 1978 年退休,Johnson 先后担任了儿科护理学的助理教授、副教授和教授。在 1965—1967 年间担任加州护士协会主席。退休后,她搬到美国佛罗里达州南部的基拉戈岛(Key Largo),此后又到了新士麦那海滩(New Smyrna Beach),作为一个贝壳收藏者继续她对"系统"的研究。1999 年 2 月 Johnson 逝世,享年 80 岁。

Johnson 一生中曾受到许多奖励,包括 1942 年获得范得比尔特大学的奠基人奖章(Founders Medal),1975 年获得由加州大学洛杉矶分校毕业生评选的教师奖,1977 年获得加州护士协会颁发的露露•哈森普拉格(Lulu Hassenplug)杰出贡献奖,以及 1981 年范得比尔特大学护理学院颁发的护理杰出贡献奖。1997 年,Johnson 成为美国护理研究院荣誉院士。终其一生,Johnson 共出版了 4 部著作,发表了 30 多篇文章及数不清的记录、报告和专题论文。

Johnson 理论的萌芽体现在 1959 年发表的文章《护理的哲学》(A Philosophy of Nursing)以及 1961 年发表的《护理照护的意义》(The Significance of Nursing Care)中。然而,直到 1980 年为 Riehl 和 Roy 的著作《护理实践的概念模式》(Conceptual Models for Nursing Practice)写作部分章节时她才完整地提出"行为系统模式"(Behavioral System Model)的理论。在这本书出版之前,仅有的有关该概念模式的资料是 Johnson 1968 年在范得比尔特大学(Vanderbilt University)写的 1 篇文章和 1978 年她在"第二届护理教育者年会"上的发言。然而,行为系统模式引起越来越多护士的关注是 1974 年 Grubbs 和 1976 年 Auger 分别发表解释行为系统模式的文章后,可见其理论相对比较抽象。行为系统模式正式提出后,Johnson 继续致力于讨论和研究该模式,分别在 1990 年和 1992 年出版了书中的一个章节《护理行为系统模式》(The Behavioral System Model for Nursing)和《行为系统模式起源》(The Origins of Behavioral System Model),但没有对其理论进行大的修改。这些出版物明确地表明了她的护理理念,即护理对于卫生保健有其特殊的、完全不同于医疗的独特贡献。Johnson 的理论深受南丁格尔的影响,而她的理论又深深影响到其后的诸多护理理论家和学者。

研究历史

Johnson 行为系统理论的萌芽

早在 1959 年 Johnson 就关注什么是护理?护士在护理照护中应该具有哪些知识基础?她认为护理照护不是依赖于医疗照护,护理目标也不仅是使患者从疾病中恢复;护理的本质,即护理的中心使命应该是"护理照护(nursing care)",但这个概念并没有被很好地定义也没有很好的理论架构做支撑。因此,1961 年她发表了《护理照护的意义》(The significance of nursing care),提出在内部或外部刺激下,人们倍感压力,这些刺激

阅读笔记

扰乱了人们的平衡,使人产生紧张情绪,出现了失衡状态,而护理照护的独特的贡献则能使患者达到或维持在一个平衡的状态。同时她指出,为了让患者恢复到平衡状态,护理照护所做的工作,一是要减少产生压力的刺激,二是维持人体自然发展过程。这些思想初步给出了行为系统模式的概貌。

来源:

1. Johnson DE. A philosophy of nursing. Nursing Outlook, 1959, 7(4): 198-200.

2. Johnson DE. The significance of nursing care. American Journal of Nursing, 1961, 61(11): 63-66.

二、模式的来源

(一)早期的护理理论与护理教学实践

Johnson 的理论来源可以追溯到南丁格尔"护理的目标是帮助个体预防疾病或从疾病或伤害中恢复"的理念,护理的科学性和艺术性使护理更应关注人,而不是疾病。特别是在其理论发展之初,南丁格尔的两个理念深深地影响了 Johnson:护理应关注人的基本需求以及人与环境的关系。Johnson 曾说过她在 20 世纪 40 年代初从事护理教学时,就已经开始发展自己的理论模式了。在她发展护理本科课程的时候使她能够思考这样一些问题:护理课程应该包含哪些知识内容、这些知识的目的和作用是什么以及护理直接的和理想的目标是什么等。也正是在寻求这些问题的答案的过程中,Johnson 发展了自己的行为系统模式。

(二)一般系统论

Johnson 理论的主要来源是 Bertalanffy 的一般系统论(general systems theory)。她的理论的假设与一般系统论是一致的,而关键词的定义也与其假设保持一致。例如:Johnson 理论中有关系统的功能、子系统的相互依赖、子系统内的平衡、行为的规则与稳定性、能量、界限、失衡等概念都可以在一般系统论中找到相应的定义。Johnson 的行为系统模式中也运用了系统论的基本原则,如整体和有序、稳定、重组、层次间的相互作用等。

(三)行为科学理论

Johnson 还借鉴了一些行为科学家,如心理学、社会学和人类学的成果来发展她的理论。特别需要指出的是美国社会学家 Parsons Talcott 在研究社会系统时发展的结构功能法,在 Johnson 早期发展行为系统模式的过程中产生了重要的影响。例如,Johnson 提出护理就是把人作为一个行为系统来看待的观点,和 Parsons 将社会看成是一个由目标、定向、选择和行为各要素组成的结构系统是一致的。

(四)生物学理论及其他理论和专业实践

Johnson 还指出她的子系统理论有生物学方面的理论的支持。她认为,人是一个行为系统的概念与人是一个生物系统的概念相似,人可以分为一系列生物子系统,如心血管、骨骼、内分泌、消化系统等,行为系统也可分为不同的子系统;生物系统可根据解剖结构而区分,行为系统也可以抽象结构而分解。此外,她的理论来源还包括来自哲学、发展理论和她本人多年的儿科专业背景。

三、模式的基本内容

(一)理论的基本假说

Johnson 将行为系统模式的假说分为外显假设和内隐假设。

1. 外显假设

(1)行为是一系列生理、生物和社会因素的集合;

阅读笔记

（2）在任何一个时刻的个体的行为都是这些因素长期累积的结果和那个时间点上各因素的总和；

（3）当规律性和稳定性被破坏时，人的整体性就受到了威胁，相应的功能也不能充分发挥；

（4）人是一个由重复性的、有规律的、可预测的和有目的的行为组成的系统，总是努力达到平衡；

（5）平衡和稳定是分若干层次的，层次在不同时期其水平也不同；

（6）平衡对于个体保持完好和高效的功能是必需的（最少的能量消耗、最大的满意度和最长的存活期）；

（7）行为子系统内或者系统作为一个整体必须保持平衡，个体才能很好地适应环境；

（8）行为子系统结构或功能的变化与未满足的需求、功能需求的缺乏或者环境条件改变有关。

2. 内隐假设

（1）人作为一个整体可以还原成多个小的组成部分来进行研究；

（2）人作为一个系统是由多个部分（例如，子系统）组合而成；

（3）所有的行为都可以通过感觉的数据进行观测。

（二）行为系统模式

Johnson 的行为系统模式（behavioral system model）强调了两个主要成分：患者和护理。Johnson 认为患者是由 7 个相互联系的行为子系统组成的整体，只有行为系统达到平衡和稳定，人才能维持健康状态。行为系统的失衡状态导致其需要护理的干预。识别系统中的问题原因并给予合适的处理就会导致行为系统平衡的维持和恢复。护理应被看成是外部调节力量（external regulatory force）旨在恢复行为系统的平衡。

1. 行为系统（behavioral system） Johnson 认为一个完整的个体就是一个行为系统，该行为系统是由所有型态的、重复的、有目的的、具有每个人生活特征的行为方式组成。这个行为方式形成一个有组织的、完整的功能单位，其功能是调节人与环境之间的互动，并在人与其环境中的客观事物、事件和情景之间建立联系。通常，人们可以描述和解释这个行为。人作为一个行为系统通过调整和适应尽力去达到稳定和平衡以保持个体完好和高效的功能。这个系统经常是足够灵活来适应所受到的影响。

人的行为系统由 7 个子系统（subsystem）组成。每个子系统都有其各自特定的结构、功能、目标和定向，而各子系统之间又是开放的，彼此相互关联的。一个子系统的变化会影响其他子系统，只有各子系统整体协调运作，才能维持整个行为系统的完整和系统的良好运行。这些子系统包括：

（1）从属子系统（affiliative subsystem）：从属子系统是首先发展起来的子系统，始于婴儿，最初隶属于某个重要的照顾者，直至贯穿整个生命过程并与其他个体建立隶属关系的行为，导致了社会包容、亲密感以及强烈的社会联系的形成和维护，这些行为为个体生存提供安全感。该子系统很可能是最具决定性的子系统，因为它形成了所有社会组织的基础。

（2）依赖子系统（dependency subsystem）：依赖子系统的功能是一种促进救助行为，这种行为需要他人对养育需求做出反应，如获得赞同、关注、认可和物质援助。从发展上看，最佳的情况是社会中的个体从完全依赖别人逐渐过渡到更多地依靠自己，一定程度的相互依赖是社会团体的生存所必不可少的。

（3）摄取子系统（ingestive subsystem）：摄取子系统和消化的生物系统相似，但结合了何时、为何、怎样、多少和在什么情况摄入食物的行为，这些行为受社会和心理因素，以及个体对食物和液体的生物需求的支配，其功能是食欲的满足。需要指出的是，摄取子系统和排泄子系统不应被看作行为系统的输入和输出机制。所有的子系统都有本子系统明确的输入和输出机制。

阅读笔记

（4）排泄子系统（eliminative subsystem）：排泄子系统确实难以和生物排泄系统相区分，但它主要结合了排泄废物的行为模式，强调了何时、怎样、为何和在什么情况下个体排泄废物，这个行为模式比纯生物排泄行为更重要。

（5）性子系统（sexual subsystem）：性子系统包括与生殖和性满足双重功能，包含但不限于谈情说爱和性交。这个反应系统起源于性别角色认同的发展，并包括更广泛的性角色行为。

（6）进取子系统（aggressive subsystem）：进取子系统是一个常用的防御机制，其功能是保护和维护自己免受真实的或想象中威胁的伤害，从而获得自我保护并且尊重和保护他人及其财产。

（7）成就子系统（achievement subsystem）：成就子系统试图去掌控环境，它通过控制或掌握自我或环境的某个方面从而达到一些优秀的标准。成就子系统包括智能、身体、创造力、技巧、社交和照顾（子女、配偶和家庭）的技能领域。

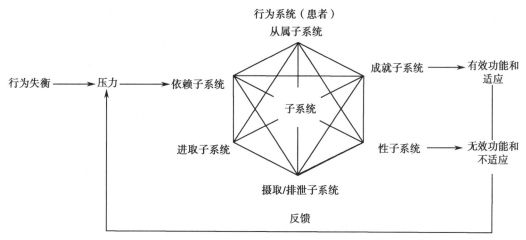

图6-1　约翰逊行为系统模式示意图

Johnson 同时还指出这7个子系统并不一定涵盖了人的全部，因为一旦研究发现了新的子系统或表明最初的系统结构、功能或行为模式有变化，那么行为系统的构成肯定会改变。

学术争鸣

行为系统模式到底有几个子系统？

Johnson 认为，人的行为系统由7个子系统（subsystem）组成（图6-1）。恢复子系统（restorative subsystem）是 Grubbs 于1974年提出的，该子系统负责调节休息和活动之间的平衡。1976年 Auger 发表解释行为系统模式的文章时，根据使用该系统的临床专家和学者的建议将 Johnson 的行为子系统由7个增加为8个，即增加了恢复子系统。但 Johnson 本人在1980年完整地提出"行为系统模式"（Behavioral System Model）时并没有采纳8个子系统的建议，仍使用7个子系统。有些学者，例如 Derdiarian（1990）和 Poster（1997）等在以行为系统模式为理论框架的研究中依照8个子系统开展研究。目前多数解释行为系统模式的文章都采用人的行为系统由7个子系统组成的说法。

来源：

1. Grubbs J. An interpretation of the Johnson behavioral system model//JP Riehl & C Roy（Eds.）Conceptual models for nursing practice. New York: Appleton-Century-Crofts，1974: 160-197.

2. Auger, JA. Behavioral systems and nursing. Englewood Cliffs, NJ: Prentice-Hall, 1976.

3. Johnson DE. The behavioral system model for nursing//Riehl JP & Roy C（Eds.）Conceptual models for nursing practice. 2nd Ed. New York: Appleton-Century-Crofts, 1980: 207-216.

4. Derdiarian AK. The relationship among the subsystems of Johnson's behavioral system model. Image: J Nurs Scholarship, 1990, 22（4）: 219-225.

5. Poster EC, Dee V, Randell BP. The Johnson behavioral systems model as a framework for patient outcome evaluation. J Am Psychiat Nurs Ass, 1997, 3（3）: 73-80.

2. 行为系统的功能需求 功能需求（functional requirements）是指个人通过自身的努力或外界的帮助才能满足的需求。Johnson 认为，各子系统在不断成长、发展和保持运行，只有这些需求得到满足，才能帮助各子系统实现各自功能。每个子系统都有相同的功能需求。功能需求包含 3 个因素，分别是：

（1）保护（protection）：保护的需求是指保护系统免受其不能应付的恶性刺激的影响。

（2）养育（nurturance）：养育的需求是指可以通过来自环境的适当输入（例如，食物、友谊和照护）而获得。

（3）刺激（stimulation）：刺激的需求是指通过经历、事件、行为等给予一定的刺激以促进成长和避免停滞。

这 7 个子系统能否实现其功能，依赖于这 3 个功能需求因素的满足程度。任何一个功能需求因素的缺失，都会直接降低该子系统功能的有效性并影响到整个行为系统。如果个体不能提供足够的保护、养育和刺激来完成子系统的功能，这些功能需求因素就必须通过其他个体或机构来提供。

3. 行为系统的结构要素 结构要素（structural components）是指每个行为子系统共有的结构组成因素，包括 4 个维度，即动机或目标、定向、选择和行为。

（1）动机或目标（drive or goal）：动机或目标是指行为的动力。动机，即刺激行为发生的因素；目标，即所追求的目的。这个部分是最有意义的组成成分。各个子系统的动机或目标，对所有的人大致相同，但是在那些需要驱动实现的特殊事物和事件中，或将价值观放于目标实现中时，或者驱动强度不同时，就会有多种多样的情况出现。子系统的动机或目标不能直接观察，但可从行为或行动中推断出来。

（2）定向（set）：定向是指个体为了完成各个子系统的功能，采取某种特定的，而不是其他的行为方式的倾向性。通过生理成熟、经验获取、后天学习等因素，个体会逐渐发展并使用一种在特定环境下的习惯性的行为方式。这个要素不能直接观察得到，但可以从行为或动作中观察到。

（3）选择（choices）：选择是指个体为了达到某个目标或完好的子系统的功能，个体拥有的全部行为套路。个体总会选择一种经过自我判断认为是最好的行为方式，很少会使用所有的行为套路。但是，在特定的条件下该偏爱的行为方式不起作用时，个体必须还有其他行为方式可选。Johnson 指出，人们可以不断地接受新的选择并修正原有选择，而且个体适应性越强，其行为套路的范围就越广。这个因素不能直接观察得到，但可以从个体的行为中推断出来。

（4）行为：行为（behavior）是指在某种情境下，个体采取的实际的、有组织的一套行为反应、反应趋向和行为系统。通过生理成熟、经验获取、后天学习等因素，个体的行为会随着时间的推移得到发展和修正。Johnson 认为，个体的行为或被鼓动、或被抑制、或被定形、或被持续、

阅读笔记

或被终结受到复杂的生理、生物、心理以及社会因素的影响。行为是唯一可以直接观察到的结构要素。

（三）对护理学科元范式中核心概念的诠释

1. 人　Johnson 认为人（human being）是生物 - 心理 - 社会的存在体，是一个由 7 个子系统构成的动态行为系统。Johnson 强调，行为系统对人来说必不可少，当外界的强力或低阻力影响了行为系统的平衡，那么个体的完整性也受到威胁。因此，人在试图重新建立平衡时可能需要消耗一些额外的能量，这将导致个体缺乏能量支持生物过程和康复。

2. 环境　在 Johnson 的理论中，环境（environment）包括了所有不是个体行为系统部分的因素，这些因素影响了系统，有些因素是护士可以控制用来实现患者健康目标的。环境包括内环境和外环境。内环境包括生物、心理和发展因素；而外环境包括社会文化、家庭、自然因素。个体和环境相互联系并互动。通过调节和适应，行为系统对环境因素做出反应从而维持平衡。过多过强的环境因素会扰乱行为系统的平衡并威胁到个体的稳定性。Johnson 指出，只要系统的内外环境能维持有序性和可预测性，系统的功能需求能够被满足，子系统之间的关系维持和谐，那么子系统和整个系统就能够自我维持和永久存在。如果这些条件不能完全满足，系统故障就会通过部分行为的无序、反复无常和功能紊乱而表现出来。疾病和其他内外部环境的突然改变是系统功能障碍的最主要因素。

3. 健康　Johnson 认为，健康（health）是行为系统的平衡和稳定，受到生物的、心理的和社会因素的影响。对于卫生专业人员来说，健康就是一个期望值，他们对人而不是对疾病更感兴趣。健康反映了行为系统的子系统的组织性、互动性、互相依赖性和整合性。个体试图在这个系统达到平衡，从而导致一个功能性的行为。子系统结构和功能需求缺乏平衡会导致健康状况不佳。

4. 护理　Johnson 将护理（nursing）定义为：当患者的生理或社会健康遭受威胁或发现疾病时，采取行动来保持其行为系统的最佳组织性和完整性的外部调节力量。这个"外部调节力量"包括 3 个方面：实施外部监管或控制机制；改变结构组成；满足功能要求。护理的目标（goal of nursing）就是"恢复、保持或达到人的行为系统平衡和动态稳定，使个体达到尽可能理想的水平"。Johnson 还明确地将护理与医疗区分开，她指出护理将患者看成是一个行为系统，而医疗将患者看成是一个生物系统。Johnson 始终认为，护理和医疗及其他的卫生保健专业是相互补充的作用，同时也是对大众健康和完好有着独特贡献的卫生保健力量。

（四）行为系统模式和护理程序

Johnson 没有明确地提出护理程序（nursing process）的步骤，但她提到护理作为行为系统的外部调节力量，护士应分析个体行为系统的运转状况并采取相应的措施。因此，行为系统模式的护理程序就是护理诊断和处理过程（nursing diagnostic and treatment process），也就是实践方法学（practice methodology）。在运用其行为系统模式实施护理时，应遵循以下步骤：①确定问题的存在；②问题的诊断性分类；③护理问题的管理；④行为系统平衡性与稳定性的评价。这与护理程序的步骤（即评估、诊断、干预和评价）是非常相近的。

1. 评估　在评估阶段应该尽可能准确地描绘患者此时此刻的状态，需要使用不同的信息来源，例如来自患者及其家属的信息，从其他医务人员以及从表格得到的信息等。包括两个层次的评估：初始阶段，全面考查患者的行为以及重要变量有助于护士决定患者是否存在护理问题；如果确实存在问题，则启动二级评估。在二级评估阶段，护士密切分析患者不稳定的子系统并决定哪些变量是可以进行干预的。

（1）一级评估（first-level assessment）：一级评估的目的是决定患者实际的或感受到的威胁，以及患者适应威胁的能力。使用 Johnson 模式进行护理评估应系统地收集每个变量和每个子系统的相关资料，包括患者的基本信息，例如年龄、性别等；病史（病理变量），例如目前的疾病，

阅读笔记

既往史等；健康 - 疾病反应，例如对疾病或住院的反应，遵医行为等；心理状态（心理变量），例如认知状态和感知水平等；家族史（家族因素），例如家庭结构，家庭成员的健康状况等；文化因素，例如语言或沟通模式等；社会史（社会因素），包括教育背景，经济状况等；环境史（生态因素），例如居住环境，威胁健康或发展的因素等；发展史，例如与年龄相关的功能水平等。通过一级评估，护士将知道患者是否存在或预测到不稳定。当这个不稳定与疾病相关联，行为不稳定就成为一个护理问题。

（2）二级评估（second-level assessment）：当护士发现患者确实存在或预测到不稳定，就需要启动一个更深入的二级评估。除了精确地找到问题外，护士还需要收集那些可能对干预阶段有用的信息，包括可观察到的行为（行动），例如语言或非语言的行为；行为的功能（外显的和内隐的），例如该行为预期的或非预期的后果是什么；定向（预备的），例如个体在该情景下关注什么；定向（保持的），例如个体通常的或偏好的行为是什么；选择，包括个体是否使用或知道该情境下的可选择的行为；驱动（方向或力量），例如行为发生的频率，有什么因素阻碍或促进期望的实际行为；必要的支撑，例如培育、保护或刺激实际或期望的行为的来源是什么；变量，例如该变量是否引起或影响行为，是否能被干预；调节或控制机制，包括生理、社会、文化或心理机制的运行等。通过分析收集到的资料，将呈现出一个综合的事实帮助护士决定护理诊断。

2. 诊断　即确定系统和子系统功能或结构上存在的问题及其起源和性质。但 Johnson 本人并没有明确说明如何进行诊断。她的学生 Grubbs 依据行为系统模式理论，将护理诊断分为 4 类：

（1）不足（insufficiency）：不足指单个子系统没有起作用或没有发挥全部功能的状态。例如一个孤儿的从属子系统功能存在不足。

（2）不一致（discrepancy）：不一致指单个子系统的行为没有达到预期的功能性目标。这个不一致经常发生在子系统的行为和目标之间。例如一个孤儿被养父母收养，但养父母经常虐待该孤儿，即发生了从属子系统功能不一致。

（3）不相容（incompatibility）：不相容指在相同情况下，两个或两个以上的子系统的目标或行为互相冲突，以致对个体造成损害。例如一个尿失禁的患者为了减少排尿从而严格控制自己的饮水量，即发生了摄取子系统和排泄子系统功能的不相容。

（4）优势（dominance）：优势指个体偏好运用某一子系统的行为而不管情境如何及是否会损害到其他子系统。例如一个工作狂整天忘记吃饭饮水等，这时成就子系统功能占据优势。

护理诊断的陈述确定了护理问题，诊断分类，同时还需要确定这个问题是功能性的还是结构性的。每个患者都处于一种压力状态，分为结构性压力和功能性压力。结构性压力是发生于子系统内而功能性压力常常来自于环境。一个标准的护理诊断范例如下：母爱剥夺，从属子系统不足，功能性。

3. 干预　一个人生病是由于行为系统受到疾病的威胁，他的内在需求超过了他的自身调节能力，从而导致行为失衡。因此，护理干预的总目标就是建立患者行为的规范性从而达到每个子系统的目标。当达到这种状态时，就能观察到经济合理使用的能量、有效的行为、社会交往以及伴随的某种程度个人满足感。对于每个患者来说，更为具体的目标必须基于护理诊断来建立。目标设定后，干预的方法和预期的行为结果也就确立了。可采取的护理干预措施包括：

（1）暂时施加外部调整和控制机制：例如通过允许或制止的方式对行为加以限制；制止无效的行为反应；加强恰当的行为等。

（2）以符合预期的方式修复受损的结构单元：例如通过改变态度重新定向目标；指导患者或提供咨询改变其行为倾向；教给患者新的技能以增加其选择的范围等。

（3）满足子系统的功能需求：例如保护患者不被有害影响压倒；供给合适的必需物质和充足的营养；提供适当的刺激以促进成长，预防迟滞。

在确定护理措施时，Johnson 强调了患者参与的重要性，要求护士必须与患者就干预方案进行协商。因此，护士要与患者建立协议，帮助患者理解护理诊断和所推荐的干预措施的意义。如果患者拒绝该护理诊断及措施，护士应继续和患者协商直到达成一致。

4. 评价　护理干预的结果就是行为系统的平衡。在评价目标是否实现时，护士需要将执行护理措施后的患者的行为与行为系统平衡和稳定的标准相比较，从而确定系统是否回复平衡和稳定的状态。

四、模式的应用

Johnson 认为，行为系统模式对护理实践、管理、教育和科研都有明确的指导作用，因为该模式的目标就是维持和恢复患者的平衡以帮助其达到一个更理想的功能水平，这个目标也受到护理界的推崇，因此这个模式被护理界所接受。从 20 世纪 70 年代开始，Johnson 行为系统模式开始应用于护理实践。该模式对护理学科的一些重要现象起到了确认、描述和分类的作用，因此在临床护理、护理教育、护理管理以及护理研究等方面都得到了一定的应用。

（一）在护理实践中的应用

许多护理人员在实践中应用了 Johnson 的行为系统模式。早在 1974 年 Grubbs 就以该模式的 7 个子系统为基础设计了一个评估工具和护理程序单，通过使用这些表格，护士能发现促使患者完成其健康目标的其他行为选择。同年，Holaday 在护理慢性病患儿时使用该模式发展了一种评估工具，可以使护士客观地描述患儿的行为并指导护理工作。

最典型的例子是洛杉矶加利福尼亚大学神经精神医院的精神科护士使用该模式作为实践的基础。Auger 和 Dee 等人运用行为系统模式为精神病患者设计了一个患者分类工具（Patient Classification Instrument，PCI）。根据子系统的行为对精神病患者分级，形成能反映无效行为本质以及行为与环境的关系的护理诊断，从而给予相应的护理干预。系统行为评估表（behavioral system assessment）是 Dee 等人在 1998 年对 PCI 的扩展，根据患者各子系统功能状态以及行为系统整体的平衡和稳定状态，综合考虑其生物生理、心理、发展、家庭、社会文化和环境因素，对患者疾病的严重程度进行综合的行为分类评定。

此外，还有学者运用行为系统模式制定用于测评并发症预防、患者结果预测等的一些评估工具。例如，护理照护患者指征评估表（patient indicators of nursing care instrument）是 Majesk 等人在 1978 年发展的，该评估表是为了记录患者在医疗机构发生的护理并发症的发生率，从而预防护理并发症并测量照护的质量。患者结果预测工具（predicted patient outcome instrument）是 Poster 等人在 1997 年发展的，该工具通过记录患者的社会人口学资料、行为的灵敏度分级、短期及长期目标、护理干预、预期的结果等，记录患者的医疗资料。质量保证审查工具（quality assurance audit tool）是 Bruce 等人在 1980 年发展的用于测评晚期肾病患者水电解质平衡的护理结果。Johnson 模式和护理程序表（the Johnson model and the nursing process）是 Holaday 于 2002 年发展的指导行为系统模式实践方法学的工具，里面设计的问题就是指导护士考虑该方法的每个要素。

（二）在护理教育中的应用

行为系统模式在护理教育中多被用作护理教育项目课程设置的结构框架。Hadley 于 1970 年描述了科罗拉多大学丹佛分校（Colorado University in Denver）使用行为系统模式的情况。1986 年，Harris 报道了加利福尼亚大学洛杉矶分校（University of California in Los Angeles）护理学院将经过修订的行为系统模式应用于本科生教育。加州州立大学（California State University）、夏威夷大学（University of Hawaii）和田纳西大学（The University of Tennessee）的一些护理学院

阅读笔记

也将 Johnson 的行为系统模式作为他们的课程基础。此外,Derdiarian 于 1981 年也报道了将行为系统模式运用于癌症护理教育中的经验。Johnson 曾提出应用行为系统模式在研究生教育中培养专业护士(professional nurses)或在大专课程培养技能护士(technical nurses),但对于如何运用该模式尚未见有文章报道。另外,Johnson 认为,行为系统模式在教育中应用时,需要学生有坚实的生理和生物学以及社会和行为学科的知识基础。

(三)在护理研究中的应用

Johnson 的行为系统模式对护理研究起到了研究框架的指导作用,而这些研究也对该模式的假设进行了验证。Johnson 认为,在行为系统模式的研究背景下,所有的研究任务都应该是识别和解释由疾病所引起的行为系统的紊乱,并发展干预这些紊乱的方法和理论依据。

基于行为系统模式的与量表发展有关的研究,比较系统的是 Derdiarian 使用的两个系统评价工具,即 Derdiarian 行为系统模式自我评测量表(Derdiarian behavioral system model self-report form,DBSM)用于测量癌症患者自我报告的子系统行为变化和 Derdiarian 行为系统模式观察量表(Derdiarian behavioral system model observational form,DBSM-O)用于记录护士观察的癌症患者子系统行为变化的量表,研究结果显示使用工具能提供一个更综合更系统的方法进行评估和干预,进而增加了患者和护士对护理的满意度。此外,Lovejoy 发展的 Johnson 模式一级家庭评估工具(Johnson model first-level family assessment tool,JFFA-J)用于测量慢性病患儿家庭成员的需求;Wilmoth 女性性行为问卷(Wilmoth sexual behaviors questionnaire-female)用于测量女性自我报告的性行为情况。

除了量表发展的研究外,还有一些描述性和相关性研究也是基于 Johnson 的行为系统模式的。较系统地运用行为系统模式的研究有 Holaday 等在儿童护理领域进行的系列研究,其中包括应用成就子系统、行为系统平衡、驱动力和定向等概念,对患有慢性疾病和健康儿童的成就行为的差异进行比较;研究母亲对慢性疾病婴儿啼哭行为的反应等。另外,还有其他学者以行为系统模式为理论框架开展描述性研究,如 Small 等的视觉障碍和视力正常的学龄前儿童在自我形象和空间意识上的差异研究;以及相关性研究,如 Derdiarian 等的癌症患者进取子系统和其他子系统的关系等。这些研究为提高行为系统平衡和稳定,制定相应的干预措施打下了坚实的理论基础。

(四)在理论发展中的应用

Alligood 认为有 3 个理论的发展源于 Johnson 行为系统模式,包括行为系统理论(Theory of the Person as a Behavioral System),恢复子系统理论(Theory of Restorative Subsystem),和维持必须理论(Theory of Sustenal Imperatives)。行为系统理论是一个尚未成形的理论,Johnson 也认为可以暂时依赖于正在发展中的有关系统和系统运行的知识体系,直到行为系统作为一个整体的知识体系发展成熟再发展该理论。恢复子系统理论是 Grubbs 于 1974 年发展的一个中域理论(middle-range theory),恢复子系统的目标是通过在其他子系统中重建或补充能量进行能量重分配以缓解疲劳和(或)达到平衡,但 Johnson 本人从未采纳将恢复子系统作为第 8 个子系统的建议,仍使用 7 个子系统。维持必须理论是 Holaday 和她的同事在 1996 年基于行为系统模式发展的一个中域理论,是针对慢性病患儿的成就子系统的一个解释性理论。该理论认为患儿的功能需求,如保护、养育和刺激的需求没有得到满足,他就被归为有失衡的行为系统的风险。

目前,Johnson 行为系统模式在国外已经越来越多地被应用,主要集中在护理评估以及护理现象的解释上,应用对象也由最初的精神病患者和患儿这些行为相对简单和易于观察的人群,扩展到整体人群。在行为子系统失衡的判断标准化以及在护理教育和管理中的应用有效性检验,仍需进一步研究。国内运用该理论开展的研究较少,近年有学者将该模式应用在截瘫

阅读笔记

患者和胃肠减压等患者中，但由于我国人群的特殊文化背景和行为特征，如何在应用 Johnson 行为系统模式时将其本土化，仍是摆在护理工作者面前的一个重要课题。

五、模式的分析与评判

Johnson 行为系统模式尽管完整提出较晚（1980 年），但是 Johnson 作为护理理论发展的先行者，对护理学科的发展做出了历史性贡献。行为系统模式对护理知识做的一个实质性的贡献就是把人定义为一个行为系统，这就将护理的关注点集中在人的行为上，而不是他的健康或疾病状态；这样也将护理与医疗区别开来，有利于护理从医学的范畴里独立出来，这对于护理作为一个独立学科的持续发展有着特别重要的意义。她的工作至少启迪了两个大护理理论家的工作，Betty Neuman（贝蒂·纽曼）和 Sister Callista Roy（卡莉斯塔·罗伊修女）都是她的学生。

1. 理论既简洁又较抽象　总体来说，Johnson 理论的内容还是清晰、简洁和完整的。她把人描述成一个由 7 个子系统组成的行为系统，护理是一个外部调节力量。但她没有确切说明行为子系统、子系统的结构要素和功能需求等概念之间的相互关系，也没有清楚地说明各子系统的内涵，因此该理论在应用上存在困难。很多概念解释是由其他研究者进行补充的，这就增加了理论的复杂性。

2. 理论具有一定的逻辑性　Johnson 的行为系统模式的假设和价值观明确，并通过对行为系统运行的最终结果的说明，提供了明确的和理想的护理目标。该模式关注干预措施，并可选择出最优措施实施，这有助于对理论进行逻辑上和实践上的检验。

3. 理论推动了护理学科的发展　Johnson 理论能够指导护理实践、教育和科研，产生有关护理的新思想，并能将护理与其他卫生专业区别开来。该理论将护理从关注患者的健康和疾病转向关注患者的全部行为，从而清楚地区分了医疗和护理的不同职责。这一澄清对护理作为一个独立学科的持续发展有着非常重要的意义。

4. 理论有待发展　由于 Johnson 的行为系统模式本身关注的是个体，比较适合需要长期照护的患者，因此在运用到群体中时必须借助于其他理论模式的支持。理论的复杂性也需要应用该理论的专业护士有其他学科的理论基础，因此不利于推广。模式中值得进一步探索的问题也很多，例如该模式为护理评估提供了有效的指导，为护理诊断和护理干预提供了框架，但到底什么样的行为模式是需要护士提供照护的，仍有待于确认、定义和发展。理论著作少，限制了理论的传播，因此，Johnson 自己也认为理论的发展还需继续进行下去。

六、模式的应用实例

（一）个案介绍

患者张某，54 岁，男性，原为某工厂财务部门负责人，半年前因突发脑血栓致右侧肢体偏瘫，现病退在家，依靠轮椅活动。患者与 50 岁的、任中学教师的妻子同住。女儿 26 岁，在外地工作。

（二）护理过程

1. 护理评估和诊断　分析评估各子系统功能的有效性和效率水平：

（1）从属子系统：患者原为工厂财务部门主管，交际范围很广，但偏瘫后不久即办理病退，失去原有的主要归属团体。患者表现出极大的失落，感觉孤独。诊断为：从属子系统功能不足。

（2）进取子系统：患者家庭与周围邻居关系较好，患病后与邻居建立了连通的帮助系统，必要时可按铃请求邻居帮助。

（3）依赖子系统：患者日常生活主要由妻子照顾。妻子上班期间，患者的午饭由雇请的钟点工提供；女儿定期打电话问候父亲；社区医疗机构定期上门为患者提供体检和康复服务。

阅读笔记

（4）摄取子系统：尽管右侧肢体偏瘫，但患者拒绝由他人喂食，因此进食存在问题，需花费较长时间且常吃不饱。因存在尿失禁，患者经常刻意减少饮水量。诊断为：摄取子系统功能不足；摄取子系统和排泄子系统不相容。

（5）排泄子系统：由于活动不便，患者经常出现排泄问题（便秘，尿失禁）。诊断为：排泄子系统功能不足。

（6）性子系统：无性生活。

（7）成就子系统：患者通过康复训练，已经可以暂时站立，并开始学习用左手料理日常生活，原工作单位也表示在患者身体好转后，可返聘其任会计工作。

2．护理目标和措施

（1）恢复从属子系统功能，建立新的归属关系，增强归属感。

措施：介绍患者加入社区保健机构脑血栓病友联络团体；在患者身体情况改善后，鼓励其到保健机构接受康复服务；鼓励患者经常外出活动，结交新的朋友；鼓励患者亲属以及原单位同事多来探访。

（2）恢复摄取子系统功能，满足系统能量供应需求，解除子系统功能不相容。

措施：建议患者的妻子和雇请的钟点工为患者提供体积较大，易于用手拿取的食物；教育患者保障饮水的重要性；解决尿失禁问题。

（3）恢复排泄子系统功能。

措施：增加食物中纤维素和水果的摄入量；在保障安全情况下，鼓励和指导患者增加活动量；要求患者定时排泄；说服患者使用成人尿垫；指导患者进行膀胱功能锻炼。

3．护理结果评价　患者接受使用成人尿垫；每日饮水量增加，进食达到足够的量且不需花费太长时间；加入了新的病友联谊团体，并能为团体其他成员提供帮助，身体康复迅速，患者感觉很满意。

七、主要著作和文献

1. Johnson DE. A philosophy of nursing. Nursing Outlook，1959，7（4）：198-200.

2. Johnson DE. The significance of nursing care. American Journal of Nursing，1961，61（11）：63-66.

3. Johnson DE. One conceptual model of nursing. Paper presented at Vanderbilt University，Nashville，Tennessee，April，1968.

4. Johnson DE. Behavioral system model for nursing. Paper presented at the Second Annal Nurse Educator Conference，New York（Audiotape），1978.

5. Johnson DE. The behavioral system model for nursing//Riehl JP & Roy C（Eds）. Conceptual models for nursing practice. 2nd Ed. New York：Appleton-Century-Crofts，1980：207-216.

6. Johnson DE. The behavioral system model for nursing//Parker ME（Eds.）. Nursing theories in practice. New York：National League for Nursing，1990：23-32.

7. Johnson DE. The origins of the behavioral system model//F. Nightingale，Notes on nursing: What it is，and what it is not（Commemorative edition）. Philadelphia：J.B Lippincott，1992：23-27.

【思考题】

1．请简述在使用行为系统模式进行评估时，一级评估和二级评估的侧重点各是什么？

2．如果在你的临床工作中使用 Johnson 的行为系统理论指导实践，请描述如何使用该理论评估患者需求，优选护理干预方案和评价干预效果？

3. 请使用 Johnson 的行为系统理论发展一项针对一名 48 岁男性糖尿病患者的健康教育
计划。

（张俊娥）

第七章 伊莫詹妮·M·金的概念系统模式

【关键术语】

概念系统（conceptual system）

个人系统（personal system）

人际间系统（interpersonal system）

社会系统（social system）

互动过程（interaction process）

互变过程（transaction process）

达标理论（theory of goal attainment）

Imogene M.King（伊莫詹妮·M·金）的概念系统模式（conceptual system model）是基于一般系统理论中的"人是开放系统"这一哲理，从理论家对人与护理的独特思考与视角发展而来。King 的概念系统模式着重阐述发生在人与人之间、特别是护患之间的相互作用；侧重于分析护患双方在相互作用过程中的角色，强调了护理的宗旨是为全人类健康服务。总之，概念系统模式描述了护士与患者之间通过相互作用确立共同目标、最终可通过双方的努力实现目标的过程。

King 的概念系统模式解释了每个人作为独立的社会个体，有其基本需要，为满足自身的基本需要，必须持续提高自身能力。人的成长与发展过程，其实质就是人通过不断提高能力从而满足自身基本需要的过程。概念系统模式将人视为一个开放系统，在这一过程中，该系统始终具有开放性和动态变化的特点。

一、理论家简介

阅读笔记

Imogene M.King（伊莫詹妮·M·金）1923 年出生在美国中西部的一个小镇上，从小受到良好家庭教育的熏陶，做任何事都能首先确立目标并为之努力。King 的兴趣爱好广泛，喜爱音乐、戏曲、诗歌、游泳等，于 2007 年 12 月辞世。

（一）教育背景

1945 年 King 在圣•路易斯州的圣•约翰医院护士学校（St.John's Hospital School of Nursing）获得初级护理专业文凭，1948 年获得圣•路易斯大学（St.Louis University）护理学士学位，1957 年获得圣•路易斯大学护理学硕士学位，1961 年获纽约哥伦比亚大学教育学院教育学博士学位，1980 年被南伊利诺伊州立大学（Southern Illinois University）授予荣誉博士。

（二）工作经历

King 从事护理工作 50 多年，曾担任过多种护士角色，如办公室护士、学校护士、医院护士和家庭护士。在 1947—1958 年期间，King 担任圣•约翰医院护士学校的内外科护理临床指导老师以及校长助理。1962—1966 年，她在芝加哥洛约拉大学（Loyola University）任副教授，并在该校开设了以应用"概念系统"（conceptual system）为基础的护理硕士学位培养项目；1966—1968 年，King 担任美国国家卫生教育福利部护理分部科研基金主管助理；1968—1972 年，她担任俄亥俄州立大学（Ohio State University）护士学校校长；1972 年，King 被芝加哥洛约拉大学聘为教授，担任该大学医学中心、护理学院等护理研究项目的协调员、国防部防御咨询委员会成员等。1975—1979 年她被选举担任伊利诺伊州伍德福德县（Woodford County, Illinois）的参议员；1980 年，King 移居佛罗里达州中西部的坦帕市（Tampa），被南佛罗里达大学（University of South Florida）聘为教授直至 1990 年退休。退休后，King 仍然继续从事社区护理教育和发展理论的工作，为各种健康服务机构或组织应用其概念系统模式和达标理论制订护理计划，指导博士生和硕士生从系统结构上发展其模式，并致力于发展测量护士群体能力和患者对护理工作满意度的工具。

（三）学术成果

20 世纪 60 年代以来，护理学是一门专业的观点已逐步被社会接受，护理学需要建立自己独立的理论体系。在这种情况下，King 开始思考和寻求护理实践的范畴、护士的角色功能和护理目标的转换等学科的本质问题。King 通过其临床护理和教育实践、广泛的文献研究、各种会议和讨论、信息的分析与评价，最终形成了自己的概念框架。1964 年，King 出版了《护理理论——问题与前景》（Nursing Theory——Problems and Prospect），在该书中首次指出了其概念系统的构建基础。1971 年 King 出版了《关于护理理论：人类行为的一般概念》（Toward A Theory for Nursing：General Concepts of Human Behavior），阐述了概念系统模式的基本内容，该书获得了 1973 年美国护士杂志年度优秀著作奖；1981 年 King 出版了她的另一部代表性著作《护理理论：系统、概念及过程》（A Theory for Nursing：Systems，Concepts，Process）；在这部著作中，King 在概念系统模式的基础上构建出了达标理论。King 认为护士与患者通过相互作用建立共同的目标，继而通过双方的努力达到目标；同时着重解释了人际间系统，也就是人与人之间的相互作用机制，由此增强了其概念系统的导向和延伸概念。1986 年 King 出版了她的著作《护理课程与教学》（Curriculum and Instruction in Nursing）。1987 年，King 在对人际间系统进行解释时指出，其概念系统作为护理理论构建的基础，将会逐步完善，更好地为护理学科服务。除了这些颇具学术影响力的专著之外，King 还参编了许多专业书籍，撰写和发表了多篇专业论文。

（四）社会活动

King 是美国护士协会会员，国际护理荣誉学会的资深会员，是佛罗里达分会的一名活跃的护理专家。她曾多次主持过会议，并代表佛罗里达州护理学会参加全美护理学会活动，1996 年 King 当选为佛罗里达州护理协会的终身委员。1994 年，她当选为美国护理科学院院士（Fellow of American Academy of Nursing，FAAN）。King 是促进传播和应用其概念系统模式和达标理论的国际性护理机构基金会的核心成员。1996 年，她在美国护理学会 100 周年纪念大会上获得了杰西•斯科特奖（Jessie Scott Award）。坦帕市大学护理学院还设立了伊莫詹妮•M•金护理

阅读笔记

研究奖（the Imogene M.King Research Award）。由于 King 为护理事业作出的杰出贡献，她还被收录于美国妇女名人录和护理名人录中。

二、模式的来源

（一）一般系统论

King 通过查阅大量文献，在贝塔朗菲的"一般系统论"的指导下发展她的概念系统模式，她的理论内容与一般系统论基本一致。在她的阐述中，可以清晰地捕捉到一般系统论的概念，如开放系统、社会系统、能量、相互作用等。概念系统模式也运用了一般系统论的基本原则，如整体性、关联性、有序性、动态性、目的性等。King 本人也认为，在概念系统模式和基于此发展的达标理论中，信息传递系统、目标达成系统与决策系统均借鉴了一般系统论中的部分内容。King 认为，一般系统论是概念系统模式的理论出发点，同时也为护理学者研究护理现象、发现并解决护理问题提供了整体而又全面的理论基础。

（二）符号互动论

符号互动论源于美国实用主义哲学。符号互动论认为人的心灵、自我和社会不是分离的结构，而是一个人际符号互动的过程。人通过人际互动学到了有意义的符号，然后用这种符号发展自我和实现社会发展。

尽管 King 本人并不认为她应用了符号互动论的观点，但是，其理论中符号互动论的影响是显而易见的。King 与符号互动论的理论家对于许多概念含义的描述是有重叠的，如他们都将人描述为社会的人、是行为的发出者和反应者，通过符号进行交流、不断构建和重构自己对世界的认识。King 曾指出护患之间的互动关系就是在这种认识的构建和重构中建立起来。护士和患者对于任何情境和时间的描述都是有意义的。另外，King 对于角色和个体的阐释，也应用了符号互动论的方法。King 认为角色功能观点与社会系统的研究相关，而角色互动理论的观点是建立在将人看作组织中与他人建立一定关系时的个体，它与人际系统密切相关。由此可以判定概念系统模式中关于程序、互动和达标等核心问题的阐述，与符号互动论有许多共通性。

（三）多学科范式的影响

20 世纪 50 年代，护理学的专业语言十分缺乏，护理现象的概念发展也很有限。因此，概念系统模式还汲取了许多范式的成分，例如：生长发展的理论范式、应激适应理论的范式、心理分析理论的范式等。

研究历史

King 提出概念系统模式的心路历程

King 在 1988 年指出，她最初提出概念系统模式的目的是为护理硕士研究生学位课程寻找新内容。她解释说："1963 年我作为某护理专业委员会的成员之一，参与护理硕士研究生的课程设置。"这时，一个非常熟悉我的哲学教授在与我谈话时说："你和你周围的护士是如何定义护理行为的呢？"King 在思考并回答这个问题的时候，突然意识到，这是一个典型的哲学问题。于是，King 产生了一个想法，当对护理行为不能给予一个很明确的定义时，应该首先界定"人的行为"这一概念的内涵与外延。King 认为，这位哲学教授的问题，对促进她理论的产生与发展具有重要的提示价值。

（来源：Jacqueline Fawcet, Susan Desanto-Madeya. Contemporary Nursing Knowledge: Analysis and Evaluation of Nursing Models and Theories. F.A. Davis Company. 3rd revised edition, 2012, 11.）

阅读笔记

三、模式的基本内容

King 在发展其概念系统模式的初期就已经认识到了理论对护理专业知识体系拓展的重要指导意义,并与当时一些存在"理论偏见"的专家进行了多次辩论。King 直接指出,护理理论的存在并不违反"护理学知识来源于实践"这一观点,从实践中总结和发展护理理论进一步证实了"理论来源于实践,继而指导实践"的非凡价值。

King 在与多名护理专家的研讨过程中,产生了一系列的疑问。如:基于护士的角色和责任所能做出的护理决策有哪些?在做出护理决策时,有哪些信息是必需的?护士针对患者康复所制定的行动方案是如何得出的?护士做决策需要哪些知识和能力?基于对这些问题的浓厚兴趣,其概念系统模式的构建之路由此展开。

(一)概念系统模式的基本假设

1. 关于开放系统的假设

(1)开放系统中能量与信息的交换是以目标导向的;

(2)在开放系统中,为实现相似的目标所采取的不同途径具有等效性;

(3)一个系统至少包含五个要素:目标、结构、功能、资源和决策;

(4)系统中的资源作为输入,所采取的行动即为利用资源的过程,行为结果为输出;

(5)一旦输入转换成了输出,则整个系统发生了转变;

(6)当研究护理的整体性时,必须将人看作一个开放系统;

(7)当将护理作为系统进行研究时,该系统的目标即为健康。

2. 关于人的假设

(1)每个人都是有个性的、整体的、独立个体,在大多数情况下,个体有能力通过独立的理性思考做出决策;

(2)人具有感知能力,在与他人相互作用的过程中通过感知获得社会性;

(3)人的行为具有控制性、目的性、行动导向性和时间导向性;

(4)人通过自身的感知、理性、精神与社会属性控制自身的行为;

(5)人有学习知识、分析问题、做出决策和选择行动路径的能力;

(6)个体的欲望、需求与行动目标会有所不同;

(7)不同个体的价值观决定了其目标不同;

(8)人的价值观受文化背景影响,因此不同个体、不同家庭乃至不同社会制度的价值观均有所不同;

(9)人是一个可以理性思考的、可设定目标并为此选择行动方案的开放系统;

(10)人作为一个开放系统不断地与周围环境发生能量交换;

(11)个体通过感知外界环境获取资源;

(12)个体的内环境与外环境之间不断进行能量交换;

(13)个体通过内、外环境间的交换过程获取信息;

(14)一般来说,个体希望延续生命、趋利避害、拥有安全保障并维系日常生活所必备的能力。

3. 关于护理的假设

(1)护理的关注点是人和人的行为;

(2)人与环境相互作用后形成的健康状态应成为护理的重点;

(3)护士的角色和责任在于支持个体或群体获得、维系与保持健康。

(4)当个体在某一个时间段出现功能丧失或缺如时,护士要予以支持;

(5)护士要理解人在生理、情绪、自我实现等方面存在基本需要;

（6）护理的实施过程受社会系统制约，社会系统包括：护理系统、个体系统、个体与环境的相互作用系统、社会组织形式、社区功能等；

（7）护理的实施过程可依据接受护理的个体情况不同而有所不同；

（8）社会结构体系不同，护理的实施过程可有所不同；

（9）护理过程包含的要素有：护理判断、护理行为、沟通、评价、协调；

（10）护理行为随护理判断的变化而变化；

（11）护理行为的有效性与护理沟通有关；

（12）如果护患双方就护理目标进行沟通并能达成一致，护理行为的效果会更好；

（13）当护理情境改变时，护理判断和行为也要随之改变。

4. 关于护士与服务对象相互作用的假设

（1）护士与服务对象的感知影响互动过程；

（2）护士与服务对象两者的目标、需求和价值观均会影响互动过程；

（3）服务对象及其家庭有权利了解有关其健康状况的真实信息；

（4）卫生从业人员有责任告知服务对象相关健康信息，并协助他们做出决策；

（5）服务对象与其家庭有拒绝接受诊疗与护理的权利；

（6）卫生从业人员与服务对象的目标可能存在不一致性；

（7）卫生从业人员有责任收集与服务对象有关的健康信息，使两者的目标趋于一致；

（8）在互动过程中，护士与服务对象有能力设定共同的目标，并制定出双方均满意的目标实现途径。

（二）基本结构与核心概念

King 的概念系统中的唯一核心就是人。King 将人视为一个整体，将其定义为个体系统；以此为拓展，King 在研究人际间系统和社会系统对个体系统影响的基础上，提出了她的概念系统（conceptual system）（图 7-1）。在其概念系统中，她还关注了护理学的一个核心概念——转变；即在个体系统、人际间系统与社会系统三个系统动态互动（dynamic interacting）的过程中，都在不断地传递信息从而改变他人或世界，同时也在持续地被改变。在 King 描述的这个动态互动系统中，每一个系统都是开放的，且每一个开放系统都包含特定的概念反映出该系统的特质。

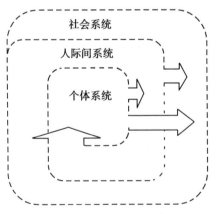

图 7-1　概念系统示意图

1. 个体系统（personal system）　King 认为，无论是健康个体、还是患病个体，都属于个体系统。个体系统具有独特性和复杂性，能够对目标进行感知、思考、评估、分析与决策活动，从而最终确定目标。与个体系统有关的概念有感知、自我、成长和发展、自我形象、时间、空间与学习等，其中感知是个体系统的主要概念。

阅读笔记

（1）感知（perception）：感知是个体将感官和记忆所获得的信息加以组织、解释和转化的过程。感知是人与环境的交换过程，它使每个人的经历具有意义，反映了一个人对其生活中的人、事物和事件的真实反应，并影响个体的行为。感知过程包括环境中的能量输入、能量转换、信息传递、信息贮存以及信息输出所产生的行为结果。感知具有两个特征：①普遍性：普遍存在于人和环境的互动过程中，包括信息的输入、转化、储存以及输出。②主观性：在某个特定的情境中每个人都会有自己独特的感知经历。每个人的感知不同与个体经历、自我概念、社会经济状况、生物遗传以及文化背景等有关。

（2）自我（self）：自我是由思想和情感组成的，是个体对自己认识的总和。自我能使个体意识到自己的存在、进一步明确自我概念，是一个人全部的主观境界，构成了个体的内心世界，以区别于由其他人或事组成的外部世界。自我是动态的、开放的，与独立个体的思想、态度、价值和行为等有关。当个体在思考、决策、评估目标和选择实现目标的途径时，可充分体现出"自我"的独特性。

（3）成长与发展（growth and development）：成长与发展是个体在细胞、分子以及行为活动等方面的持续变化，有益于帮助个体趋向成熟。成长与发展使个人潜能得以发挥，从而达到自我实现的必要过程。成长与发展具有顺序性、预见性等特点，并且存在个体差异，其表现与遗传和个人经历有关。

（4）自我形象（body image）：自我形象是个体对自己外在形象的感知，也是他人对其外在形象的反映。自我形象是人们对自身认知的结果，具有主观性、动态性的特点，随着自我概念的改变和个体成长与发展的不同阶段而发生变化。

（5）时间（time）：时间是个体经历的某一事件和另一事件之间的持续间隔，反映了事件的延续性以及对未来的影响。时间是永恒的，是生命过程中所特有的现象，并且具有个体感知性、普遍性、可测性、单向性、不可逆性和主观性等特点。

（6）空间（space）：空间是个体行为所占有的领地（territory）或称物理距离（physical area）。空间普遍存在于相互作用的个体所处的物理环境中的各个方位；空间是可测量的；与时间类似，空间也是基于个体感知存在的，具有普遍性、独特性、主观性和情境性。个体维持自身空间和谐、不受侵犯，有利于维护个体的安全感。然而，不同个体对空间的要求不同，这受个体需求状况、过去经历和文化背景等因素影响。

（7）学习（learning）：学习是个体通过感知、理性判断、评判性分析、对过去经历的回顾等一系列活动后改变自身判断、技能、角色、习惯和价值观的过程。学习过程可以被他人观察和测量，同时其学习效果可以基于日常的学习表现由个人或他人做出推断。总之，学习具有动态性、目标导向性、自律性和可反馈性等特点。

2．人际间系统（interpersonal system）　人际间系统是由两个或两个以上的个体在特定情境中互动所形成的。参与组成的个体越多，则系统越复杂。与人际间系统有关的概念有互动、沟通、互变、角色、应激等，他们都具有普遍性、情境性、动态性和主观性，受目标、感知、自我、成长与发展、自我形象、时间、空间和学习等个体系统的特性所影响。

（1）互动（interaction）：互动是人与环境、人与人之间为了达成目标而通过语言和非语言的行为方式进行感知和沟通的过程。互动能显示一个人对另一个人或事物的感知、思考和行动的反应。护患之间的互动受双方各自不同的知识背景、需要、目标和过去的经历与感知等影响。在互动过程中，当双方的目标趋于一致时，双方才可能做进一步的沟通与交流。

（2）沟通（communication）：沟通是一个人将信息直接或间接地传递给另一个人的过程，是人类互动中信息作用的结果。沟通可分为语言性沟通和非语言性沟通，具有个体差异性并随着时间而发生动态的变化，是发展和维系人际关系的媒介。沟通的途径较多，包括面对面、电话、电子媒体或文书等多种媒介，人与人、人与环境通过沟通活动取得联系。

（3）互变（transaction）：互变是为达到目标而有目的的互动过程，包括观察人类与环境相互作用的行为，以及评价人类内部的互动效果。互变是以个体感知为基础，针对一定时间内的经历和事件，具有独特性。King 将互变解释为个体进行信息编码、传递，并且通过感知或逻辑判断等完成信息处理，最终采取行动的　个连续的行为过程。

（4）角色（role）：角色是指处于一定社会地位的个体或群体，在社会系统中被期望的行为和担负的责任，是人们在现实生活中的社会位置及相应的权利、义务和行为规范。如果一个人的行为与期望的角色不一致，那么就会出现角色矛盾冲突和混乱。角色是可以学习的，具有多重性、相互性、社会性、复杂性和情境性。护士的角色就是护士在他人需要护理的情况下所发生的人际间互动，护士根据所拥有的知识与技能来进行专业护理，帮助他人确立和实现护理目标。

（5）应激（stress）：应激是个体与环境在互动过程中维持成长与发展动态平衡的过程。应激包括人与环境之间为了调节和控制应激源所进行的能量与信息的交换。应激具有个体差异性和不同的强度。应激可以是有益的，促进成长的；也可以是破坏性的，损害健康的。

3. 社会系统（social system）　社会系统由社会中有着相同利害关系的群体组织组成，用以维持生命健康和日常活动，包括家庭、社区、社团、政府部门、工作机构等。King 在 1992 年发表的文章中建议护士在评估服务对象的社会系统时，要注意评估个体的成长与发展背景、社会文化状况等多种要素。社会系统包含的概念有组织、权威、权力、地位和决策等。

（1）组织（organization）：组织是根据既定的角色和地位，利用所有条件，以达到个体或组织的目标而组成的一个机构。组织应能委派个体以一定的职位从而安排小组活动；能明确角色、职位以及活动的具体功能；明确目标和达到目标所必需的条件。

（2）权威（authority）：权威是一个人用其背景、感知和价值观去影响他人，并使他人认识、接受、顺从该人的力量。权威可以通过下达命令、指导和对行动负责等行为体现，具有普遍性和合法性。

（3）权力（power）：权力是在组织中为达到目标而利用各种条件的能力，是独立个体或更多的人在一定情境下影响他人的过程，是组织和维护社会秩序的力量。权力具有普遍性、动态性、目标性，可以在互动中或决策中体现。

（4）地位（status）：地位是个体在组织中的位置，或在某一组织中一个小组与其他小组之间的关系。地位与利益、责任和义务同时存在，与职位有关，具有情境性、可逆性。

（5）决策（decision making）：决策是个体或小组为达到目标而对各种可能方案进行选择的一个动态的、系统的过程。决策对调整每个人的生活和工作都是必需的，具有普遍性、主观性、情境性、目标性和个体差异性。

四、模式的应用

King 通过将其他学科的知识与护理专业知识的有机融合，发展了其概念系统模式，该模式在护理实践领域中最重要的贡献是发展了众多新理论并应用于护理实践。King 本人在其 2001 年出版的著作中着重指出，理论家发展出的概念框架与模式不可以直接应用于护理实践，护士需要从理论中获取所需知识并用于指导实践。因此，学者们根据 King 的概念系统模式发展出众多理论用于指导护理实践，包括达标理论（Theory of Goal Attainment）（King，1981）；护理管理理论（King，1989）；社会支持与健康理论（Frey，1989）；权力结构理论（Sieloff，1991）；感性认识理论（Brooks & Thomas，1997）；个体系统移情理论（Alligood & May，2000）等，其中最著名的理论为由 King 本人发展的达标理论。

达标理论主要源于概念系统模式中的人际间系统，重点阐述了发生在人与人之间，特别是护士和患者之间的相互作用。

阅读笔记

（一）达标理论的基本假设

1. King 于 1981 年提出的假设

（1）在护患互动中，如果相互感知准确，就会促进互变；

（2）如果护患之间存在相互转变，就能促进目标实现；

（3）如果目标实现，护患双方就会产生满意；

（4）如果目标实现，护理照护就是有效的；

（5）如果护患互动中有所转变，就会促进双方的成长与发展；

（6）如果护士与患者的角色期望和角色行为相一致，就会增进互变；

（7）如果护士与患者中有角色冲突，护患互动中就会出现应激；

（8）如果护士具备专业知识和技能，能适当地与患者沟通，就会促进共同制订目标和实现目标；

（9）个体对自我的认识将有助于建立有效的护患关系；

（10）对护患相互作用空间和时间的准确感知可促进互变。

2. King 于 1990 年提出的假设

（1）共同目标的建立将提高完成日常生活活动的能力；

（2）护患双方共同建立目标可促进目标的实现；

（3）参与目标建立的患者，其目标的实现优于未参与目标建立的患者；

（4）共同目标的建立将提高老年患者的信心；

（5）在护患相互作用过程中感知一致可促进共同目标的建立；

（6）目标实现可降低护理情境中的应激与焦虑；

（7）角色期望和角色相一致可增进护患互动中的交流。

（二）达标理论的基本内容

King 认为不同的个体从相互认识开始，在互动过程中，每个人对彼此会做出一定的判断并做出如何行动的决策；根据双方对当时情境的反映，通过共同商讨后制定目标，最终实现相互转变。护士与患者两个原本陌生的人在同一个保健组织内互动，在这个过程中可体现出帮助者与被帮助者的角色功能。与该理论有关的主要概念有：感知、沟通、自我、互动、互变、角色、成长与发展、决策、时间和空间、应激等。护患互动 - 互变过程见图 7-2。

分析护患互动 - 互变过程（interaction-transaction process）可以看出，护士和患者双方都要通过感知、判断、行动、反应、互动等过程，最后才能达到真正的相互转变。在护理过程中，护士和患者分别进行感知、判断和行动，然后相互做出反应，产生互动，若双方能达到感知的统一并能消除阻碍因素，就会促进相互转变；如果在互变的过程中，出现周而复始的判断、感

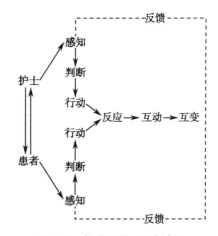

图 7-2　护患互动 - 互变过程

知，同样也能增进互变的效果。护士的个体系统和患者的个体系统在人际间系统中互动，而他们的人际间系统还受周围的社会系统所影响。

（三）达标过程

为了便于护士在实际工作中更好地应用达标理论，King 对达标过程做出了进一步的解释，包括以下四个阶段：

1. 确定共同目标　护士与患者通过互动确定共同的护理目标，且双方意见达成一致；如

阅读笔记

患者的意识、年龄等不允许其主动做出决定，则护士要与患者的直接照顾者或监护人共同制定目标；制定目标时，护士必须充分了解患者的关注点、当前问题、症状与体征、护患双方对护理干预的认知及期望程度等内容；在这一过程中，要求护士向患者及其家属分享必要的护理信息。

2. 找到实现目标的途径　护患双方通过评估目标达成的可能性，最终形成实现目标的护理方案，要求双方意见须一致。

3. 达成互变　护士与患者共同实施双方均认可的护理方案，在互动过程中达成互变。

4. 实现目标　护士与患者双方共同完成互动 - 互变过程，其结果体现在患者健康状态的恢复、自身能力和功能的提升等方面。

（四）达标理论和护理程序

King 认为护理程序是一种工作方法，其达标理论则提供了应用护理程序的理论基础。达标理论的所有概念在护理程序中均得到了应用。但是在整个过程中，具有感知、互动、互变意义的沟通对达标最为重要，体现在每个阶段中。与护理程序的过程相一致，King 的护理程序也分为评估、诊断、计划、执行和评价 5 个步骤。护士与患者通过相互沟通收集资料，在分析资料的基础上共同确立诊断，制定目标，寻求达到目标的措施并付诸行动，最后评价目标是否实现。

1. 评估　评估是护理程序的第一步，发生在护患互动的过程中。

在评估阶段，护士需要收集患者的一般资料和健康史，包括年龄、性别、教育背景、成长与发展水平、社会文化背景、环境因素、生活饮食习惯、自我认识、角色、沟通能力、应激事件、应对技巧等。护士还需要收集患者目前的健康状况（包括诊断和治疗）、用药情况、社会资源及利用状况，包括家庭成员对患者健康的关心程度和照顾能力等。

在评估过程中，护士通过观察、交谈、体格检查、阅读文献等收集健康资料，达标理论中的所有概念均可用于评估阶段。感知是收集资料的基础，影响护士感知的因素有护士的社会经济、文化背景、年龄、工作经历、对患者的诊断等；影响患者感知的因素有患者的年龄、感官、功能、性别、受教育程度、社会背景、自我认识、既往病史、用药史、饮食史、对健康的态度、对监控保健系统的了解等。沟通则是证实感知准确性所必需的行为，没有沟通就没有相互作用。

2. 诊断　在收集资料的基础上通过分析资料，确立患者寻求帮助解决的健康问题，得出护理诊断。这是护患分享彼此评估的结果，体现了在具体情境中护士综合运用自然科学和行为科学的能力。由于应激与功能紊乱密切相关，因此应激是这一过程的重要概念。

3. 计划　计划就是在综合分析信息的基础上，针对患者的健康问题，护患彼此交换信息，共同制订护理目标，设计促进达到目标的护理计划或活动，属于互变过程的一部分。在计划过程中，患者有权参与决策；当患者不能参与目标制订时，应鼓励其家庭成员参与，护士与家庭成员这时需要加强沟通。

4. 执行　为了实现共同制定的目标，落实双方的决策，护士和患者之间相互作用，执行各项措施以期达到目标，这就是执行阶段，也属于互变。King 强调互动过程中的沟通并非仅限于语言性沟通，主张患者主动参与实现目标的行动。在这一阶段，应用以目标为导向的护理记录单（the goal-oriented nursing record, GONR）详细记录护理过程中的互动、互变情况。GONR 包括以下要点：基础资料（data base）、目标一览表（goal list）、护嘱（nursing orders）、动态表格（flow sheets）、护理进展记录（progress notes）、出院小结（discharge summary）。护理记录单提供了一个动态记录护理过程的工具，在使用护理记录单的过程中，患者在护理过程中出现的护理问题以及护理目标的改变均能随时在护理记录单中得以体现。在整个过程中，King 强调护士需要随时评价患者的感知变化从而使双方的护理目标趋于一致。

5. 评价　King 设计了达标量表（goal attainment scale）用以描述护理结果，评价目标是否实现，同时也评价了护理的有效性。若达到目标，则结束护理程序；若目标未达到，则需进一步分析没有达到目标的原因。护理程序的任何一个环节受到影响，都有可能导致目标无法达到。

（五）对护理学元范式核心概念的阐释

King 对护理学元范式中的四个核心概念：人、健康、环境和护理均做出了清晰的阐述，她认为人是护理的核心，护理的重点是促进人与其周围环境的互动，发挥其社会角色功能并使人获得健康。

1. 人　King 认为人具有社会性，在各种状态中具有感知、控制、判断的能力，并具有目的性、方向性和时间性；人有能力通过语言和其他符号记载历史并保护文化；人是与环境相互作用的开放系统；人是一个独立而具有实际价值的整体；人具有不同的需求和目标。

基于对"人"的定义，King 对护患互动的这一现象特别指出：护患的感知、目标、需要和价值会影响他们的互动过程；护士有责任提供相关保健知识信息，以帮助每个人做出有关其保健的决定，个人有权接受或拒绝健康保健的服务。

King 进一步指出人具有 3 种健康需要：①获得保健知识的需要；②预防疾病时寻求照顾的需要；③不能自我护理时的被照护需要。

2. 健康　健康被认为是生命过程中的一种动态状态，意味着持续地应对内外环境中的应激源，有效地利用各种资源以获得最大限度的日常生活潜能；是卫生保健人员、患者及其他相关人员之间相互作用的结果。疾病是健康状态的偏差，包括个人在生理或心理上发生的失衡，或是社会关系上的冲突。理论家在 1989 年指出健康与疾病之间是线性关系，两者之间存在动态变化过程。

3. 环境　环境是个体与其周围互相作用而达到相互协调、维持健康的场所，是不断变化着的开放系统，包含内环境和外环境。内环境指个体内的细胞、器官、思维方式等或系统内部的组成情况。外环境包括所有影响到个体的外在因素，如空气、饮食、经济状况、职业特点等或直接与系统进行交换的能量和信息。对护理工作而言，环境是护理的基础，开放系统产生于系统与周围环境、个体与环境的相互作用的过程中。

4. 护理　护理是护士与患者在护理情境中分享感知信息后而进行的行动、反应和互动的过程；King 认为护理学是一门帮助性的专业，护士与服务对象通过沟通、制订目标、寻求对策以共同达到目标，是可以观察到的行为。护理的目的是帮助服务对象、群体乃至社会维持健康，以使其在社会中实现角色功能。护理的范围包括促进、维持和恢复健康，照顾患者、伤者及濒死者。

在实施护理措施的过程中，King 认为有五个概念可以诠释她对护理干预过程的认识，即感知、行动、反应、互动与互变过程。

（1）感知：感知（perception）过程发生于互动与互变过程的起始，护士与服务对象（患者、家庭或群体）的认识之初（概念略，见上文）。通过双方的感知对自己及对方的想法与价值观进行初步判断和评估，从而制定出双方基本认同的初步目标。

（2）行动：King 认为行动（action）包括一系列的行为反应，是人与人之间相互作用的行为结果，包括：①确认当前条件；②依据现有条件行动；③实施护理干预以期达到既定目标。

（3）反应：King 认为在互动 - 互变过程中，双方都在观察对方在采取行动过程中和其后的反应（reaction），通过评估不断修正目标以采取下一阶段的行动。

（4）互动与互变过程：King 认为感知 - 行动 - 反应是一个连续的护理过程，在这个过程中护士与服务对象的相互作用，彼此都会受到对方的影响，护理能力均有所提升，这一过程被 King 定义为互动 - 互变过程（interaction and transaction process）。

（六）达标理论的应用

King 的概念系统模式及达标理论自创立以来，被广泛应用于临床护理、护理教育、护理研究和社区护理中。通过实际应用，提升了护理服务质量，理论也得到了进一步发展和完善。

1. 在临床护理和社区护理中的应用　在过去的几十年里，众多护理人员一直在探讨在不同机构和不同人群中应用达标理论的体会,如在医院、疗养院、社区和家庭等机构以及用于精神障碍疾病患者、患病儿童、心脏疾病患者等的体会。通过评估患者的感知、沟通、互动、自我、角色和生长发展等,确认是否存在需要帮助的问题,共同决策,制订针对问题的目标和计划,通过护士与患者或家属共同执行计划,帮助患者恢复健康。

在临床护理实践的应用中,也肯定了以 King 的达标理论为框架设计的、以目标为导向的护理记录单和达标量表对于护理工作的指导作用。以目标为导向的护理记录单可以帮助护理人员收集资料、识别问题、实施护理,促进了共同目标的实现;而达标量表则有助于描述护理的结果,评价目标是否实现,还可以测量、评价护理的有效性。临床实践证明,应用达标理论,约有 70% 以上的患者达到了目标。

在社区护理方面,1984 年 King 就在北卡罗来纳州召开的第八届社区护理研讨会上,报告了她的概念系统和达标理论在社区护理中的应用,此后不断有护士发表这方面的论文。社区护理的对象包括不同社会系统中的各种人群,社区护士应有针对性地应用动态互动过程模式,注重人际间系统,为个人系统提供护理服务。

2. 在护理教育中的应用　自 20 世纪 60 年代初开始,King 将其达标理论应用于俄亥俄州州立大学、休斯敦大学及芝加哥洛约拉大学等护理学的课程设置中,在课堂上着重讲授达标理论中的基本概念,对概念的进一步理解则通过临床实际应用。在护理的学位课程(学士和硕士)中,King 利用达标理论指导内、外科护理实践。King 在其 20 世纪 80 年代出版的《护理课程与教学》的专著中指出,其课程的内涵不是一成不变的,而是随着对理论研究的深入不断发展的,这说明达标理论对于 21 世纪的护理教育仍有十分重要的指导意义。

3. 在护理管理中的应用　King 的达标理论在应用于护理管理领域时,其主要关注点在于护士与患者之间有目的的互动与相互影响,最终使双方目标趋于一致并得以实现。在这一过程中,护理管理者要善用激励方法,帮助护士找准自身定位、提高自身能力(包括理论知识水平、业务技能与执业能力)、加深对护理学科的理解,从而有效地提升护理质量。

最新研究进展

以达标理论为基础发展护理团队力测评工具

众多护理学者指出,护理组织缺乏团队力,鉴于这种情况,美国学者 Sieloff 基于达标理论开发了护理团队力测评工具。King 在理论分析中明确说明了护理团队如希望达成既定目标,那么团队力是不能缺少的。King 将团队力定义为组织达成目标的能力。基于 King 的达标理论,Sieloff 开发了护理团队力测评工具,包括护理领导者能力、沟通能力、控制环境的效力、达成目标的能力、在组织中的位置、团队力感知、组织资源以及角色共计 8 个维度。该量表的信度、效度均为 0.92,研究者认为该量表可以用于了解不同组织团队力的情况,也适用于评价同一组织团队力的提升或下降。

(来源: Christina L.S. & Karen D. Factor validation of an instrument measuring group power. Journal of Nursing Measurement, 2008, 16(2): 113-123.)

4. 在护理科研中的应用　为了检验达标理论,King 积极开展描述性研究,并将研究的重点确定在护患达到目标的相互作用过程。King 以医院内自愿参加该项研究的患者和护理专业毕业实习生作为研究对象,根据设计,在开始研究前对学生进行非参与式观察技巧的培训,然后采集语言和非语言沟通行为等原始资料,用非参与性观察方法,收集医院病室里护患作用的信息。测试学生与患者之间的多种互动、互变形式,最后评价患者和学生的共同目标是否达到。结果表明患者和学生彼此有正确的感知、充分的沟通、共同确定的目标时就能促进

阅读笔记

达标。通过这项研究，King 设计出一个分类系统，用于帮助护士判断其行为是否有利于目标实现。

学科前沿

应用达标理论开展护理科研指南

该指南用于指导基于 King 的理论开展的护理科研，制定者包括拜尔斯（Byers 1985）、法切特（Fawcett 2001）和 King 本人（1968，1971，1981，1989）。应用 King 的理论开展护理科研的目的是研究护患共同目标的制定过程与为促进目标实现的护理干预过程。

上述学者们指出以下领域适用于以 King 的理论作为理论基础：

1. 研究互变过程与健康等护理现象；

2. 在护理领域中通过互动 - 互变过程最终实现护理目标的相关研究；

3. 探讨影响护理行为的一系列变量的相关研究，例如患者对护理的感知等；

4. 探讨预测护理行为的一系列变量的相关研究；

5. 护理行为有效性的相关研究，例如患者的行为改变等。

King 的达标理论中的相关概念相继被美国、日本、瑞典、加拿大等多个国家的护理研究者从众多方面进行了研究，内容涵盖成人护理、儿童护理、家庭护理、精神病护理、急救护理和慢性病护理等。达标理论在护理研究中得到了发展和充分利用，如通过研究，设计出以目标为导向的护理记录单（the goal-oriented nursing record，GONR），应用达标理论检验患者的满意度等。

五、模式的分析与评判

King 在开放系统结构的基础上发展了她的概念系统，人际间系统尤其是护患关系是该理论描述的重点，其特征有以下几点：

1. 理论可将概念进行关联　针对护患系统的互动，King 的概念系统将感知、自我、沟通、互动、互变、角色、成长与发展、决策、时间和空间、应激等概念有机地联系起来。King 提出的互动 - 互变过程符合护理的规律，是该理论的重要特色。

2. 理论经得起检验　King 在概念系统和达标理论中提出的假设，大多在后继的临床实践和护理研究中得到了验证。King 为了检验其概念系统所设计并进行的研究结果，也表明当护士和患者共同制订目标后，通过正确的感知、充分的沟通，就能促进达标。

3. 理论能指导并改进护理实践　King 的概念系统模式的相关内容已被广泛应用于护理教育、护理研究、临床护理和社区护理中，得到大家公认的是其理论有助于提高护患互动的效果和护理质量。她的护理记录单和达量表，为护理工作的记录和效果的评价，提供了一种系统的方法和评价的工具。

4. 理论与其他相关理论是一致的　King 的概念系统是在参考大量护理学及其相关学科的文献基础上建立和发展起来的，与其他已确定的理论、定律和原则是一致的。King 的理论观点与其他护理理论家的观点有许多相似之处，如奥兰多的观点、佩普劳的观点等。

5. 理论尚不够完善　概念系统在促进学科发展方面的作用是毋庸置疑的，但它仍然存在一些缺陷，表现在：①理论主要运用于个体系统和人际间系统，而社会系统与其理论内容的联系较少，因此在群体中运用的机制不够清晰；②对应激的讨论偏向于消极方面；③理论家对内环境和外环境的解释稍显苍白，虽然 King 本人认为她在社会系统中对内、外环境的内涵做出了一定的说明，但是事实上这两个概念的清晰性还不够；④用人文学科的概念解释护理现象较多，但对护士应具备的有关医学知识和技能却未加说明。

阅读笔记

六、模式的应用实例

1. 研究题目 King 的达标理论在临床路径应用效果方面的研究。

2. 研究设计 调查研究设计。

3. 研究目的与意义 该研究主要探讨运用 King 的概念系统与达标理论调查临床路径对医疗护理质量、患者住院费用以及患者、医护人员满意度的影响,从临床研究的角度对概念系统与达标理论进行了反向验证。

4. 研究对象 经尿道前列腺切除术(transurethral resection of prostate,TURP)患者,共计200 例;纳入标准:择期准备进行经尿道前列腺切除术的患者;排除标准:急诊行 TURP 患者或患者伴有其他合并症。参与研究的患者全部签署了书面知情同意书。

5. 研究的概念框架如图 7-3 所示。

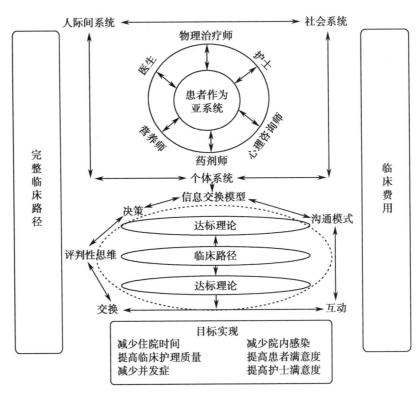

图 7-3　概念系统和达标理论的应用

6. 具体应用 该研究应用 King 的达标理论进行患者、医护人员的满意度调查。在这一过程中,沟通是医护人员团队与患者之间信任关系建立的重要纽带。King 曾经指出,沟通是人与人思想与观念之间的碰撞的相互作用过程。该研究中的临床路径团队则基于 King 对沟通与达标过程的理论分析,完成了满意度的调查。

同时,该研究应用了 King 的达标理论构建临床路径,介绍了医护人员团队与患者之间制定的共同目标,包括:减少住院日、降低医疗护理费用、提升临床护理质量、减少并发症和院内感染、增加患者与医护人员团队的满意度等。以上这些目标的确定,基于 King 在理论中所阐述的个体、人际间与社会系统三方目标的和谐统一;而这些目标实现的途径,则是基于该研究中临床路径的实施。

七、主要著作和文献

阅读笔记

1. King I M. Nursing theory: Problems and prospect. Nursing Science,1964,2: 394-403.

2. King I M. A conceptual frame of reference for nursing. Nursing Research，1968，17（1）：27-31.

3. King I M. Toward a theory for nursing: General concepts of human behavior. New York: John Wiley & Sons，1971.

4. King I M. A process for developing concepts for nursing through research//P.J.Verhonick（Ed.），Nursing research（Vol.1）. Boston: Little，Brown & Co，1975.

5. King I M. The health care system: Nursing intervention subsystem.In H.Werley，A. Zuzich，M. Zajkowski，& A.D.Zagornik（Eds.）. Health research: The systems approach. New York: Springer，1976.

6. King I M. How does the conceptual framework provide structure for the curriculum? In Curriculum Process for developing or revising a baccalaureate nursing program. New York: National League for Nursing，1978.

7. King I M. A theory for nursing: Systems，concepts，process. New York: John Wiley & Sons，1981.

8. King I M. The effect of structured and unstructured pre-operative teaching: A replication. Nursing Research，1982，31: 324-329.

9. King I M. King's of nursing//I.W.Clements & F.B.Poberts（Eds）. Family health: A theoretical approach to nursing care. New York: Wiley，1983.

10. King I M. Effectiveness of nursing care: Use of a goal oriented nursing record in end stage renal disease. American Association of Nephrology Nurses and Technicians Journal，1984，11（2）：11-17，60.

11. King I M. Curriculum and instruction in nursing. Norwalk，CT: Appleton-Century-Crofts，1986.

12. King I M. King's Theory of Goal Attainment. In P.Winstead-Fry（Ed.）. Case studies in nursing theory. New York: Wiley. National League for Nursing，1986.

13. King I M. King's theory of goal attainment. In R.R.Parse（Ed.）. Nursing science: Major paradigms，theories and critiques. Philadelphia: W.B.Saunders，1987.

14. King I M. Translating research into practice. Journal of Neuroscience Nursing，1987，19（1）：44-48.

15. King I M. Measuring health goal attainment in patients. In C.F.Waltz & O.L.Strickland（Eds.）. Measurement of nursing outcomes:（Vol.1）. New York: Springer，1988.

16. King I M. Concepts: Essential elements of theories. Nursing Science Quarterly，1988，1（1）：22-25.

17. King I M. King's general systems framework and theory. In J.P.Riehl-Sisca（Ed.）. Conceptual models for nursing practice（3 ed.）. Norwalk，CT: Appleton & Lange，1989.

18. King I M. King's systems framework for nursing administration//B.Henry，C.Arndt，M.DiVincenti，& A.Marriner-Tomey（Eds.）. Dimensions of nursing administration: theory，research，education，practice. Cambridge: Blackwell Scientific，1989.

19. King I M. Health: The goal for nursing. Nursing Science Quarterly，1990，3（3）：123-128.

20. King I M. King's conceptual framework and theory of goal attainment. In M.E.Parker（Ed.）. Nursing theories in practice. New York: National League for Nursing，1990.

21. King I M. King's theory of goal attainment. Nursing Science Quarterly，1992，5（1）：19-26.

22. King I M. Window on general systems framework and theory of goal attainment. In M.O'Toole（Ed.）. Miller Keane encyclopedia and dictionary of medicine，nursing，and allied health. Philadelphia: W.B.Saunders，1992.

23. King I M. Quality of life and goal attainment. Nursing Science Quarterly，1994，7（1）：29-32.

24. King I M. A systems framework for nursing. In M.A.Frey & C.L.Sieloff（Eds.）. Advancing King's systems framework and theory of nursing. Thousand Oaks，CA: Sage Publications，Inc，1995.

25. King I M. The theory of goal attainment in research and practice. Nursing Science Quarterly，1996，9（2）：61-66.

阅读笔记

26．King I M. King's theory of goal attainment in practice. Nursing Science Quarterly，1997，10：180-185.

27．King I M. Knowledge development for nursing：A process. In I.M.King & J.Fawcett（Eds）. The language of nursing theory and metatheory. Indianapolis: Sigma Theta Tau International Center Nursing Press，1997.

28．King I M. Reflections on the past and a vision for the future. Nursing Science Quarterly，1997，10：15-17.

29．King I M. King's theory of goal attainment：Philosophical and ethical implications. Nursing Science Quarterly，1999，12：292-296.

30．King I M. Theory of goal attainment. In M E.Parker（Ed.）. Nursing theories and nursing practice. Philadelphia: Davis，2001.

【思考题】

1．请结合护理领域的实际案例解释金的概念系统中的互动 - 互变过程。

2．请根据金的概念系统设计一份研究计划书。

3．请根据梅勒斯的护理理论评价模式对金的概念系统进行理论评价。

（范宇莹）

阅读笔记

第八章 迈拉·E·莱温的守恒模式

【关键术语】

守恒（conservation）

整体性（wholeness）

适应（adaptation）

完整性（integrity）

历史性（historicity）

独特性（specificity）

冗余性（redundancy）

有机反应（organismic response）

类护理诊断（trophicognosis）

能量守恒原则（the principle of conservation of energy）

结构完整性守恒原则（the principle of conservation of structural integrity）

个人完整性守恒原则（the principle of conservation of personal integrity）

社会完整性守恒原则（the principle of conservation of social integrity）

守恒模式（conservation model），也有台湾学者译作"保存模式"，由美国护理理论家 Myra Estrin Levine（迈拉·埃斯特林·莱温）在 20 世纪 60 年代提出。模式阐述了个体与护理如何通过适应这一过程，维护个体的整体性和完整性。模式包含 3 个核心概念：适应（adaptation）、整体性（wholeness）和守恒（conservation）。其中，适应发生在个体内在和外在环境改变时，是实现守恒的动态过程；整体性是守恒的最终目标，是 Levine 模式中健康的意义所在；守恒是适应的产物。当适应完成、守恒达到时，个体也获得整体性。守恒包括四条原则，即能量守恒（conservation of energy）、结构完整性守恒（conservation of structural integrity）、个人完整性守恒（conservation of personal integrity）和社会完整性守恒（conservation of structural integrity）。护士有责任通过各种护理活动，促进和达成上述 4 种守恒，维护人的整体性，恢复和促进个体健康。

阅读笔记

一、理论家简介

Myra E Levine 1920 年出生在美国芝加哥的一个普通家庭。由于自幼长期目睹父亲生病入院，以及自己高中因急性阑尾炎手术住院的经历，Levine 对医学产生浓厚兴趣，对护理生出一份特别的情结。Levine 初衷是做一名医生，并在芝加哥大学（University of Chicago）就读。2 年后，因失望于社会对女性、特别是犹太女性从医的歧视，她结束了大学的临床医学课程，转向芝加哥库克县护士学校（Cook County School of Nursing）就读。1944 年，Levine 在该校获得了护理毕业文凭。1949 年，她取得了芝加哥大学护理学士学位。1962 年，她获得韦恩州立大学（Wayne State University）护理硕士学位。1992 年，Levine 被洛约拉大学（Loyola University）授予名誉博士学位。

Levine 的临床经历主要来自手术室护理和肿瘤护理，并由此积累了丰富的临床经验。她在加德纳总医院（Gardiner General Hospital）做过军队非现役护士，后来成为芝加哥德雷克塞尔之家（Drexel Home）的护理主任，拜伦纪念医院（Bryan Memorial Hospital）的临床护理督导。Levine 对护理教育有着浓厚的兴趣。她担任过库克县护士学校临床护理教学主席，并在洛约拉大学、拉什大学（Rush University）、伊利诺伊大学（University of Illinois）出任护理教职，在芝加哥大学担任教育行政主管。她曾被色列特拉维夫大学（Tel-Aviv University）、本·古里安大学（Ben Gurion University of the Negav）聘为客座教授。她也是芝加哥大学的名誉退休教授。Levine 积极参加各类护理学术团体，她是美国护士协会及国际护士荣誉组织成员，曾被美国护理科学院（American Academy of Nursing, AAN）授予院士（Charter Fellow）头衔，被国际护士荣誉组织（Honor Society of Nursing, Sigma Theta Tau International, STTI）授予 Levine 伊丽莎白·卢梭·贝尔福特奖（Elizabeth Russell Belford Award），以表彰她在护理教育方面的突出贡献。1996 年 5 月 20 日，Levine 去世。

Levine 守恒模式雏形见于其在 1966 年发表的文章"适应与评估：护理干预的依据（Adaptation and Assessment: A Rationale for Nursing Intervention）"。1967 年和 1969 年，Levine 分别撰文"护理的四条守恒原则（The Four Conservation Principles of Nursing）""整体性的追求（The Pursuit of Wholeness）"，对守恒模式的相关要素进行说明。1969 年，Levine 出版了个人第一本专著《临床护理导论》（Introduction to Clinical Nursing），她在书中对守恒模式做了全面的论述。该书在 1973 年和 1989 年两次再版。从 20 世纪七八十年代开始，Levine 在各种会议和专访中对守恒模式及其特点进行阐述。1989 年至 1991 年，Levine 参与编写了多本护理理论专著，专章介绍守恒模式。其中，1989 年发表章节"护理守恒原则：二十年再述（The Conservation Principles of Nursing: Twenty Years Later）"被她本人视为"对守恒模式具有重要意义的全新论述"。1996 年 Levine 发表文章"守恒原则回顾（The Conversation Principles: A Retrospective）"，再次对守恒模式中的重要问题进行澄清说明，成为她生前对守恒模式的最后一次公开著述。

二、模式的来源

Levine 的守恒模式源于自身对临床护理工作的观察和个人对护理教育的浓厚兴趣，同时借鉴了护理及其他学科多位学者的学术思想。

（一）费曼的守恒理论

Feynman 1965 年在《物理定律的特点（The Character of Physical Law）》一书中，将守恒视为自然界的重大法则（great conservation laws）。Feynman 认为能量守恒定律支配着所有人的生活，人不能脱离自然法则存在。Levine 认为护理也是如此，由此将守恒作为核心概念引入护理，并进一步将维护人的能量、结构、个人、社会的整体性与守恒联系起来，认为维护人的健康就是要使人在能量、结构、个人及社会性完整性方面达到守恒。

阅读笔记

（二）南丁格尔的护理学说

Nightingale 对 Levine 的守恒模式的影响主要是其对观察（observation）和环境（environment）的叙述。Levine 指出，她在守恒模式中引用了 Nightingale 对"观察"的论述，强调护理观察的重要性。此外，Nightingale 有关环境的论述使 Levine 认识到：个体不能脱离环境存在，个体与环境间有交互作用。Nightingale《护理手札》（Notes on Nursing）中对于能量守恒参数以及患者相关经验的描述，进一步为 Levine 发展社会完整性守恒原则提供了参考。

（三）交互作用世界观

交互作用（reciprocal interaction）世界观认为，认识世界需要有整体观，要重视各要素间的相互作用，单纯强调一个要素对探究世界没有意义。交互作用世界观还认为，世界是变化的，变化具有持久性。有学者认为，Levine 守恒模式受到交互作用世界观影响。首先，Levine 强调人是整体人，护理活动应该是"整体"的，需要促成个体在各个维度上的完整性。其次，Levine守恒模式中各概念间是相互作用、发生关联的。再次，Levine 守恒模式中体现了变化和持久性。如 Levine 认为生命充满改变，适应为应对改变而产生。适应是长期的，其目的是获得动态平衡，达到守恒。

（四）西方传统道德伦理

Levine 对护理、护患关系的认识和界定深受西方伦理道德体系中的生命神圣论（sanctity of life）、减轻痛苦论（alleviation of suffering）影响。Levine 认为生命神圣论是一切护理活动和护患关系的核心，所有的护理活动都应具有道德性，任何护患互动必须建立在生命神圣的基础上。护士有道德责任去尊重、关爱、接受患者，认可患者价值、维护患者独立性。同时，Levine认为减轻痛苦论则是护理的工作基础，护理有责任减缓患者痛苦，救死扶伤。

（五）其他学者的影响

除上述观点外，Levine 在著作中引用 Erikson 的环境观、Bernard 内环境概念、Bates 外部环境三层次论、Waddington 动态平衡概念，解释个体与内外环境的各种互动；参考 Gaylin 论述区分病人和患者；引用 Gibson 感知理论说明个体的感知性反应；引用 Wolf 对疾病的描述、Cannon 的应激理论、Selye 压力理论、Dubos 适应理论进一步解释守恒模式中的适应过程；引用 Goldstein 对严重脑损伤士兵维护自我身份的事例说明什么是个体的完整性；参考 Irene Beland 的特定成因与多因素理论（theory of specific causation and multiple factor）论述环境对个体的影响以及个体如何在影响中维持整体性。

研究历史

--- 莱温守恒模式的提出 ---

20 世纪中叶，以患者（patient）为中心的医学模式兴起，传统健康与疾病观也发生改变，护士在传统护理外，日益重视满足患者的情感和社会需求，为患者提供多维度的全人照护。Levine 注意到护理早期的理论基础，如南丁格尔护理理论及微生物学的无菌理论等，已不能满足护理实践理论构建的需求。Levine 也观察到当时的护理教育缺乏系统理论框架，有必要构建系统的理论体系，更好地开展和指导护理教学。Levine 审视和反思了个人临床护理经历，借用相关学科知识，采用归纳演绎方式，逐渐发展和完善了守恒模式。

来源：

1. Levine ME. Adaptation and assessment: A rationale for nursing intervention. American Journal of Nursing, 1966, 66（11）: 2450-2453.

2. Levine ME. Myra Levine//T.M. Schorr & A. Zimmerman（Eds.）, Making choices. Taking chances. Nurse leaders tell their stories. St. Louis: Mosby, 1988: 227.

阅读笔记

三、模式的基本内容

(一) 理论的基本假说

1. **关于护理的假设**　护理干预是守恒活动,护理要促进守恒,维护个体在多维层面的完整;护理的基本原则是守恒,护理的所有活动都需围绕促进和获得守恒展开。护理活动要以尊重生命,减轻痛苦为基础,必须符合伦理道德规范。

2. **关于患者的假设**　人不是身体各部的简单组合。人是有感情的、有思考的,人会反思和展望,其行为反应具有目的性和可预测性。人成为患者仅仅是因为其遭受的痛苦,患者的地位在护患关系中不应被矮化。人受环境的影响,并有能力与环境互动。人与环境的互动受时间和地点的限制。人也会对环境中的事物和情景进行了解和判断。人对环境的反应具有独特性,并趋向于以整体的方式进行。人可以自己决定行为,人的个人意志应该受到尊重。

3. **关于护士的假设**　护士有责任创造利于康复发生的环境。护士有责任将注意力放在患者及其与内外在环境的互动与复杂关系上。

4. **关于护患关系的假设**　护患关系建立在以患者为中心的护理基础上。护士不能代替患者做决定。护士需要接受患者个人独特的适应方式。

(二) 理论的主要概念

1. **核心概念**　Levine 守恒模式有 3 个核心概念:适应、整体性和守恒。3 个概念中,适应是实现守恒的过程,守恒是适应的结果,守恒目的是维持整体性、获得健康。

(1) 适应(adaptation):适应是个体为维持完整性,对环境做出因应性反应的过程。Levine 认为,生命的过程就是适应的过程。适应是个体生存的基础,促使个体与环境互动协调。适应是动态变化的,适应的结果可有程度差异。有的适应是成功的,即个体动用最少的资源却获得最大限度的保护,健康得到保障。有的适应不成功,个体疾病进展,健康状况进一步恶化。Levine 特别强调,适应无好坏之分(good or bad adaptation),使用"适应不良"(maladaptation)进行论断没有意义。对个体而言,更重要的是在适应不成功时,继续与环境互动,持续进行适应。

适应具有 3 个特征:①历史性(historicity),指人对环境的反应建立在遗传和个人既往经历的基础上。②独特性(specificity),指每个个体的适应反应有其特定范围,展现出多样化的结果。即同样的刺激,个体的反应可能存有共性,但不同个体反应的范围或者程度可出现差异性结果。个体的反应与遗传、年龄、性别和个体经历相关。例如高血压会引起头痛、头晕,甚至导致脑卒中。人类对高血压的反应虽然大致相同,但不同个体发生高血压时,其血压水平、相关症状出现时间和症状程度则表现出个体差异。③冗余性(redundancy),指当环境出现挑战时,个体体内的各种反馈机制促使机体做出种种反应,这些反应像"瀑布"一样层叠出现,使个体的适应出现多个选择(冗余选择),让个体的适应具备多重保障。因此,适应的冗余性能帮助机体以最经济的方式消耗能量,对个体健康有缓冲保护作用。当个体具有冗余选择时,其生存与健康机会增多。例如肾功衰时,患者身体的各个系统会出现系列代偿,这些代偿构成患者的冗余选择。如果患者的冗余选择多,患者生存概率增大。但当患者拥有的冗余选择少,原有代偿被不断消耗时,个体的生存就变得越来越困难。

(2) 整体性(wholeness):Levine 守恒模式"整体性"来源于 Erikson 开放系统。Erikson 认为,开放系统作为一个整体包含多个部分,但各部分互通开放,整体上良好、有序、持续推进的进行互动。Levine 认为,人也是一个开放系统,拥有不同的功能系统,各系统作为一个整体相互协作,使人与环境之间持续发生相互作用。如果这种作用处于一种良好的、有序、持续推进的状态,则表示个体适应环境、个体健康。需指出的是,Levine 守恒模式的整体性(wholeness)概念,常作为健康(health)的同义词出现。此外,理解整体性还需注意完整性(integrity)的概念范畴区分,后者考虑了个人的独特价值和自我认同,和个体与环境的互动相关。因此,护理

阅读笔记

不仅要维持和促进个体的整体性,还要保持和促进个体与环境持续的、开放的互动,促进个体健康。

(3)守恒(conservation):守恒是适应的结果,是个体与环境的动态平衡。守恒的达成包括能量、结构完整性、个人完整性、社会完整性四个方面。个体在适应环境时,首先需要调动各种能量供应,使个体的能量供给与机体需求达到动态平衡,获得能量守恒。个体也需要重新获得结构、个人和社会完整性的守恒,以恢复和促进健康。护理的过程,就是促进和达成守恒的过程(图8-1)。

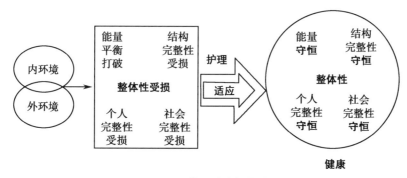

图 8-1 莱温的守恒模式

2. 其他概念 机能反应(organismic response)指患者在适应环境过程中的行为改变或功能水平的改变,是 Levine 守恒模式中用于评估环境影响和护理效果的重要指标。机能反应有4个层面,这些反应可以是生理的,也可是行为的,能帮助机体保护和维持完整性。

(1)恐惧反应/对抗逃避反应(fear response/fight to fight response):恐惧反应/对抗逃避反应是机体最原始的反应,使机体从生理与行为上做好准备,应对突然或意想不到的环境改变。机体肾上腺皮质激素的变化就属于机体的恐惧反应。

(2)炎症免疫反应(inflammatory-immune response):炎症免疫反应是机体第二个层面的反应,可帮助机体对抗有害刺激影响,促进愈合,维护机体结构完整。

(3)应激反应(response to stress):应激反应是机体第三个层面的反应,适度的应激有利于机体应对外界刺激。随时间进展,患者每一次应激的效应也逐渐累计。应激反应积累到一定程度时,可对机体带来损伤。

(4)感知反应(perceptual awareness):感知反应是机体第四个层面的反应,其目的是收集环境的信息,并将其整合为有意义的体验,例如安全感、尊严感。感知反应是个体发展个人认同的重要方式,包括定位、视觉、听觉、触觉和味觉五个维度的反应。

Levine 机能反应的 4 个层面不是序列出现的,而是整合出现的。整合情况受到患者认知能力、既往经验值、相关关系辨识力和个体适应能力影响。

(三)对护理学科元范式中核心概念的诠释

1. 人 Levine 认为人首先是整体人(holistic being),其内涵包括三个基本维度:人是由若干子系统构成的系统(system of systems);人具有整体性(wholeness),各系统间保持开放流动,共同有序而良好的适应环境;人具有完整性(integrity),个体不仅独立,也有自我认同,个体通过与他人或事物发生联系获得自我价值和社会价值。因此,人的完整性需要有意义或有价值的社会生活。需注意的是,Levine 模式,人的概念还可引申用于指家庭或社区。Levine 对人的其他阐释见本章"对患者的假说"。

2. 健康 Levine 认为,健康和疾病是人适应改变的两种不同方式。健康可简单理解为个体对环境的成功适应,是护理追求的目标。健康概念很复杂,如从社会的角度看,健康可体现为个体承担社会角色,发挥社会功能的能力。Levine 认为个人对健康可以有自己的界定,健康的界定也受到文化的影响。Levine 的健康概念蕴含了整体性与完整性内涵。

3. 环境　环境是个体实现整体性的因素,个体完整性的威胁来自环境的变化。环境包括两个方面:内环境(internal environment)和外环境(external environment)。Levine 强调,个体的适应包含了内环境和外环境的交互作用。

(1)内环境:Levine 内环境来自 Bernard 的内环境观。内环境是个体生理、病理过程的物质基础,并持续受到外环境的挑战。理解内环境有两个重要的维度:①稳态(homeostasis),强调个体本身与环境达到的动态平衡。②稳向(homeorrhesis),即稳定的流动,用于描述个体在一定的时间跨度内,在变化的环境中为维持健康所采取的变化的适应方式,强调适应在"空间 - 时间"连续体上的流动。个体通过稳向,使体内各种反馈机制发生作用,维持身体功能的完整,使机体达到"稳态"。

(2)外环境:Levine 借鉴 Bates 外环境三层次论,将外环境分为 3 个层面:①感知性环境(perceptual environment),指个体可通过感觉器官的感知,掌握和解释环境,如温度、光线、声音等。感知性环境强调了个体在认识环境中的主动性。②操作性环境(operational environment),指个体的感官不能直接感知,但却与个体的组织发生相互作用的环境,例如微生物、重力、辐射、污染等。操作性环境可对个体的健康构成潜在威胁。③概念性环境(conceptual environment),包括语言、理念、象征符号、概念、民俗、文化、价值观以及个体从生活经历中习得的心理反应模式。Levine 有关"人有情感,具有理解力,可以反思过去、展望未来"基本假设,就建立在概念性环境基础上。

4. 护理　护理本质上是人与人的互动,发生在个体需要某种程度的照顾时。因此 Levine 将护理看作以"个体对他人存在依赖性"为基础的学科。护理需要积极进入到患者的环境中,为患者适应环境提供支持。

(四)守恒原则

Levine 的守恒模式包含 4 条守恒原则(principles of conservation),这些原则从不同的角度,概括了维护健康的基本要求,可为护理人员开展护理评估、制定护理计划和措施提供参考。

1. 能量守恒原则(the principle of conservation of energy)　能量守恒原则指所有生命过程本质上都依赖于个体能量的输出与消耗。维持正常生命活动,需要维持能量输出与消耗的平衡。能量守恒是个体对疾病的一种自然抵御。例如个体发生急症时变得嗜睡、活动能力减退,就是因为机体自动的降低了对能量的需求,将节省的能量用于调动免疫系统功能。保持能量守恒对危重患者尤为重要。在护理实践中,护士可根据生命体征、病人的活动情况、一般情况评估个体能量消耗情况。需注意的是,即使在休息状态,维持生命所必需的基本活动仍会导致能量的消耗。护士可通过采取减少能量消耗的措施,帮助患者保持能量守恒,例如对急性心梗患者采取限制活动措施,对重症肝炎患者采取鼓励多休息措施,都利于促进患者能量守恒。

2. 结构完整性守恒原则(the principle of conservation of structural integrity)　结构完整性守恒原则指保持或恢复机体的结构完整,防止机体损伤,并促进机体愈合。Levine 认为,结构完整性改变,可以是外伤性的,也可以是慢性病引起的组织或结构的病理生理改变,例如肝硬化带来的肝脏组织的改变。一些治疗性的外科操作也会带来结构完整性改变。护士应早期识别影响机体结构完整性的危险因素,采取护理措施,减少机体组织的进一步损伤,促进受损组织和结构愈合。例如对长期卧床患者,通过定期翻身和床上活动,预防关节畸形和压疮发生。

3. 个人完整性守恒原则(the principle of conservation of personal integrity)　个人完整性守恒原则要求维持或重建个体的自我认同感、自我价值感(self-worth),承认个人的唯一性(独特性)。个人完整性的核心是自我身份认同(self-identity)和自我尊重(self-respect)。Levine 认

阅读笔记

为，疾病、频繁入院，以及患者住院期间的个人权利和权益是否得到保障会影响患者个人完整性。护士有必要采用各种手段维护患者基本权利与权益，例如自主决策的权利、隐私的权利、对私人物品处置的权利等。Hall 认为，一些情况下，出于尊重患者安全需要，与患者保持适当的距离也是促进个人完整性守恒的重要方式。需注意的是，如果患者的个人卫生习惯、生活习惯、疾病和健康观念得不到护士尊重，就可能导致患者个人完整性受损。因此，护士接纳患者、尊重患者，并将接纳心、同理心、爱心融入护理活动，有利于促进患者个人完整性守恒。

4．社会完整性守恒原则（the principle of conservation of social integrity）　社会完整性守恒原则要求重视个体的社会性，尊重和认可个体的社会角色和社会关系。Levine 认为个体是由其生活的社会环境塑造的。个体通过与环境互动界定个人社会角色，获得社会价值。个体的家庭、朋友、工作、学校、文化、种族等均影响社会完整性的形成。护士通过促进和识别患者与社会环境的互动，特别是促进患者与和其有密切关系的社会要素的互动，有利于帮助个体维持其社会完整性。护士也需要注意，护患关系也是个体与社会环境的一部分，维持良好的护患关系也利于维持个体社会完整性守恒。

（五）守恒模式的护理程序

Levine 守恒模式的护理程序又被称为"守恒的护理程序（nursing process as conversation）"，围绕 4 个守恒原则开展护理工作。该程序包括类护理诊断、干预与效果评价三个步骤。其中，"类护理诊断（trophicognosis）"是 Levine 使用的新术语，有别于传统的护理诊断。Levine 强调通过科学的方法收集资料，针对环境对患者造成的不良影响及患者需求做出假设判断（类似"护理诊断"），形成有关干预的假设性陈述（类似"护理计划"）。

1．类护理诊断　类护理诊断以 4 个守恒原则为框架，其目的是为护理活动的合理性提供科学依据。

（1）评估：Levine 强调护士要注意收集那些影响护理过程而非医疗过程的资料。护士通过观察个体的机能反应，阅读诊疗报告，咨询患者本人及关系密切者等多个渠道收集有关患者及其环境的相关资料。评估要点见表 8-1。

表 8-1　守恒模式的评估要点

守恒原则	评估要点
能量守恒	识别与患者本次就诊所患疾病有关的能量消耗及能量摄入情况，评估能量消耗与摄入是否平衡 主要指标：生命体征、一般情况、活动情况、血氧饱和度、血糖、电解质等
结构完整性守恒	与受伤和疾病过程有关的信息，包括患者正在发生的病理生理过程，伤口愈合进展、治疗性外科干预的效果
个人完整性守恒	患者生活经历、患者参与决策的兴趣、患者对自我的感受等
社会完整性守恒	影响患者自我认同感的社会方面的相关信息，包括患者的重要关系人，患者的生活、工作和学习情况，患者的信仰、文化、种族等

（2）假设判断：护士严密分析资料，对资料中的刺激性信息（provocative data）保持敏感，对患者的处境（即环境对患者带来的不良影响）及患者需求做出假设判断。

2．干预　护士遵循相关管理规定，对照有关护理标准，利用可及资源，围绕 4 条守恒原则开展干预。干预措施分为治疗性或支持性的两类：治疗性措施是促进患者适应和恢复健康的措施；支持性措施是当不能对疾病本身发展过程施加影响时，促进患者舒适和完整性的措施。干预要点见表 8-2。

3．评价　护士评价的重点在于判断护理措施有效性，即在能量守恒、结构完整性守恒、个体完整性守恒和社会完整性守恒这 4 个方面的有效性。必要时修改类护理诊断。

阅读笔记

表 8-2　守恒模式的干预要点

守恒原则	干预要点
能量守恒	促进能量摄入与消耗达到平衡，增加能量摄入或减少能量消耗，例如温水降温、加强营养摄入、限制活动
结构完整性守恒	维持或者重建机体结构的完整性，避免或减少进一步结构性损伤，例如保持床单平整、敷料使用
个人完整性守恒	帮助患者维持其自我认同感、自我价值感和自尊，例如尊重患者的物品选择权、个人决策权
社会完整性守恒	认可个人的社会性。包括重视患者家庭、社区因素影响，促进患者与社会的互动交流等

四、模式的应用

（一）在理论发展中的应用

作为一种概念模式，Levine 守恒模式可用于发展理论。目前根据守恒模式发展的较为成熟理论主要有：守恒理论（Theory of Conservation）、冗余理论（Theory of Redundancy）、治疗目的性理论（Theory of Therapeutic Intention）以及早产儿健康促进理论（Theory of Health Promotion for Preterm Infants）。其中守恒理论是一个广域理论，其他三个理论都是中域理论。守恒理论植根于守恒概念，强调所有护理活动都是守恒原则的运用。冗余理论常用于解释人的衰老过程（ageing），也可帮助理解适应和改变。治疗目的性理论用于帮助护士针对生命的不同过程和场景开展相应的护理，强调护理的目标应超脱生物范畴。它常被视为守恒原则的延伸，在护理实践中有广泛的应用。早产儿健康促进理论针对早产儿及其家庭的护理需求设计，用于指导新生儿护理实践。

（二）在临床护理中的应用

Levine 守恒模式在临床护理中有广泛的应用。Wood 与 Alligond 曾比较各常见护理理论的应用情况，发现 Levine 守恒模式可用于多个亚医学专业，如心血管疾病、癌症、烧伤、癫痫、重症监护、慢性疼痛等，涵盖急症、重症、慢性病多个疾病范畴。Levine 守恒模式可覆盖人的整个生命历程，研究对象涉及"新生儿 - 婴儿 - 儿童 - 青少年 - 成人 - 老年"各个阶段人群。Levine 守恒模式也可用于多个护理环境，如医院、长期性照护机构和社区。

（三）在护理教育中的应用

Levine 发展守恒模式的初衷之一就是帮助学生系统掌握和应用护理知识，其专著《临床护理导论》(Introduction to Clinical Nursing) 已多次再版，用于各类护理引言性课程使用。一些学者还将 Levine 守恒模式用于发展特定课程，如重症监护课程、心电图检查中的护士角色课程，发展护理硕士生课程体系。

（四）在护理管理中的应用

Levine 守恒模式还可应用于护理管理领域，如在护理服务质量管理中，运用 Levine 守恒模式制订评估护理服务过程及护理结果标准。阿尔文诺保健诊所（Alverno Health Care Facility）应用守恒模式制订护理计划单，指引员工职业发展。守恒模式中有关个人对外环境的感知内容，也被医院管理者用于指导医院病房单元设计。亦有管理者运用守恒模式发掘并制定某一类特定病人的临床护理流程。

（五）在护理科研中的应用

Levine 守恒模式常作为理论框架广泛地应用于各类护理研究中，指导护理科研的设计。目前也有运用守恒模式于博士论文设计的报道。Levine 守恒模式在科研设计中常用于某一特

阅读笔记

定主题的初始阶段研究，或用于指导研究变量设计。例如 Winslow 等人关于氧耗量与沐浴方式的研究，就参考了能量守恒原则做设计。更有学者指出，Levine 守恒模式强调个体的整体性和全人护理，重视患者自身的理解、感受，也适合用于质性研究或者混合研究设计。这类设计将有助于全面了解患者适应环境、努力维持和促进健康的过程，展现护理的科学性和艺术性。

学科前沿

运用莱温守恒模式，评估护理排班模式效果与新生儿重症监护室结局

Mefford 与 Alligood（2011）以守恒模式为理论框架，探索护理工作强度与照顾者一致性对新生儿重症监护病房（NICU）照护质量的影响。研究采用横断面事后回溯法，在 NICU 纳入 235 名孕周不足 37 周的新生儿，调查其出院时的健康指标和首次入院的医疗资源耗费。结果显示，照顾者一致性是影响住院时间、机械通气时间、氧气使用、肠外营养效果的有力因素；排班方式中，专业护士搭配护工的排班方式效果最好。因此，在急症住院病房，强化照顾者一致性的护理设计，可能有助于改善健康结果、增强组织有效性、提高护理人员、患者及家属满意度。

（来源：Mefford L.C. & Alligood M.R.. Evaluating nurse staffing patterns and neonatal intensive care unit outcomes using Levine's conservation model of nursing. Journal of Nursing Management，2011，（19）：998-1011.）

五、模式的分析与评判

（一）概念模式起源的解释

Levine 从守恒模式的第一篇文章"适应与评估：护理干预的依据（Adaptation and Assessment: A Rationale for Nursing Intervention）"开始，就明确的对模式产生的背景、借鉴的学者及其思想进行了说明。Levine 在后续出版的相关专著和文章中，多次反复提及这些学者和思想。在其去世前撰写的最后一篇文章"护理守恒原则：二十年再述（The Conservation Principles of Nursing: Twenty Years Later）"中，Levine 再次对其中重要的引用和借鉴进行强调说明。Levine 守恒模式起源清晰可循。

（二）概念模式的内容全面性

1. 内容深度　Levine 守恒模式中，对护理学元范式的四个核心概念，守恒模式自身的三个核心概念和其他相关概念的内涵、维度进行了全面的论述，让各概念具备了清晰的范畴。Levine 守恒模式还对各概念间动态联系进行了脉络清晰的说明，让各概念能各司其职、相互呼应的动态展示守恒模式内容，使模式具有相当的理论深度。

2. 内容广度　从 Levine 守恒模式的应用看，守恒模式能较广泛的指导临床护理、护理教育、护理管理、护理研究各不同领域的护理实践，提示模式具备一定的内容广度。但是，由于守恒模式个别概念的测量上有困难，例如适应的概念，社会完整性守恒概念，使模式整体的大范围应用受到影响。另外，虽然医疗系统是患者生病就医后与其接触最为密切的社会环境，Levine 也特别强调护士应积极参与到此社会环境中，但对于该系统如何与患者的互动说明较少，这可能会限制守恒模式在多学科合作医疗保健中的应用。

（三）概念模式的逻辑一致性

Levine 对守恒模式的论述逻辑上具有一致性及关联性。Levine 对概念的论述集中的反映了她的整体观、能动观等。而概念间的相互关系也体现了这些观念。例如 Levine 认为适应是实现守恒的过程，人不断与环境进行互动，这种互动产生了适应的需求。当环境变化时，人需

阅读笔记

要进行适应。成功的适应将达到与环境的最佳匹配,获得能量、结构完整性、个体完整性和社会完整性4方面的守恒。守恒的目的是维持个体的完整性,达到健康。

（四）概念模式的理论延伸

如前所述,从Levine守恒模式出发,目前已经延伸出四个理论。这四个理论各有其适用的领域和效用。展示了守恒模式的良好理论延伸性。

（五）概念模式的合理性

1. 社会效用 从前述"理论应用"部分看,临床护理、护理教育、研究、管理领域都有应用Levine守恒模式的报道,提示守恒模式在相关领域具有实用指导价值。对于模式概念测量难、影响应用的问题,学者们正在不断发展和完善各概念的可测量指标,如已发展的测量能量守恒指标有生命体征、血糖、血压、血氧饱和度等。测量结构完整性指标有皮肤完整性、肝肾功、影像学等。Schaefer指出,随着可测量指标的不断发展完善,可预期守恒模式在护理的应用将会越来越广,其社会效用也会增强。

2. 社会认可 目前有关莱温守恒模式的出版物、应用与研究报道主要集中在英语国家,特别是其发源地——美国。守恒模式在其他国家的应用相对较少。在我国,除台湾地区报道和大陆第1版《护理理论》研究教材外,只有赵博伦等少数学者对守恒模式进行了介绍。而利用守恒模式开展研究的文献报道,截至完稿为止,暂未检索到。这提示了守恒模式在非英语母语国家,其社会认可欠理想。

3. 社会意义 目前缺乏高质量的二次研究如系统评价等说明守恒模式的应用效果。但从文献资料看,有学者认为守恒模式对于指导老年认知障碍患者的护理实践,以及重症监护室心理障碍患者的护理实践,可能具有重大社会意义。

（六）概念模式对护理知识和护理学科的贡献

Levine守恒模式起源于20世纪60年代,当时护理的科学性及护理活动的合理性常常受到其他学科的质疑,Levine追求护理的科学性,强调护理要摆脱医学模式的束缚,发展自己的学科体系,并由此发展了守恒模式。Levine也在护理程序中提出具有护理学科特色的概念,如类护理诊断,为护理学提供了具有说服力的科学理论基础,让护理干预更有系统性和合理性。Levine追求护理科学性和独立性的理念,为同仁和后来者学习。Levine守恒模式体现的整体性、人文观、互动性,对同期及后期的护理相关理论的发展也有参考价值。

六、模式的应用实例

个案介绍:雷女士,65岁,已婚,退休教师,育有一女,经济独立,喜跳广场舞,爱清洁,有糖尿病史10年。因"发现左足破溃3天"入院。入院查体:T 38.3℃,P 95次/分,R 18次/分,BP 135/80mmHg。一般状况可,心肺腹无明显阳性体征。左足皮肤发红,皮温较高,肿胀明显,压之疼痛,左足背动脉搏动减弱,温触觉感觉减退,左足背溃烂创口约2cm×2cm,与周围界限不清,可见少量脓性分泌物,可闻到有臭味。入院后随机血糖15.6mmol/L。辅助检查:白细胞13×10⁹/L,肝肾功未见异常;双下肢血管彩超示:足背动脉中度狭窄;左足X线片示未见明显骨质破坏。心理社会状况:患者对病情存在焦虑,感孤独。入院诊断"2型糖尿病,糖尿病足",给予改善循环,营养神经,抗炎清创治疗。

1. 类护理诊断 护理通过观察、护理查体、沟通、阅读检查报告,以4条守恒原则为指导进行评估,获取"刺激性信息",形成假设。

（1）能量守恒:患者当前体温升高,左足皮温升高,能量消耗增加。患者出现高血糖,提示能量不平衡。患者足部动脉中度狭窄,足部能量供给不足;患者因定时注射胰岛素及外科清创治疗,干扰睡眠休息,能量调适有困难。

（2）结构完整性:患者需注射胰岛素,对注射部位皮肤带来损伤;患者足背溃烂,左足皮肤出现红肿，皮肤完整性受损。

（3）个人完整性：患者作为爱清洁的女性退休老师，患病后由于足背受损、出现臭味，患者自尊受损。另，入院后由于住在 3 人间，个人隐私难以保障，影响患者的安全感受。患者生活依赖他人，偶尔会说"自己没用，连洗脚上厕所都要人帮助"，出现自我评价低。

（4）社会完整性：患者入院后，老伴因病不能到院陪伴，女儿也因为工作太忙仅到院探视 2 次，患者偶尔感叹自己被女儿遗忘；患者入院后，因不能和好友一起跳广场舞，原有社会活动中断。

（5）假设判断：患者存在能量失衡、皮肤完整性、个人完整性、社会完整性受损。

2. 干预　护士围绕 4 个守恒原则，制订干预措施。

（1）能量守恒：遵医嘱改善循环药物，改善局部能量供给；遵医嘱给予胰岛素控制血糖，改善全身能量失衡；遵医嘱予以抗感染、外科清创、更换敷料治疗，减少能量消耗；严格糖尿病饮食，改善全身能量失衡；创造环境，减少诊疗操作对休息睡眠影响，促进能量恢复。

（2）结构完整性：轮换注射部位；加强局部观察；遵医嘱进行伤口换药，促进伤口愈合；遵医嘱抗炎、降糖治疗，治疗感染，防止伤口进一步恶化。

（3）个人完整性：建立良好的护患关系，在互动中展示护士对患者的尊重；尊重患者知情权和自我决定权，维护患者自尊；为患者提供情绪支持，不评价患者消极感受；鼓励患者做力所能及的事，降低自我价值低下感；护理活动中，特别是换敷料过程中，拉上帷帘或者设置屏风，注意保护患者隐私。

（4）社会完整性：鼓励患者女儿探视；通过电话、视频等方式增加患者与女儿、老伴、舞伴的互动；营造良好病室氛围，帮助患者融入病室，增强患者与同病室、同病房病友互动。

3. 评价　干预后护士及时开展效果评价，观察患者守恒原则的 4 个层面上是否有改进或者恶化，根据患者情况决定下一步的护理措施。

七、主要著作和文献

1. Levine ME. Adaptation and assessment: A rationale for nursing intervention. American Journal of Nursing, 1966, 66（11）: 2450-2453.

2. Levine ME. Trophicognosis: An alternative to nursing diagnosis. American Nurses' Association Regional Clinical Conference（Vo2）. New York: American Nurses' Association, 1966: 55-70.

3. Levine ME. The four conservation principles of nursing. Nursing Forum, 1967, 6（1）: 45-49.

4. Levine ME. Introduction to clinical nursing. Philadelphia: F.A.Davis, 1969.

5. Levine ME. The pursuit of wholeness. American Journal of Nursing, 1969, 69（1）: 93-98.

6. Levine ME. Renewal for nursing. Philadelphia: F.A.Davis, 1971.

7. Levine ME. Holistic nursing. Nursing Clinics of North America, 1971, 6（2）: 253-264.

8. Levine ME. Introduction to clinical nursing. 2nd ed. Philadelphia: F.A.Davis, 1973.

9. Levine ME. Nursing ethics and the ethical nurse. American Journal of Nursing, 1977, 77（5）: 845-849.

10. Levine ME. Approaches to the development of nursing diagnosis taxonomy. In A. McLane（Eds.）. Classification of nursing diagnosis: Proceedings of the Seventh Congress, North American Nursing Diagnosis Association. St. Louis: C. V.Mosby. 1987, 45-52.

11. Levine ME. Antecedents from adjunctive disciplines: Creation of nursing theory. Nursing Science Quarterly, 1988, 1（1）: 16-21.

12. Levine ME. Myra Levine//T.M. Schorr & A. Zimmerman（Eds.）, Making choices. Taking chances. Nurse leaders tell their stories. St. Louis: Mosby, 1988: 215-228.

13. Levine ME. The conservation principles of nursing: Twenty years later//J.P. Riehl（Eds.）. Conceptual

阅读笔记

models for nursing practice. 3rd ed. Norwalk，CT：Appleton & Lange，1989：325-337.

14. Levine ME. The ethics of nursing rhetoric. Image：Journal of Nursing Scholarship，1989，21（1）：4-6.

15. Levine ME. Ration or rescue：The elderly patient in critical care. Critical Care Nursing Quarterly，1989，12（1）：82-89.

16. Levine ME. Conservation and integrity//M.E.Parker（Eds.）. Nursing theories in practice. New York：National League for Nursing，1990.

17. Levine ME. The conservation principles：A model for health//Shcaefer K M. & Pond J B.（Eds.）. Levine's conservation model：A framework for nursing practice. Philadelphia：F.A.Davis，1991：1-12.

18. Levine ME. The rhetoric of nursing theory. Image：Journal of Nursing Scholarship，1995，27（1）：11-14.

19. Levine ME. The conservation principles：A retrospective. Nursing Science Quarterly，1996，9（1）：38-41.

【思考题】

1. Levine 守恒模式中的适应与 Royal 适应模式中的适应、医学心理学领域的适应三者间有何区别和联系？

2. 护理研究和实践中，哪些指标可用于测量 Levine 守恒模式的 4 条守恒原则？

3. 当护理的对象不是个体人，而是家庭或社区时，该如何应用 Levine 守恒模式？

（王　磊）

阅读笔记

第九章　贝蒂·纽曼的系统模式

【关键术语】

系统（system）

应激源（stressors）

基本结构（basic structure）

弹性防御线（flexible line of defense）

正常防御线（normal line of defense）

抵抗线（lines of resistance）

内环境（internal environment）

外环境（external environment）

自生环境（created environment）

重建（reconstitution）

一级预防（primary prevention）

二级预防（secondary prevention）

三级预防（tertiary prevention）

纽曼的系统模式（Neuman Systems Model，NSM）是 Betty Neuman（贝蒂·纽曼）于 1972 年提出的，该模式是以整体论、系统论为指导，探讨环境应激源与个体之间的相互影响以及个体的调节反应和重建系统平衡能力的护理模式。Neuman 的系统模式认为个体系统是一个由生理、心理、社会文化、生长、精神 5 个变量组成的复合体。个体系统可以是个人、家庭、群体或社区。环境中的各类应激源可对个体系统产生威胁，应激源能够逐层穿透个体系统的弹性防御线、正常防御线、抵抗线，甚至突破基本结构，破坏个体系统的稳定状态，影响着个体的健康，因此个体必须不断对自我和环境进行调整以维持自身系统的稳定。护理的任务即是通过一级预防、二级预防或者三级预防来维持个体系统的平衡，使个体处于最佳的健康状态。

阅读笔记

一、理论家简介

Neuman 于 1924 年出生于美国俄亥俄州洛厄尔附近的一个农家。1947 年 Neuman 毕业于俄亥俄州阿克伦(Akron)医院护校获得护理学大专学历,然后在洛杉矶的医院先后担任护士、护士长,并参与了内外科、传染科、重症监护室的临床教学工作,还担任过学校和工厂的保健护士。在积累了一定的临床经验后,Neuman 在加州大学洛杉矶分校(University of California at Los Angeles)继续深造,于 1957 年获得护理学学士学位;1966 年获得公共卫生和精神卫生护理咨询硕士学位,毕业后在加州大学任教。1985 年她获西太平洋大学(Pacific Western University)临床心理学博士学位。此外,Neuman 还获得许多荣誉头衔:1992 年她获得了美国宾夕法尼亚州纽曼学院(Newman College)的荣誉文学博士,1993 年成为美国护理科学院院士,1998 年获得美国密歇根州大峡谷州立大学(Grand Valley State University)荣誉博士。作为精神卫生护理领域的先驱,她为公共卫生护理、社区精神心理护理的发展做出了很大的贡献。

1970 年,Neuman 在为加州大学硕士研究生设计课程时,为帮助学生从广度而非深度理解并整合护理相关概念时构思并提出该模式的基本观点。经过对于该模式近 2 年的评估与探索,1972 年她在美国《Nursing Research》杂志上发表了《以教育整体的人来对待病人问题的一个模式》(A model for teaching total person approach to patient problems.)一文,正式提出了系统模式。1982 年,Neuman 的专著《纽曼的系统模式:在护理教育和护理实践中的应用》(The Neuman systems model: Application to nursing education and practice.)出版,之后 Neuman 对该模式不断进行修订和完善,并于 1989 年、1995 年、2002 年、2010 年 4 次更新版本,使得该模式得到不断完善和发展。她以教育工作者、作者、健康顾问等职业角色通过授课、写作、咨询和讲学等方式在地方、国家和国际论坛中向护理教育者、从业者、管理者和研究者推广 Neuman 的系统模式。

二、模式的来源

Neuman 在设计其系统模式时,结合了她在精神卫生护理领域多年的临床实践经验和理论探索,同时借鉴了许多相关理论。

(一)格式塔心理学

格式塔心理学(Gestalt Psychology)认为整体大于部分之和,个体的知觉、观念或心理反应具有整体性,不能简单地分解为独立元素。Neuman 借鉴格式塔心理学的整体领域在人们的感受中呈动态平衡的状态的观点,如果该领域出现问题,或处于不平衡状态,便不能满足个体的需求。并且对此在护理领域进行扩展:这种不平衡状态会激发个体与环境相互作用,从而使个体进行动态的、连续的自我调整,如果这一调整或补偿过程不成功,则导致最终的平衡失调,出现疾病,甚至死亡。

(二)Bertalannfy 的一般系统理论

Bertalannfy 的一般系统理论认为系统是由相互关联、相互依赖、相互制约、相互作用的要素所组成的有机整体,按照系统与环境之间的物质和能量的交换情况可以分为孤立系统、封闭系统和开放系统。生命系统是开放系统,其内部的所有要素都在一个复杂组织中相互作用,通过输入、互动过程、输出、反馈过程形成系统内各要素的能量交换。Neuman 借鉴一般系统理论发展假设"个体系统需要能量来维持较高的功能状态,一个系统中的功能失调会影响其他系统,特别是如果这个功能失调的系统是一个大系统的子系统。"

阅读笔记

研究历史

封闭系统与开放系统

　　一般系统论是关于"整体"的一般科学。我们发现系统可以从它们的真实性质和定义来判断是不是封闭系统。每一个生命有机体本质上是一个开放系统。它在连续不断的流入与流出之中，在其组分不断的构成与破坏之中维持自己，只要它是有生命的，它就永远不会处于化学的和热力学的平衡状态，而是维持在与平衡状态不同的所谓稳态上。这是通常所说的新陈代谢这个基本生命现象的真正本质，是活的细胞内部化学过程的真正本质。

　　（来源：一般系统论基础、发展和应用. 冯·贝塔朗菲著，林康义，魏宏森，译. 北京：清华大学出版社，1987：34，36.）

（三）Selye 的应激理论

Selye 的应激理论认为应激源是引发个体紧张、并威胁机体原有的稳定和平衡状态的所有刺激，应激是机体对应激源所产生的非特异性反应。应激促使个体进行重新调整。当机体产生非特异性反应时，需要通过适应过程解决问题。Neuman 借鉴 Selye 的应激适应以及环境影响下的互动观点来发展其理论。

（四）De Chardin 和 Bernard M 的整体性哲学观

法国哲学家 De Chardin 和 Bernard M 的整体性哲学观认为生命是整体的，整体影响局部，局部的属性取决于动态的、有组织的整体系统。在生命整体观的理念下，个体整体的型态影响了其对局部的感知。Neuman 受整体哲学观所影响，提出将系统作为一个整体，而不是各部独立工作的观点。

（五）Caplan G 的预防层次模式

Caplan G 的预防层次模式认为当一个人面临突然或重大生活困境时，他先前的危机处理方式和惯用的支持系统无法应对目前的处境，就会产生暂时的心理困扰，这种暂时性的心理失衡状态就是心理危机。此时调节者应该帮助他们接受援助，应对心理危机，使他们明白该做什么，同时对其痛苦的心境表示同情和关注。Neuman 将 Caplan G 提出的在心理救助过程中护士行动的 3 级预防系统的概念引入了她的系统模式。

三、模式的基本内容

（一）理论的基本假说

Neuman 在发展其系统模式过程中提出了以下基本假说：

1. 每个患者或每个护理对象系统都是独特的，但每一个个体系统都是在基本结构或能量源范围内的具有不同程度反应特征所组成的复合体。该基本结构或能量源是个体所需的生存因素和与生俱来的内部或外部特征的综合。

2. 环境中存在着许多已知的、未知的应激源，应激源会对个体系统状态的稳定水平及正常防御线造成不同程度的潜在威胁。

3. 个体系统在生长发育以及与环境持续互动的过程中，经长期积累和发展，建立对内部、外部应激源的正常的、稳定的反应范围，以抵抗各种刺激，保持日常稳定的健康状态，这就是正常防御线或个体通常的稳定状态，它可以被用来作为一个标准来衡量健康是否存在偏差。

4. 个体系统包括 5 个变量（生理、心理、社会文化、生长和精神），这 5 个变量之间的相互联系在任何时候都会影响该个体系统应对单个应激源或多个应激源集合体的刺激时，防御线

阅读笔记

对个体进行保护的程度。

5. 弹性防御线建立在个体正常防御线之外，对正常防御线起缓冲、保护作用，当弹性防御线不足以对抗来自环境的应激源时，应激源就会进入第二道防线——正常防御线。

6. 个体系统中的 5 个变量之间的相互作用关系决定了个体系统对应激源所产生的反应或可能产生的反应的性质和程度。无论是处在健康状态还是疾病状态，个体系统都是 5 个变量之间关系的动态复合体。健康状态即是持续动用可得到的能量，来达到或维持个体系统 5 个变量之间协调和平衡的理想稳定状态。

7. 每个个体系统内部都包含一系列由内部抵抗因素构成的抵抗线，其功能是维持个体系统的稳定性或使个体恢复通常的健康状态，或通过对环境应激源产生相应反应后恢复到稳定的状态。

8. 一级预防（primary prevention）与综合知识有关，发生在当怀疑或发现应激源存在而个体系统尚未对应激源产生反应之前，对个体系统进行评估来确定与环境应激源有关的危险因素，识别并采取相应措施减少各种应激源或危险因素的侵害。目的是强化个体弹性防御线，保护正常防御线，避免个体应激反应的发生和预防潜在的不良反应。

9. 二级预防（secondary prevention）与应激源刺激下产生应激反应后所出现的症状有关，发生在应激源已经穿过正常防御线，导致个体系统产生应激反应时。二级预防是指为减轻或消除应激源产生的应激反应而采取的对症处理措施，包括计划和排列干预措施实施的顺序、执行护理干预和治疗措施。目的是强化抵抗线，保护基本结构，减轻或消除应激反应，以减少不良刺激及有害影响，使个体系统恢复稳定性。

10. 三级预防（tertiary prevention）与系统的调整过程有关，发生在基本结构和能量源遭到破坏时。是个体系统开始重建调整，以进一步维持和恢复个体系统的稳定性。个体动用维护因素（maintenance factors），如健康教育和康复锻炼，利用个体的内部和外部资源，促进机体康复和重建，使系统以循环方式又返回一级预防状态。目的是通过内部和外部的资源和力量，加强个体系统的稳定性或实现系统重建。Neuman 的 3 级预防与个体系统的关系模式可用图 9-1表示。

11. 环境是影响个体系统或受个体系统影响的所有因素和力量，因此个体系统和环境之间存在着持续的、动态的能量交换。

（二）对护理学元范式的诠释

1. 个体 / 个体系统 在 Neuman 的系统模式下，用个体 / 个体系统（client/client system）取代了其他护理理论或模式中所用的"人（person/man）"的概念。Neuman 的系统模式的核心就是应用整体论、系统论的观点来看待个体。所谓整体观是指个体是受 5 个变量及其相互作用影响的具有整体性的系统；所谓系统观是指个体是一个不断与内部、外部的环境力量或应激源相互作用、进行能量和信息交换的开放系统，其中应激和应激反应是该开放系统的基本成分。

Neuman 认为个体系统是整体的、多维的，个体系统状态的稳定性及正常防御线都会受到环境中已知、未知的应激源不同程度的威胁。个体系统在应对来自内部环境和外部环境的应激源刺激时，其稳定水平是由基本结构以及能量源、抵抗线、防御线和相互作用的 5 个变量的状态及他们之间相互的协调程度决定的。Neuman 的个体系统模式可用图 9-2 表示。

（1）个体系统的变量（individual system variables）：个体系统的变量由 5 个部分组成：①生理变量：指机体的结构和功能；②心理变量：指个体的心理过程和内、外互动环境的影响；③社会文化变量：指社会和文化功能及其影响；④生长变量：指成长发展过程及活动；⑤精神变量：指精神信仰和信念。在个体系统中，这 5 个变量是相关的，它们之间的关联程度决定了个体系统对于环境应激源的抵抗能力。尽管 5 个变量包含在每一个个体系统中，但 5 个变量随个体的生长和相互作用方式的不同而显现出个体差异、不同的发展程度和广泛的相互作用方式与潜能。

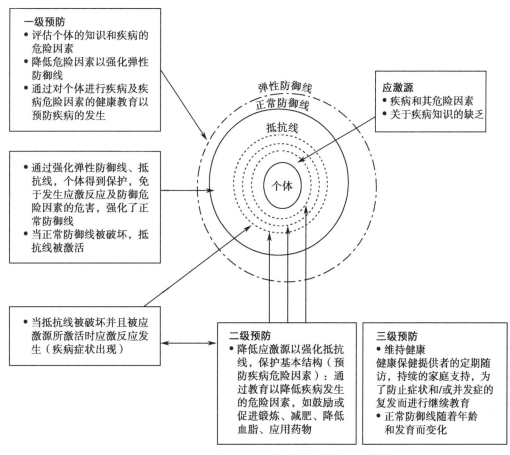

一级预防
- 评估个体的知识和疾病的危险因素
- 降低危险因素以强化弹性防御线
- 通过对个体进行疾病及疾病危险因素的健康教育以预防疾病的发生

- 通过强化弹性防御线、抵抗线，个体得到保护，免于发生应激反应及防御危险因素的危害，强化了正常防御线
- 当正常防御线被破坏，抵抗线被激活

弹性防御线
正常防御线
抵抗线
个体

应激源
- 疾病和其危险因素
- 关于疾病知识的缺乏

- 当抵抗线被破坏并且被应激源所激活时应激反应发生（疾病症状出现）

二级预防
- 降低应激源以强化抵抗线，保护基本结构（预防疾病危险因素）：通过教育以降低疾病发生的危险因素，如鼓励或促进锻炼、减肥、降低血脂、应用药物

三级预防
- 维持健康
健康保健提供者的定期随访，持续的家庭支持，为了防止症状和/或并发症的复发而进行继续教育
- 正常防御线随着年龄和发育而变化

图 9-1　Neuman 的 3 级预防与个体系统的关系模式图

　　精神变量是 Neuman 后来增加的一个变量。个体可能完全未意识到其存在，甚至否认其存在，也可能意识到精神变量的存在，甚至有意识地发展精神世界以促进健康和保持良好的状态。不管个体是否意识到它的存在，该变量渗透在其他变量之中，是与生俱来的基本结构的组成之一。精神变量对其他变量有着正性或负性的影响，同时其他变量也影响着精神变量，例如心理变量中的悲伤和丧失的释放，会影响或促发个体的某种信仰。对精神需求的评估，有利于个体更好地理解健康，充分利用能量资源以维持系统平衡或促进系统发生转变，如促发个体的生存愿望和希望。

　　（2）基本结构（basic structure）/ 能量源（energy resources）：Neuman 认为所有生命体都有一些共同的特征，在人类，这些共同的特征有一个核心，称为基本结构 / 能量源。对于人来说，基本结构主要是一些生存因素，如维持正常体温波动范围、遗传反应模式和器官的优势及劣势。个体的先天的特性，如认知能力、自我等也属于基本结构。每一个个体系统都是在基本结构范围内，具有不同程度反应特征的复合体。基本结构受到个体的生理、心理、社会文化、生长和精神 5 个变量的相互作用的影响。基本结构一旦遭到损害，个体便处于危险之中。

　　（3）弹性防御线（flexible line of defense）：弹性防御线又称动态防御线，是位于正常防御线外围的虚线，构成了个体系统的最外层边界。个体系统的弹性防御线可作为一个保护性、滤过性的缓冲系统，以防止外界应激源的直接入侵，保护正常防御线，使个体系统免受应激源的干扰，防止个体系统发生应激反应或产生症状，是个体系统抵御应激源的最初防线。当环境支持并有助于个体的生长发育时，弹性防御线可作为正常防御线的过滤器，允许对个体发展有利的因素穿过正常防御线，以加强基本结构。Neuman 认为，弹性防御线是一种手风琴样的作用机制，它可以在正常防御线之间快速扩张和回缩，该防御线越远离正常防御线，其缓冲、保护作

阅读笔记

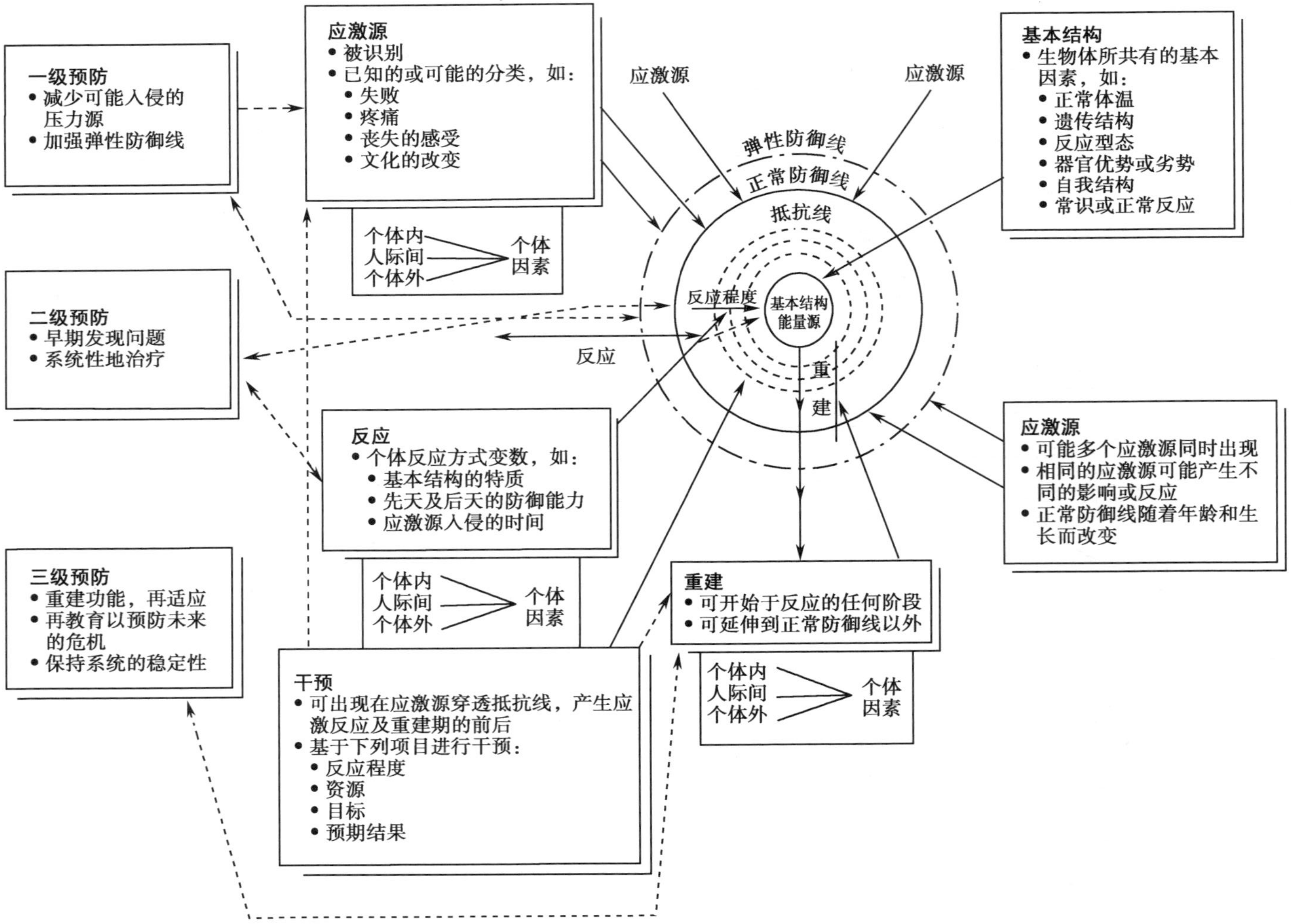

基本结构
生物体所共有的基本因素，如：
- 正常体温
- 遗传结构
- 反应型优势或劣势
- 器官自我结构
- 常识或正常反应

应激源
- 可能多个应激源同时出现相同的影响或反应
- 同时能产生不同的防御线随着年龄和生长而改变
- 正常防御线

重建
- 可开始于反应的任何阶段
- 可延伸到正常防御线以外

个体因素
个体内 → 人际间 → 个体外

应激源
- 被认识别
- 已知的或可能入侵的分类，如：
  - 失败
  - 疼痛
  - 丧失的感受
  - 文化的改变

个体因素
个体内 → 人际间 → 个体外

反应
个体反应方式变数，如：
- 先天及后天的特质
- 基本结构的防御能力
- 应激源入侵的时间

个体因素
个体内 → 人际间 → 个体外

干预
- 可出现在应激源穿透抵抗线，产生应激反应及重建期目进行干预，基于下列程度：
  - 反应程度
  - 资源
  - 目标
  - 预期结果

一级预防
- 减少可能入侵的压力源
- 加强弹性防御线

二级预防
- 早期发现问题
- 系统性地治疗

三级预防
- 重建功能，再适应
- 再教育以预防未来的危机
- 保持系统防的稳定性

应激源　弹性防御线　正常防御线　抵抗线　反应　基本结构　能量源　重建　反应程度

图9-2　Neuman 的个体系统模式图

阅读笔记

用越强；越靠近正常防御线，保护作用越弱。弹性防御线受个体的多种因素影响，例如生长发育状况、身体状况、心理状况、认知技能、社会关系、文化习俗、精神信仰等。只有当弹性防御线不能再保护个体系统对抗应激源时，应激源才会破坏正常防御线，个体才会表现出对应激源产生的反应和症状。

（4）正常防御线（normal line of defense）：正常防御线是位于抵抗线外围和弹性防御线之间的一层实线圈，是个体系统的第二道防御机制，以保护个体系统的稳定性和完整性。个体的正常防御线反映了个体系统的发展变化情况，在个体系统生长发育以及与环境的持续互动过程中，针对内、外环境中的应激源不断进行自身调整、应对和适应后形成的正常稳定的反应范围。个体系统的生理、心理、社会文化、生长和精神变量对环境应激源的调节作用，决定了个体系统的稳定程度或健康水平。正常防御线是一个动态的圆圈，可扩展或收缩，与弹性防御线相比，较稳定，变化速度相对慢得多。正常防御线的存在有利于个体抵抗各种应激源，维持个体日常的健康稳定状态。当个体健康水平提高时，正常防御线向外扩展，抵抗力增强；而当个体健康状况削弱时，正常防御线内收，抵抗力降低。因此正常防御线可作为衡量个体是否偏离正常健康状态的标准。当弹性防御线不足以抵抗应激源的入侵时，应激源作用于正常防御线，个体即产生相应的应激反应，表现为个体系统的稳定性降低，健康水平下降或出现疾病状态。正常防御线的强弱受多种因素影响，包括个体的系统特征、适应方式、生活方式、生长发育阶段、精神因素和文化因素等。

（5）抵抗线（lines of resistance）：紧邻基本结构外层的是一系列抵抗线，以若干虚线圈表示，是护理对象系统的第三道防御机制，是由一些已知或未知的内外因素构成，如个体的免疫防御机制、适应行为和适应时的生理机制等。当来自外界环境的应激源入侵到正常防御线时，抵抗线即被无意识地激活。抵抗线的功能是维持个体内、外环境的协调性，以维护个体系统的稳定性和恢复以往的健康状态。抵抗线包含保护基本结构和修复正常防御线的内在因素，如动员白细胞发挥抗感染作用、激活免疫系统功能等。个体抵抗线的强弱程度因个体的生长发育情况、生活方式、以往的经验的不同而有差异。一旦抵抗线被侵入，如果抵抗线有效，系统平衡便可以恢复，基本结构得以保护，个体可能恢复健康；如果抵抗线无效，个体基本结构会遭到破坏，严重时会导致个体能量逐渐耗竭甚至死亡。

总之，个体系统的上述防御机制，既有先天的，也有后天习得的。个体对应激源的防御力表现为弹性防御线、正常防御线和抵抗线的强度，其中弹性防御线保护正常防御线，抵抗线保护基本结构。当个体系统遭到应激源入侵时，弹性防御线首先被激活，它起到对作用于个体系统的应激源产生抵抗反应并试图维持个体系统的稳定的作用，若弹性防御线抵抗无效，正常防御线受到侵犯，个体系统便会出现应激反应及一些症状，此时抵抗线被激活，若抵抗有效，个体可恢复到通常状态下的健康水平，若抵抗功能失调，则导致个体功能衰竭甚至死亡。个体系统本身的各种防御线和抵抗线，它们彼此间相互运作，以保护个体的基本结构，藉此与环境的互动，促进个体系统的稳定，达到最佳的健康状态。Neuman 认为："我们应果断地抵制孤立看待我们的服务对象的观念，必须按照系统、整体的原则来思考和行动。系统性、整体性思维可使我们充分重视个体各组成部分之间的内在联系，避免传统上对人认识的片面性和封闭性。"Neuman 的这一论述为国内外护理界所广泛认同，并反映了整体护理的哲学思想的核心观点。

2. 环境　环境（environment）是围绕个体或个体系统的所有内部和外部的因素或影响。个体可主动影响环境，也可被环境因素所影响，这种影响可以是正性的，也可以是负性的。个体与环境之间的输入、互动、输出、反馈是循环的过程，个体与环境之间的关系是相辅相成的。Neuman 将环境分为内环境、外环境、自生环境 3 种类型。

（1）内环境（internal environment）：内环境指个体系统内部的所有相互作用的影响因素。

阅读笔记

包括存在于个体内部的因素或个体内部的应激源及相互作用,如疾病、先天缺陷、不良情绪等。内环境是个体系统内部应激源的来源。

(2)外环境(external environment):外环境指个体系统外部的所有相互作用的影响因素。例如:污染、气候、贫穷、人际关系、护患冲突等。外环境是个体系统之外和人际间应激源的来源。

(3)自生环境(created environment):自生环境是指处于开放系统中的个体应对应激源的威胁,为保护和维持自身稳定性、统一性和整合性,对系统的能量源、防御功能等各种变量进行有意或无意的动员和利用,使能量在内环境和外环境之间相互交换而形成的独特环境。自生环境是 Neuman 的系统模式中一个独特的概念。自生环境是透过潜意识所发展出来的一种具有目的的环境,是系统整体性的象征。自生环境具有保护系统的安全运作、调整个体某一阶段的健康状态的功能。自生环境是为个体提供一个保护性的应对屏障或安全领域,可改变个体系统对应激源的反应,其作用有如安全的储水池一般,可以随时发挥作用。自生环境普遍存在于所有的系统,无论是大系统还是小系统,在特定的需求下,它自然地产生,并可随着情况的需要增加或减少。自生环境可超越、取代或覆盖个体的内环境和外环境。

自生环境在决定对应激源的反应中发挥重要的作用。自生环境的产生是有目的性的,但它却是在个体现有的社会心理和生理的作用下无意识地形成的,是一个自助的现象,是基于不可见的、潜意识的知识、自尊、信念、能量交换、系统变量与先天遗传特质而来,可以反映出应激源作用于个体的弹性防御线、正常防御线和抵抗线时个体的即时健康状态,是一个不停歇的调整过程。自生环境是一种主观的安全机制,以假设健康的方式阻止个体系统感知真实的环境和自身实际的健康。即自生环境创建了一个"绝缘环境",改变个体系统对应激所产生的或可能产生的反应,如个体采用身体僵硬或肌肉收缩(生理上)、否认或嫉妒(心理上)、生存模式中延续生命周期(发展)、需要社会空间(社会文化)和维持希望(精神上)等来帮助个体有效地应对应激情形、保护自己。所有基本结构中的因素与系统中的变量都受此自生环境的影响,也同时影响此环境。

(4)应激源(stressors):在 Neuman 的系统模式中应激源是来自环境中的,威胁个体的弹性防御线和正常防御线,引发紧张并影响个体稳定和平衡状态的所有刺激或力量。应激源可独立存在,也可多种应激源同时存在。应激源可对个体系统产生正性或负性的影响,其影响力或影响的性质主要取决于应激源的性质、强度和持续时间,同时也受个体应对应激所能够动用的能量、个体既往应对应激的经验和现在的状况、个人所具备的应激能力及应激的态度的影响。在某一个时间内,个体受到特定应激源的影响而有负性的结果产生时,此应激源对个体不一定永远具有伤害性,因为个体与环境的互动是处在一种相互性的关系中,其互动的结果即是对系统进行调整或纠正,继而在以后改变自己对同一个应激源的反应型态。个体系统抵抗应激源能力的强弱取决于个体系统 5 个变量之间的相互作用关系及特性。为了提高个体系统的应激能力,需要应用 3 级预防措施控制应激源,增强防御系统的功能,以帮助个体系统保持或恢复平衡稳定,获得最佳的健康状态。

Neuman 将应激源分为 3 个类别:①个体内应激源:个体内应激源(intrapersonal stressors)指来源于个体内部、与个体的内环境相关的应激源,例如:条件反射、自身免疫反应。②人际间应激源:人际间应激源(interpersonal stressors)指来源于两个或两个以上个体之间互动产生的应激源,例如:家庭关系危机、同事关系危机、人际沟通障碍、护患冲突、上下级关系冲突等。③个体外应激源:个体外应激源(extrapersonal stressors)指来源于个体系统之外、作用的距离比人际间应激源更远的应激源,例如:社会相关政策的变更、经济环境改变、气候恶化、环境改变等。

3. 健康　在 Neuman 的早期著作中,并没有提到健康(health)的概念,随着系统模式的发展,她认为健康是在特定的时间内,个体系统对应激源的正常反应范围内所达到的、最理想的稳定和协调状态。健康是一个连续性的状态,最佳健康与疾病可以被视为这一连续性的两端。由于个体系统的基本结构因素及对环境的应激源的调节与适应性影响,个体在其整个生命周期中可处于不同水平的健康状态。个体的健康随时间在一定范围内从康强到疾病发生动态变化,其水平随个体系统的基本结构及其对环境应激源的反应和调节的不同而改变。Neuman 曾用能量学说来解释人的健康水平的升降,她指出,健康如同一种能够保存和促进系统完整存在的"活生生的能量",该能量不断地在个体系统和环境之间流动。当个体能量的产生和积累大于消耗时,个体的完整性、稳定性增强,个体趋于最佳的健康状态,逐步迈向康强;当能量的产生和存储不能满足机体所需时,个体的完整性、稳定性减弱,健康水平降低,逐渐发生病变,若未能及时纠正,最终导致死亡。康强 - 疾病连续体示意图见图 9-3。

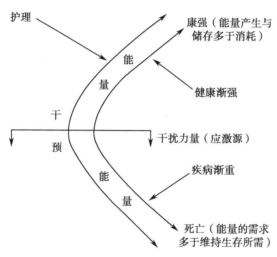

图 9-3　康强 - 疾病连续体示意图

4. 护理　Neuman 强调护理(nursing)的整体性和系统性,护理应从整体的角度来考虑个体系统的问题。她认为"护理是关注影响个体应激反应的所有相关变量的独特的专业"。这一专业与影响个人应激反应的所有变量有关。她应用了重建(reconstitution)这一概念来阐述护理活动。重建是指个体对来自环境内部或外部的应激源的应对,以达到适应的过程。重建可出现在应激反应的任何阶段,护理的价值就体现在帮助个体重建后,个体的正常防御线可超越以往的范围。Neuman 认为护理应关注所有来自个体内、人际间、个体外的应激源,关注这些应激源与个体在生理、心理、社会文化、生长和精神领域所产生的反应。护理的任务是通过对来自环境的应激源可能产生的反应进行准确地评估,并对个体做出有目的地调整,避免或减少应激源及其带来的不良反应,以维持个体系统,尽可能达到或维持理想的健康水平,保持个体系统的稳定性。护理的对象可以是个体、家庭、群体、社区。护理行为即是以 3 级预防措施作为干预手段,使个体系统保存能量,重建、达到或维持理想的健康状态,以维护系统的稳定性、和谐性以及平衡性。3 级预防措施包括:

(1)一级预防:在个体系统对应激源产生反应之前,可通过一级预防质疑或识别该应激源,减少个体系统遭遇应激源的概率。一级预防的目标为避免应激源和减少危险因素,保护正常防御线,加强弹性防御线,以预防不适应状况的发生,维护健康状态。当危险已知,而个体尚未发生反应时,护理人员即可提供一级预防措施,如预防接种、肌肉放松训练、建立健康的生活方式、个体的健康管理教育等。

(2)二级预防:二级预防发生在当应激源穿过正常防御线导致机体发生应激反应时,可加强内部抵抗线,以保护基本结构。二级预防的目标是通过适当的症状管理,使个体系统纠正不适应,重建稳定性,保存能量,恢复以往的健康状态。当个体症状发生后,治疗和护理可在任何时刻开始,通过对个体内部、外部资源的最大利用,借助加强内在抵抗线,促进个体稳定,以减轻反应。经过治疗和护理,个体的能量可能随反应程度增加而重建,并超越先前的正常防御线或平时的健康状态。若个体无法重建,基本结构瓦解,将导致死亡。

（3）三级预防:三级预防通常出现在"处理阶段",即治疗和护理之后,其目标是支持现存的防御强度与保存系统能量,帮助个体维持系统稳定和健康状态,以预防不良反应再次出现或目前的健康状况进一步恶化,重建或恢复到以往的健康状态。其干预措施与一级预防有些类似,例如健康教育,有不同的是,这些措施往往出现在不良反应发生以后。所以,三级预防是在处理和治疗时进行健康维持,帮助个体康复。该阶段通过结构重建对二级预防的输入与输出进行反馈,其成功与否取决于对个体资源的动用是否成功,以预防应激反应重新出现或加剧。

Neuman 的系统模式是一种预防性的护理模式,见表 9-1,在该模式下设计护理过程,见图 9-4,以建立相关的目标、发现个体各种体验的价值、存在的需求与满足需求的资源。Neuman 的系统模式以最佳健康状态为护理导向,认为环境中的应激源一直影响着个体/个体系统,因此促进健康成为个体与护理者关注的主要部分。概括 Neuman 对护理的阐述,可用图 9-5 表示。

表 9-1　Neuman 的系统模式中护理活动的预防措施的形式

一级预防	二级预防	三级预防
1. 分析威胁个体/个体系统稳定状态的应激源,避免应激源侵入。	1. 应激源侵入后,保护基本结构。	1. 重建期、在治疗后达到与维持最佳的健康或稳定状态。
2. 提供信息,以达到或加强个体/个体系统已有的强度。	2. 调整内在的或外在的资源,以达稳定状态与能量保存的最佳情况。	2. 视需要教育、继续教育和(或)再指导。
3. 支持正向适应与发展功能。	3. 促使有目的的操控应激源与对应激源的反应。	3. 支持个体/个体系统确定适宜的目标。
4. 减少现存的或可能的应激源。	4. 激发、教育将个体/个体系统纳入预定的健康目标的制定。	4. 协调与整合健康资源。
5. 维持最佳健康状态。	5. 促使采取适当的治疗与护理措施。	5. 提供所需的一级和(或)二级预防措施。
6. 协调与整合专业间与流行病学资料。	6. 支持正向因素朝向最佳健康状态发展。	
7. 教育或再教育。	7. 协调与整合,加强代言。	
8. 使用将应激因素转为正向的策略	8. 提供所需的初级预防措施。	

(三) Neuman 的系统模式与护理程序

在 Neuman 的系统模式中,护理程序包括做出护理诊断、制订护理目标、评价护理结果。

1. 提出护理诊断　护士通过收集到的个体/个体系统的相关评估资料,做出对个体系统在生理、心理、社会文化、生长和精神方面的护理诊断,并评估该 5 个变量之间的相互作用。一个完整的护理诊断应包括个体/个体系统的一般状态或情况,及个体/个体系统现存或潜在的问题。Neuman 的系统模式的评估和干预指南见表 9-2,Neuman 的系统模式的评估和干预工具见表 9-3。护士通过以下方面识别护理问题:

（1）评估个体/个体系统基本结构和能量源的现状和优势。

（2）评估个体/个体系统的弹性防御线、正常防御线的防御功能,抵抗线、潜在反应、现有的反应和潜能在反应发生后的重建情况。

（3）评估威胁个体/个体系统稳定的内外环境应激源。

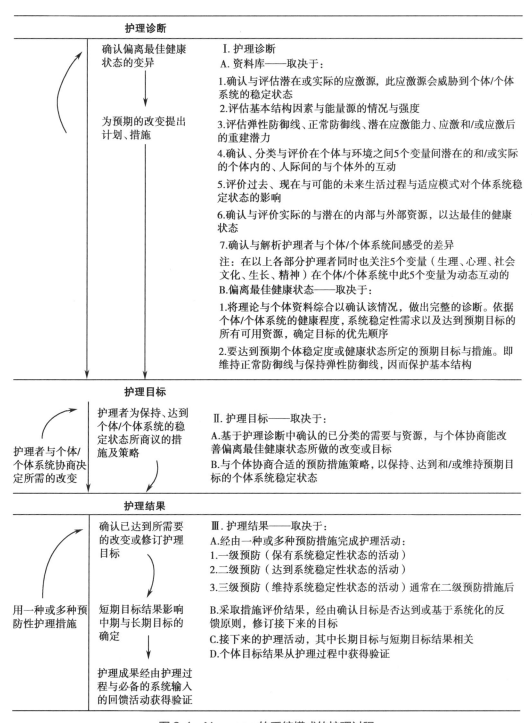

护理诊断

确认偏离最佳健康状态的变异

I. 护理诊断
　A. 资料库——取决于：

1.确认与评估潜在或实际的应激源，此应激源会威胁到个体/个体系统的稳定状态

2.评估基本结构因素与能量源的情况与强度

为预期的改变提出计划、措施

3.评估弹性防御线、正常防御线、潜在应激能力、应激和/或应激后的重建潜力

4.确认、分类与评价在个体与环境之间5个变量间潜在的和/或实际的个体内的、人际间的与个体外的互动

5.评价过去、现在与可能的未来生活过程与适应模式对个体系统稳定状态的影响

6.确认与评价实际的与潜在的内部与外部资源，以达最佳的健康状态

7.确认与解析护理者与个体/个体系统间感受的差异

注：在以上各部分护理者同时也关注5个变量（生理、心理、社会文化、生长、精神）在个体/个体系统中此5个变量为动态互动的
　B.偏离最佳健康状态——取决于：

1.将理论与个体资料综合以确认该情况，做出完整的诊断。依据个体/个体系统的健康程度，系统稳定性需求以及达到预期目标的所有可用资源，确定目标的优先顺序

2.要达到预期个体稳定度或健康状态所定的预期目标与措施。即维持正常防御线与保持弹性防御线，因而保护基本结构

护理目标

护理者为保持、达到个体/个体系统的稳定状态所商议的措施及策略

II. 护理目标——取决于：

A.基于护理诊断中确认的已分类的需要与资源，与个体协商能改善偏离最佳健康状态所做的改变或目标

护理者与个体/个体系统协商决定所需的改变

B.与个体协商合适的预防措施策略，以保持、达到和/或维持预期目标的个体系统稳定状态

护理结果

确认已达到所需要的改变或修订护理目标

III. 护理结果——取决于：
A.经由一种或多种预防措施完成护理活动：
1.一级预防（保有系统稳定性状态的活动）
2.二级预防（达到系统稳定性状态的活动）
3.三级预防（维持系统稳定性状态的活动）通常在二级预防措施后

用一种或多种预防性护理措施

短期目标结果影响中期与长期目标的确定

B.采取措施评价结果，经由确认目标是否达到或基于系统化的反馈原则，修订接下来的目标
C.接下来的护理活动，其中长期目标与短期目标结果相关
D.个体目标结果从护理过程中获得验证

护理成果经由护理过程与必备的系统输入的回馈活动获得验证

图9-4　Neuman 的系统模式的护理过程

（4）通过发现个体/个体系统自生环境的自然特性评估个体/个体系统的自生环境。

（5）评估潜在的或现存的个体内、人际间、个体外的因素与环境的相互作用。

（6）评估影响个体稳定状况的以往、现在、将来的生活方式以及个体的应对型态。

（7）评估个体为达到健康状态可利用的、潜在的或现存的内部和外部资源。

（8）护士通过将个体数据资料与来源于护理和辅助学科的相关理论进行综合，识别个体的健康变异程度。

阅读笔记

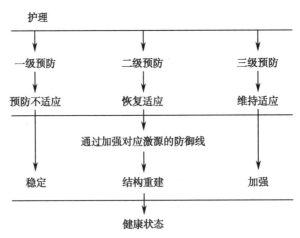

图9-5　Neuman对护理的阐述示意图

表9-2　Neuman的系统模式的评估和干预指南

	一级预防	二级预防	三级预防
应激源（包括个体内、人际间、个体外应激源）	隐藏的或潜在的应激源	明显的、现存的或已知的应激源	明显的残余的应激源（一般是潜在的）
反应	假设性的，或根据已有知识估计而得的	表现出明确的症状或应激反应	假设性的或已知的残余症状或已知的应激因素
评估（包括个体系统5个变量及其相互作用的评估）	● 根据对个体评估资料、个体的经验或理论获得 ● 根据护士和患者的感知体察到的危险因素 ● 患者经历的意义 ● 生活方式的相关因素 ● 以往的、现有的、可能采取的应对方式 ● 个体差异性 ● 注意：由于个体和护士的感知不同而出现的问题	● 根据个体反应的特征和程度而定 ● 评估个体的内部和外部可利用的资源以抵抗不良反应 ● 目标的合理性：通过与患者合作，共同设定护理目标	根据个体经过干预和治疗后的稳定程度、结构重建的潜力、状况和可能退化的因素而决定
干预（包括个体系统5个变量及其相互作用的干预）	● 强化个体的弹性防御线及抵抗因素 ● 提供有利信息，开展教育 ● 提倡积极应对 ● 进行对应激源的脱敏 ● 避免与应激源接触 ● 强化个体的抵抗因素 ● 整合多学科理论和流行病学资料	● 健康变异度——根据患者的症状做出护理诊断 ● 设立护理目标的优先顺序 ● 识别个体系统5个变量的优势和劣势 ● 根据患者对治疗的反应调整护理目标和护理措施的优先顺序 ● 针对不适应的状况进行干预 ● 充分利用内部和外部资源，例如保存能量、减少噪音、提供经济资助等	在个体重建并达到或维持最佳健康和稳定状态过程中进行：包括： ● 激发动力 ● 进行教育和再教育 ● 行为矫正 ● 使其面对现实 ● 渐进性目标设定 ● 合理利用内部和外部可获得的资源 ● 维持个体最佳的功能水平
措施性质	预防性干预	治疗性干预	康复性干预

表9-3　Neuman 的系统模式的评估和干预工具

评估内容	内容
1. 一般资料	● 姓名 ● 年龄 ● 性别 ● 职业 ● 民族 ● 婚姻状况 ● 其他相关资料和信息
2. 个体所感知到的应激源	● 您认为目前您的主要健康问题及影响您健康的主要应激来自什么方面？（明确主要问题） ● 您现在的情形与以往的日常生活方式有何不同？（明确生活型态） ● 您以往是否遇到过类似情景？如果遇到过，是怎样的情况？您是如何处理的？是否有效？（明确过去的应对型态） ● 根据您目前的状况，您对您的将来作何种期望？（了解个人期望是否具有现实性） ● 您目前采取了何种措施，或您能够采取何种方法来进行自助？（了解现在和将来的应对型态） ● 您期望医护人员、家属、朋友或其他照顾者为您做些什么？（了解现在和未来可能的应对型态）
3. 照护者所感知到的应激源	● 您认为目前患者的主要健康问题和影响患者健康的主要应激来自什么方面？ ● 患者以往的日常的生活方式和现在有何不同？ ● 患者以往是否遇到过类似情景？如果有，他是如何处理的？你认为处理得是否有效？ ● 根据患者目前的状况，患者对其将来作何种期望？ ● 患者能够采取何种方式来进行自助？ ● 您认为患者期望医护人员、家属、朋友或其他照顾者为他做些什么？ 提示：根据上述评估，特别注意患者和护理者对应激源感知的差异和曲解
4. 个体内部因素	● 生理性因素：例如活动性、身体功能等 ● 心理社会文化因素：例如态度、价值观、期望、行为特征、应对方式等 ● 生长发展因素：例如年龄、认知发展程度等 ● 精神信仰因素：例如信仰、人生观等
5. 人际间因素	可能或已经对个体内部因素造成影响的家庭成员、朋友、护理者之间的关系
6. 个体外部因素	可能或已经对个体内部因素、人际间因素造成影响的社会政策和设施、经济状况、工作状况等
7. 形成护理诊断/问题	根据对患者的感知、护理者的感知以及其他相关资料（如实验室检查等）确定患者的需求，排列需求的优先顺序

2. 制订护理目标　护士提出的护理目标和干预措施将有助于为个体/个体系统提供最高水平的稳定或健康，如维持正常防御线、保持弹性防御线。

（1）护士通过与个体协商，根据个体的需求和可利用的资源，制定适宜的护理目标，以纠正偏离。

（2）护士的首要护理目标是考虑个体/个体系统的健康水平，个体/个体系统经验的意义，系统的稳定性需要和全部的可获得的资源。

阅读笔记

（3）通过和个体协商，采取3级预防中的一个或几个作为护理干预措施，整合理论和评估资料，确定护理目标及其优先顺序，以保持、达到、维持个体系统的稳定性。

3. 评价护理结果 护士评价护理结果的有效性，包括：

（1）评价个体应激源的变化和排序的更改、个体防御线的变化、个体应激反应的缓解程度。

（2）和个体/个体系统确认护理目标是否已经达成。

护士在必要时应进行再评估，以提高护理干预的有效性。再评估应包括以下内容：①应激源的改变或排列顺序的改变；②个体内部因素的改变；③人际间因素的改变；④个体外部因素的改变。经过再评估后，个体的一级预防、二级预防、三级预防的内容和优先顺序要进行适当调整或修改。通过对个体的情况的评估，可为个体系统的5个变量和环境之间的关系提供现存的、进行式的、深入的分析。护士与个体/个体系统在必要时会重新组织护理目标。

四、模式的应用

Neuman 的系统模式在国内外护理学实践领域中应用十分广泛。

（一）在临床和社区护理中的应用

Neuman 的系统模式是基于护理实践的，该理论被广泛应用于健康促进和患者的护理中，在个人、社区、家庭等不同的健康领域应用广泛。在社区中，Neuman 的系统模式被广泛应用于社区健康的指导、社区慢性病（如癌症、精神疾病、慢性疼痛）患者的管理、问题行为（如撒谎）人士的干预、照顾者需求、母乳喂养的指导、有急慢性疾病患者家庭的健康管理、家庭评估的框架的建立、托幼机构的评估工具的研制、无家可归人士的健康需求评定等。Neuman 的系统模式被广泛用于对于医院内不同疾病患者的护理，如围生期妇女、心血管疾病患者、HIV 阳性患者、脊髓损伤急性期患者、肾脏病患者、老年关节炎患者、癌症患者、临终患者、手术患者等的护理中。此外，Neuman 的系统模式还被应用于对患者家属的评估和指导中，如围手术期患儿的家属、监护室儿童的家属、有不接受复苏的预先指示的患者家属、居家护理的老年人家属等。很多学者也将 Neuman 的系统模式应用于对医院病房护士、社区护士、公共卫生护士、临终关怀护士、社区护士、护理专业学生的评估以及应用于对护士工作压力、职业倦怠、评判性思维等的协同评定和研究中。

（二）在护理教育中的应用

Neuman 的系统模式最初是作为一种教育模式提出的，随着 Neuman 的系统模式的不断完善和发展，它被广泛应用于护理教育实践活动中。目前 Neuman 的系统模式在护理教育中的应用主要体现在三个方面：

1. 课程的建设 Neuman 的系统模式在护理的不同教育层次：硕士研究生教育、本科生教育、专科生教育、护士的继续教育等方面都有广泛的应用。其整体观、3级预防理念等观点为护理教学提供了有效的概念架构。如在美国的纽曼学院，Neuman 的系统模式被成功地用于指导的课程建设和作为指导专升本学生课程的框架、指导某些特殊学生的学习，并被作为指导校际间合作本科教学的框架。Neuman 的系统模式在指导护理课程设置、构建护理教学方法、作为高年级实践教学的理论框架、完善和修改学科领域总的课程体系等多角度都有广泛的应用。

2. 开发教学评价工具 Neuman 的系统模式可被用作开发教学评价工具的理论指导框架，在开发社区教学效果评价工具、临床护理实践评价工具、情景模拟教学效果评价工具中都有广泛的应用。如纽曼学院就以系统模式为理论框架，发展护理评估、干预、评价工具供学生临床实习时应用。这些项目的教师和教学管理者认为，Neuman 理论从整体的视角透彻地看待护理，强调患者的感知，是分析患者健康问题的有效框架。

3. 教学效果的评价 Neuman 的系统模式在世界上多个国家的护理教育评价中应用广泛，如被用于评估课程设置的科学性、评估学生学习效果和教学效果等。

（三）在护理管理中的应用

Neuman 的系统模式被作为社区卫生管理和对医院护理部门的结构和功能进行重组的指导框架，还被作为护理管理者在教育和实践中的管理和领导角色的指导框架，后者还发展了一个工具来评价"护理管理者建立和改变目标的条件"。现阶段，Neuman 的系统模式在综合性医院、慢性病院、社区护理机构、临终关怀机构、家庭健康护理机构、养老院、心理医院、儿童医院的护理管理中都有应用。

（四）在护理研究中的应用

Neuman 的系统模式被广泛应用于护理科研中，在质性研究和量性研究中都具有较好的应用性，为护理科研过程中的资料收集、整理和分析提供了理论依据。特别是在评价应对特定应激源患者的护理效果中应用广泛。很多学者以 Neuman 的系统模式为理论框架，研制临床护理评价以及护理教育评量工具，目前已经有百余种护理研究评量工具是基于 Neuman 的系统模式研制的，经过应用及评价，大部分工具具有较好的适用性。

（五）由 Neuman 的系统模式发展的理论

一些护理理论家在 Neuman 的系统模式基础上发展了一些中域理论，如 Lamb 于 1999 年发展了最优学生系统稳定性理论（Theory of Optimal Student System Staility）；August-Brady M 于 2000 年发展了预防干预理论（theory of prevention as intervention）；Casalenuovo 于 2002 年发展了幸福感理论（Theory of Well-Being）；Stepans 和 Knight 于 2002 年发展了婴儿暴露于环境烟草烟雾理论（Theory of Infant Exposure to Environmental Tobacco Smoke）。

五、模式的分析与评判

Neuman 的系统模式经过近几十年在全球范围内的应用，显示出该模式具有成熟的文化关联性和良好的跨学科的应用性能，其广泛的、灵活的结构保证其持久的适应性。Neuman 的系统模式具有一定的高度和广度，契合护理发展的时代需求，该模型的关键组成：与内外环境之间进行相互作用的个体系统的五个变量以及为个体的最佳健康提供了防御的三个防御水平为相关的目标规划和干预提供了具体的方向。Neuman 的系统模式理论主要具有以下特点：

1. 性质为广域理论，应用宏观性的概念框架分析护理现象，对护理实践具有较宽广的指导意义。

2. 运用该模式，服务对象可从个体扩展到家庭、群体、社区，因此可应用到各种场所的护理，例如医院、家庭、社区、学校等。

3. 该模式的整体观、系统观有利于进行全面的评估，以识别危险因素。

4. 该模式鼓励个体在可能时参与自身的护理活动，并与护理人员共同制订护理目标。

5. 该系统模式的 3 级预防的干预措施有利于护理的全面性和深入性。

6. 该模式提供了实践应用的结构和护理行为的方向，同时也具有灵活性，可适应不同个体的不同需要。

7. 该模式的术语容易被护理人员理解和接受。由于该模式借鉴了一般系统理论、应激理论、整体观、分层预防观等成熟的理论和学说，故其概念和术语容易理解，没有生僻的名词和术语，具有较强的亲民性。

Neuman 的系统模式理论自创立以来，得到了世界上许多国家在临床护理、护理教育、护理研究、护理管理等领域的广泛应用。尤其是在强调整体护理和健康促进的当代护理领域，Neuman 的系统模式有着独特的指导作用。根据该模式设计的护理评估和护理干预工具（表 9-3）以及护理程序中的综合性指南均具有较高的实践应用价值。

阅读笔记

和任何理论一样,Neuman 的系统模式理论也受到学术界的挑战。例如一些学者认为该模式的某些概念过于抽象和宏观、该理论在发展和提炼过程方面缺乏研究证据、该模式不完全合乎逻辑等。Neuman 的系统模式仍在不断地发展和完善中,在这一过程中,一些被质疑的问题正在被逐渐地修正及阐释。应该说,Neuman 的系统模式获得最多的还是肯定与支持,广域性、综合性以及灵活性是该理论的主要特征,这种属性也为发展中域理论、进一步构建护理理论框架提供了较大的空间。这也是 Neuman 期望通过这一模式达到的目的。

六、模式的应用实例

以下是应用 Neuman 的系统模式对一位子宫全切除患者进行评估和护理的实例。

（一）个案介绍

许女士,46 岁,农民,以"月经频多 18 个月,自觉下腹部包块半年,乏力"为主诉就诊。患者贫血貌,腹部超声提示子宫前壁和后壁多发肌瘤,最大 9.2cm×6.9cm×6.3cm,最小 4.2cm×3.8cm×3.3cm。患者血红蛋白 68g/L。活动后心悸、气短。6 年前有阑尾炎手术史。现入院行子宫全切除术。该患者已婚,入院前和丈夫以及 14 岁的女儿住在农村。其母亲经常来看望她。该患者现每日服用铁剂抗贫血。

（二）护理过程

1. 做出护理诊断   首先对患者对应激源的感知进行评估:

● 您认为目前影响您健康的主要压力和困扰有哪些方面?

患者:每次月经期间的疼痛、月经量很大,这些情况一直困扰着我,甚至让我无法照顾家人和孩子。我每个月的月经几乎都会持续 3 周。

护理人员评估:经量过多,疼痛,贫血,患者焦虑。

● 您目前的状况与您以往的日常生活方式有何不同?

患者:现在我无法和往常一样照顾家庭和孩子。平时几乎不敢外出,因为害怕出血太多。经常感到疲劳,这也影响了我和丈夫之间的关系。

护理人员评估:乏力,社会活动和个人活动受限。

● 您以往是否遇到过类似情况?如遇到过,是怎样的情况?您是如何处理的?是否有效?

患者:6 年前我曾经入院做阑尾炎手术,所以我知道住院是怎么回事,对手术也不是很担心。住院期间我母亲会帮我照顾孩子。不过我还是很担心我的孩子和丈夫,不知我住院后他们的生活是不是会受到影响?

护理人员评估:对医院有较好的了解,家庭已做好安排,思念家人。

● 根据您目前的状况,您对您的将来有什么期望?

患者:我希望不再疼痛和月经量过多,希望能恢复以往正常的生活。我知道手术以后我必须注意静养,不能负重,但我相信自己会很快恢复的。我想这次手术和上次是不同的吧。

护理人员评估:对康复速度的期望过高,对此次手术的理解有限。

● 您目前采取了什么措施,或您能够用什么方法来进行自助?

患者:目前我还能够自理,我现在每日服用铁剂治疗贫血,疼痛时也服用一些解热镇痛药。多卧床休息就好一些,我希望自己能自理。

护理人员评估:手术后数日内需要护理人员对其日常生活进行照顾,或许其会对护理人员照护其起居生活感到不适应。

● 您期望医护人员、家属、朋友或其他人为您做些什么?

患者:我母亲会尽可能在我家多待一段时间。我丈夫也希望我能够恢复以往的我,我相信医生和护士会很好地照顾我,但回家后我不希望别人再照顾我。

护理人员评估：有良好的家庭支持，丈夫对其病情担心。估计出院后一段时间内仍然需要护理人员的指导和帮助。

通过上述评估，总结患者的应激源/护理问题为：

（1）个体内部

生理方面：经量多，因贫血而乏力。

心理社会文化方面：对康复速度和预后过于乐观。

生长方面：对其在家庭中的角色感到满意，希望重新回到以往的角色中去。

（2）人际间

生理方面：无法像往常一样照顾家庭，夫妻生活受到影响。

心理社会文化方面：因月经量过多和乏力而影响其参加社会活动。

生长方面：在其手术和康复期间得到家庭支持而能够保持独立。

（3）个体外部

生理方面：手术后数日内日常起居需要照顾。

心理社会文化方面：无经济上的问题，家庭支持好。

生长方面：对失去生育功能没有顾虑。

2. 制订护理　目标患者的护理目标见表9-4。

表 9-4　应用 Neuman 的系统模式制订患者的护理计划

护理问题	护理目标	一级预防	二级预防	三级预防
1. 对手术及预后缺乏了解	1. 住院期间能够解释其手术的意义、治疗配合要点 2. 对康复所需时间有正确的认识		1. 用图谱解释手术过程、手术的必要性和安全性、手术医生的技术水平及麻醉方式 2. 详细介绍术前和术后护理，术后身体的状况，术后可能遇到的问题及应对措施 3. 和患者讨论出院后家里的安排	1. 与患者及其家属商量出院日期 2. 讨论如何使其恢复至正常的生活 3. 出院后 2 周随访其家庭支持状况
2. 对与其家人的暂时分离有些焦虑	能与家人保持至少每日 1 次的联系	允许家属护理及探视	与患者的家属讨论访视安排、告知电话联系的方式	
3. 因贫血导致疲乏	患者能维持日常活动而不感到乏力		1. 解释疲劳的原因 2. 解释并做好术前输血护理，输血时按要求巡视	指导如何从饮食中补充铁元素
4. 疼痛	术后第 2 日患者疼痛评定在 5 分以下	向患者讲解疼痛的分级、疼痛数字评定量表评定其疼痛的方法；向患者说明疼痛的原因、可能持续的时间	每 2h 进行疼痛评定一次，评估疼痛的部位、性质和程度；根据疼痛程度，按医嘱给予镇痛药；指导患者用深呼吸、听音乐的方式转移注意力以缓解不适	

阅读笔记

续表

护理问题	护理目标	一级预防	二级预防	三级预防
5. 术后的潜在并发症:流血	手术残端无出血	向患者讲解术后早期下床(12h 内下床)、早期用力排便(24~48h 内增加腹压的动作)、早期性生活(术后 3 个月内)可引起残端出血	观察阴道流血的量、色、性状;严密监测患者术后生命体征的变化;患者术后下床活动和排便均须有人陪同及协助;评估患者有无头晕、眼花、面色苍白等症状	做好出院指导,讲解术后过早性生活的不利,以预防术后残端出血
6. 潜在并发症:发生下肢深静脉血栓的可能	下肢无肿胀、无疼痛及活动受限	鼓励患者多饮水;避免经由下肢进行静脉输液;使用弹性压力袜;指导患者下肢被动及主动运动;告知早期离床活动的益处	每日检查下肢状况,督促患者术后早期活动,在患者完全恢复活动之前督促患者持续使用弹力袜	出现下肢深静脉血栓,应严格卧床休息,患肢抬高并制动,不再使用弹力袜,不要被动活动及按摩肿胀的肢体,配合进行抗凝治疗
7. 潜在并发症:尿路感染	尿液颜色、量正常,拔出尿管后排尿通畅,无尿频、尿急、尿痛、尿潴留、发热	鼓励患者多饮水;保持会阴清洁	缩短尿管留置时间;留置尿管期间,每天 0.02% 碘伏溶液会阴消毒 2 次	
8. 潜在并发症:手术切口愈合不良	手术切口无红肿、缝合线裂开、渗血、渗液	避免用力咳嗽、便秘及剧烈活动;加强营养;教会患者手术切口保护方法	术后 72h 内测每 6h 体温 1 次;按时换药并检查手术刀口是否有感染及愈合情况	

3. 评价护理结果 护理结果的评价重点在于应激反应的症状,即焦虑、疼痛、月经频多、疲乏、术后并发症等。评价方法是将干预后该患者在知识缺乏、焦虑、疼痛、贫血、疲乏等方面的变化情况与护理目标中制订的相应目标进行比较,以检查目标实现的情况,再根据评价结果修订护理目标和干预措施。

七、主要著作和文献

1. Neuman B, Young R.J. A model for teaching total person approach to patient problems. Nursing Research, 1972, 21(2): 264-269.

2. Neuman B. The Betty Neuman health-care systems model: A total person approach to patient problems// J.P.Riehl and C.Roy(Eds.). Conceptual models for nursing practice. New York: Appleton-Century-Crofts, 1974.

3. Neuman B. The Betty Neuman health care systems model: A total person approach to patient problems// J.P.Riehl and C.Roy(Eds.). Conceptual models for nursing practice. 2nd ed. New York: Appleton-Century-Crofts, 1980.

4. Neuman B. The Neuman systems model. Application to nursing education and practice. Norwalk, CT: Appleton-Century-Crofts, 1982.

阅读笔记

5. Neuman B. Family intervention using the Betty Neuman health care systems model//I.W. Clements and F.B. Roberts（Eds.）. Family health: A theoretical approach to nursing care. New York: Wiley, 1983.

6. Neuman B. The Neuman systems model: Its importance for nursing. Senior Nurse, 1985, 3（3）: 20-23.

7. Neuman B. Family interaction using the Betty Neuman health care systems model//I.W. Clements & F.B. Roberts（Eds.）. Family health: A theoretical approach to nursing care. New York: John Wiley & Sons, 1986.

8. Neuman B. The Neuman systems model explanation: Its relevance to emerging trends toward wholism in nursing. OMVARNAD（Nursing Care Book）. Johnkoping, Sweden, 1986.

9. Neuman B. The Neuman systems model. 2nd ed. Norwalk, CT: Appleton & Lange, 1989.

10. Neuman B. The Neuman nursing process format: Adapted to family case study//J.Riehl-Sisca（Eds.）. Conceptual models for nursing practice. 3rd ed. East Norwalk, CT: Appleton & Lange, 1989.

11. Neuman B. Health as a continuum based on the Neuman systems model. Nursing Science Quarterly, 1990, 3（3）: 129-135.

12. Neuman B. The Neuman systems model: A theory for practice//M.E. parker（Eds.）. Nursing theories in practice. New York: National League for Nursing Press, 1990.

13. Neuman B. The Neuman systems model. 3rd ed. Norwalk, CT: Appleton & Lange, 1995.

14. Neuman B. The Neuman systems model in research and practice. Nursing Science Quarterly, 1996, 9（2）: 67-70.

15. Neuman B, Walker P. Blueprint for use of nursing models. New York: NLN Press, 1996.

16. Neuman B, Chadwick P.L., Beynon C.E., et al. The Neuman systems model: Reflections and projections. Nursing Science Quarterly, 1997, 10（1）: 18-21.

17. Neuman B. Neuman Systems Model and the Omaha System. Image: Journal of Nursing Scholarship, 1998, 30（1）: 8.

18. Neuman B. Leadership-scholarship integration: Using the Neuman systems model for the 21st century professional nursing practice. Nursing Science Quarterly, 1999, 13（1）: 60-63.

19. Neuman B. The Neuman systems model: A futuristic care perspective//N.C.Chaska（Eds.）. The nursing profession: Tomorrow's vision. Thousand Oaks, CA: Sage, 2000.

20. Neuman B, Newman DM, Holder P. Leadership-scholarship integration: using the Neuman systems model for 21st century professional nursing practice. Nursing Science Quarterly, 2000, 13（1）: 60-63.

21. Fawcett J, Watson J, Neuman B, et al. On nursing theories and evidence. The Journal of Nursing Scholarship, 2001, 33（2）: 115-119.

22. Neuman B, Fawcett J. The Neuman system model. 4th ed. Upper Saddle Reiver, NJ: Prentice-Hall, 2002.

23. Neuman B, Reed KS. A Neuman systems model perspective on nursing in 2050. Nursing Science Quarterly, 2007, 20（2）: 111-113.

24. Neuman B, Fawcett J. The Neuman Systems Model. 5th ed. Upper Saddle River, NJ: Prentice Hall: 2010.

25. Neuman B. Thoughts about the Neuman systems model: a dialogue. Interview by Jacqueline Fawcett. Nursing Science Quarterly, 2012, 25（4）: 374-376.

【思考题】

1. 如何理解 Neuman 的系统模式中"个体/个体系统"的多维性？

2. 自生环境是 Neuman 的系统模式中的一个独特的概念，请举例说明什么是自生环境？

3. 社区护士为辖区中的精神分裂症患者提供用药依从性的指导以稳定患者的病情。根据 Neuman 的系统模式，该社区护士使用的是哪个层次的预防措施？

（臧　爽）

阅读笔记

第十章　多萝西亚·E·奥瑞姆的自护模式

【关键术语】

自护（self-care）

自护力量（safe-care agency）

自护需求（self-care requisites）

一般的自护需求（universal self-care requisites）

发展相关的自护需求（developmental self-care requisites）

健康不佳时的自护需求（health-deviation self-care requisites）

治疗性自护需求（therapeutic self-care demand）

基本条件因素（basic conditioning factors）

自护缺陷（self-care deficit）

护理力量（nursing agency）

护理系统（nursing system）

全补偿系统（wholly compensatory system）

部分补偿系统（partly compensatory system）

辅助—教育系统（supportive-educative system）

Dorothea Elizabeth Orem（多萝西亚·E·奥瑞姆）的自护模式认为个人应对其健康负责，提出自我护理是人类个体为保证生存、维持和增进健康与安宁而创造和采取的行为，强调护理的最终目标是恢复和增强个体乃至整个社会的自护能力。Orem 的自护模式主要由自护理论、自护缺陷理论和护理系统理论组成。自护理论主要阐述"什么是自护，人有哪些自护需求"；自护缺陷理论主要阐述"什么时候需要护理"；而护理系统理论则关注"如何通过护理系统帮助个体满足其治疗性自护需求"。其中，自护缺陷理论是该理论的核心。自护模式对当前护理实践工作有着重要而现实的指导意义，并能从个体、家庭、群体及社会等各个层次进行综合考虑和运用。

阅读笔记

一、理论家简介

Orem 于 1914 年出生于美国马里兰州巴尔的摩市一个建筑工人的家庭。1930 年毕业于华盛顿特区普罗维登斯医院护士学校,获大专学历。先后在儿科、内外科、急诊室工作过。1939 年在美国天主教大学(Catholic University of America)获护理学学士学位后,于普罗维登斯医院底特律护士学校任教。1945 年获美国天主教大护理教育硕士学位,之后任普罗维登斯医院底特律护士学校校长。1949 年在印第安纳州卫生局医院分部工作。1957 年在华盛顿州卫生教育福利部教育司任职,主管护师培训工作。1959 年到天主教大学任教并担任护理系主任。1970 年离开天主教大学,开办自己的咨询公司,1984 年退休。Orem 工作经历丰富,先后担任过临床护士、护士长、实习带教老师、护理部主任、护理教育咨询专家、护理研究者等多重角色,对临床护理、护理教育、护理科研等领域的工作有着深刻的体验和感受,为其理论发展打下了坚实的实践基础。

正是这种执著的探索和不懈的追求,使 Orem 成为当代美国著名的护理理论学家之一,其自护模式也对护理学科的发展做出了重大贡献。由于在护理理论发展方面所作出的杰出贡献,Orem 获得了若干荣誉学位和奖励,包括华盛顿特区乔治城大学(Georgetown University)的理学博士(1976)、得克萨斯州圣道大学(University of Incarnate Word)的理学博士(1980)、伊利诺伊卫斯理大学(Illinois Wesleyan University)的文学博士(1988)、天主教大学的校友成就奖(Alumni Achievement Award, 1980)、美国护理联盟的琳达•理查兹奖(Linda Richards Award, 1991)、美国护理科学院传奇院士(1992)、国际护理荣誉会(Sigma Theta Tau)的 Edith Moore Copeland 杰出创新奖(1997)。

研究历史

———— 自护模式的构建和发展历程 ————

自护模式的构建始于 1958 年,Orem 担任华盛顿州卫生教育福利部教育司护理咨询顾问期间。1959 年,Orem 出版了《职业护理教育课程设置指南》(Guidelines for Developing Curricula for Education of Practical Nurses),并指出当人们因健康问题无法自我照护时,就产生了对于外来照护的需求,而护理则是为人们提供照护的职业。该书被认为是自护模式的雏形。1971 年正式出版的《护理:实践的概念》(Nursing: Concepts of Practice)一书则被认为是 Orem 自护模式的精髓和结晶,融入了她丰富的个人工作经验以及结合哲学、心理学、物理学、社会学、逻辑学等方面的思考。该书于 1980 年、1985 年、1991 年、1995 年及 2001 年五次再版。第 1 版主要针对个人,阐述了个体的自护、自护需要和自护能力;第 2 版则延伸到家庭、团体及社会,阐述了人群的自护概念;第 3 版将自护模式进一步发展成为自护理论、自护缺陷理论和护理系统理论;第 4 版重点阐明自护缺陷理论,并加强了在儿童、团体和社会应用方面的内容;第 5 版从个体、家庭、群体和社会方面综合阐明了自护模式在临床护理、护理管理、护理教育和护理科研等领域的应用;第 6 版进一步强调了人际间的护理和增加了对心理健康的重视。每一版之间,除 Orem 本人进行了相关修改外,也融入了同期不同护理专业人士在不同情境下对自护模式进行的应用研究。

(来源:姜安丽. 护理理论. 北京:人民卫生出版社,2009.)

阅读笔记

二、模式的来源

为了建立其学说,Orem 曾对逻辑学及玄理论进行了研究,并阅读了大量有关哲学、心理学、物理学和社会学的文献。此外，Orem 的自护模式也借鉴了部分理论家，如马斯洛的需要层次理论、埃里克森（Erikson EH）的心理社会发展理论、塞里（Selye H）的应激理论等理论的观点或思想。Orem 谈到自护是以需要为基础的同时，也再三强调了理解护士和患者的角色的重要性。因此可以说，Orem 的自护模式是根据其丰富的个人护理经验以及结合哲学、心理学、物理学、社会学、逻辑学等综合学科的多角度、多层面的思考而形成的。在形成理论的过程中，Orem 十分注重科学与艺术的意义，强调其学说是护理学发展的基本框架，而艺术是护理学本质的体现，因此，Orem 的学说也具有现象学基础和人文精神导向。

与其他理论总是或多或少起源于某些学说有所不同，Orem 的学说受其个人专业经历的影响更大，包括其在从事内外科护理、小儿科护理，担任医院护理部副主任以及护理教育者的工作经验。例如，自护模式的研究始于 1958 年，当时，Orem 在华盛顿州卫生教育福利部教育司担任护理咨询顾问，参加了一项旨在改进职业护士（vocational nurse）训练的计划，在研讨中，激发了其对"护理是什么？护士应该做些什么？护士的工作成效是什么？""人们为什么需要护理？一个人处于怎样的情况下，需要与其他人一起决定是否应该接受护理照顾？"等问题的兴趣，进而积极寻求答案，其学说就是基于对以上问题的探索而形成和发展起来的。

三、模式的基本内容

（一）理论的基本假说

20 世纪 70 年代初，医学发展和疾病谱的变化，社会价值、社会文化以及公众对健康态度的转变，导致对护理需求的增长，这些都为自护模式的发展提供了时代背景。为此，Orem 确立了自护模式的基本假说：

1. 外显假设

（1）护理是护士为他人度过某一特殊时期而提供的审慎的、有目的的护理服务。

（2）人能够并且愿意为自己或其家庭的其他成员提供照护。

（3）自我护理是生命过程中的重要组成部分，是维护健康、发展和幸福所必不可少的。

（4）教育和文化可对个体产生影响。

（5）自我护理的获得可通过彼此间的交流沟通获得。

（6）自我护理包含审慎地、有计划地和有步骤地满足实际存在的需求。

2. 隐含假设

（1）人的照护能力在不断挖掘中发展，在相互传递中得到体现和提高。

（2）正常的成年人有责任和义务为家庭中那些自我护理能力不足的人提供帮助。

（3）人是独立的个体，不同于环境中的其他客观物体，人可以发现、发展和传递满足不同需要的途径。

（4）人都会经历自护活动受限，或生活承受力和功能调节力的缺乏；当人的自我照护能力不能满足自护需要、无法照顾自己时，就产生了自护不足，就需要他人的照顾。

（5）社会团体有义务和责任为自护不足的人提供照护。

（二）自护模式中的主要概念

为了更清晰地阐明自护模式，Orem 提出了其理论概念框架图如图 10-1 所示。图中明确地展示了其主要概念，下文将详细介绍这些概念的定义和内涵。

1. 自护（self-care）　自护又称为自我护理，是个体为维持生命、个体功能、自身发展和精神完好状态而采取的一系列活动。

自护是一种通过学习或经他人指导和帮助而获得的、连续的、有意识的行为。人的自护能力从日常生活中得到发展，人成长的过程就是自护能力逐渐形成的过程。自护行为包括调查、判断、决策以及调控与生存和发展有关的行为，其基本职能包括：①维持健康；②预防疾

阅读笔记

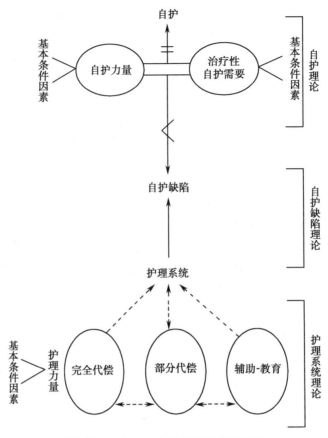

图10-1　Orem自护模式概念框架图

病;③自我诊断、自我用药、自我治疗;④参加康复活动。完成自护活动需要智慧、经验和他人的帮助。当个体能有效地进行自护时,则有助于维护人的整体性并促进个体功能的发展。一般来说,人都具有适应外界环境变化的能力,因此有健康状态下的自护和疾病状态下的自护两类行为。健康成人不需要别人的帮助,具有进行自护的能力。而一旦健康状态发生变化,以致必须依赖他人才能生活或维持生命时,就由自我护理者变为护理接受者。护理就是要帮助患者通过自护活动,弥补体力、意志、知识的不足,逐步恢复自主生活的能力,适应社会需要。

与自护相对应的概念是依赖性照护(dependent care),指个体为帮助其负责的依赖者(即被照顾者)维持生命、健康和精神完好,以及管理和发展自护能力而采取的一系列活动。

2.自护力量(self-care agency)　自护力量又称自我护理能力,是一个身心发展趋于成熟或已成熟的人后天获得的一种综合能力,用于使个体能够意识到并满足其维持正常功能和发展的需求。

与自护力量相对应的是依赖性照护力量(dependent care agency),指个体意识到并满足其所负责的依赖者的自护需要,并管理和发展依赖者的自护能力的能力。个体、家庭以及各种形式的集体都具有依赖性照护力量。

3.能力组成成分(power components)　为便于更好地认识和评价个体的自护能力,Orem提出了能力组成成分的概念,并将其定义为个体能发动并完成自护活动的能力构成部分。Orem将其归为10个:①意识到并不断实践如下认知的能力:自己应承担自护的责任,并应对各种内外影响因素对于自护的影响;②对发起和维系自护行动的身体能量的控制能力;③对发起和完成自护行动的身体姿势的控制能力;④有自己的自护参照框架,可依据此框架推理出应采取何种自护行为的能力;⑤具备发动自我照护行为的动机;⑥做出并执行自护决策的能力;⑦获得、保持并运用有关自护所需要的技巧性知识的能力;⑧在自理活动中运用认知、感知、操作、沟通、人际交往等技巧的能力；⑨为完成自我照护，能按照轻重缓急来安排各项自理活动先后次序的能力；⑩保持自理活动的连续性，并能将其与个人、家庭或社区生活相整合的能力。

4. 自护需要（self-care requisites）　自护需要指那些公认的或是假设的、为管理个体的功能、发展和精神完好而必须被执行的活动需求。Orem 指出为帮助个体选择合适的自护行为，自护需要的表达中应包括以下两个方面：一是应执行什么活动，二是执行该活动的目的。例如：摄入平衡膳食的需要：考虑到个体的能量需求和环境的影响，目的在于满足个体的代谢需要，以及应注意避免过量以预防肥胖。Orem 将人的自护需要分为 3 类：一般的自护需要、发展的自护需要、健康欠佳的自护需要。

（1）一般的自护需要（universal self-care requisites）：Orem 认为一般的自护需要是人在生命周期各个发展阶段必不可少、与维持人的结构和功能的完整性及生命过程息息相关的需要，具体包括：①摄取足够的空气、水分和食物；②提供与排泄和分泌有关的照护；③维持活动和休息的平衡；④维持独处和社会交往的平衡；⑤避免危害生命、功能和精神完好的因素；⑥满足个体符合社会期望的渴求。

学科前沿

满足一般的自护需要的常见策略

一、摄取足够的空气、水分和食物

1. 能够根据内外环境摄入足以维持正常功能的空气、水和食物。

2. 保护相应解剖结构和生理功能的完整性。

3. 避免暴饮暴食或者酒精成瘾等异常行为。

二、提供与排泄和分泌有关的照护

1. 创建并维持正常排泄和分泌所需的条件因素。

2. 保护相应解剖结构和生理功能的完整性。

3. 做好身体和环境清洁以维持个人卫生。

三、维持活动和休息的平衡

1. 选择那些能够激发以及维系体力活动、情感体验和社会交往之间的平衡的活动。

2. 明了身体对于活动/休息的需求并加以满足。

3. 综合考虑个人的能力、兴趣以及环境的限制，建立自己的活动-休息模式。

四、维持独处和社会交往的平衡

1. 保证个人自主性，并兼顾社会联系以及个体在集体中的角色功能。

2. 建立情感、爱和友谊的纽带；有效地控制出自自私的目的而利用他人的冲动。

3. 创设能提供社交温暖和亲密感的情境。

五、避免危害生命、功能和精神完好的因素

1. 对于有可能发生的危害随时保持警觉。

2. 避免有可能带来危害的事件发生。

3. 当危害无法避免时，或及时采取保护措施，或控制危害的强度。

六、满足个体符合社会期望的渴求

1. 建立并维持一个切合实际的自我概念。

2. 努力促进自身的发展。

3. 保护相应解剖结构和生理功能的完整性。

4. 随时意识到自身结构和功能的任何异常，并及时应对。

（来源：Orem DE. Nursing: Concepts of practice (6th ed.). St. Louis: Mosby, 2001.）

阅读笔记

（2）发展的自护需要（developmental self-care requisites）：发展的自护需要即与人的生长、发育、发生于人生各个发育阶段的事件，以及可能影响个体发展的事件有关的需要。具体包括三部分：①提供促进发展的条件：主要指为保证婴幼儿或生理 / 心理异常者的生理、心理、精神社会发展，照顾者应向其提供各种条件（如水、食物等具体物资，安全的环境，情感的支持，适当的教育等等）；②积极参与自我发展：主要指个体应主动、有意识地参与自身的发展，如认清自我，明了自我与他人的关系，明确自己的社会角色及社会责任，促进精神和心理发展；③针对干扰发展的因素：在人的各个发育阶段，会有各种各样的事件、情境或问题可能会干扰个体的发展，应予以重视并及时采取适当的应对。

（3）健康欠佳时的自护需要（health-deviation self-care requisites）：健康欠佳时的自护需要与遗传和体质上的缺陷、人体结构和功能异常及诊断治疗措施有关，是个体在遭受疾病、损伤、残疾和特殊病理变化等情况下，以及诊疗过程中产生的自护需要。具体包括：①寻求病理状态下所需的、恰当的医疗性帮助；②认识并应对疾病状态的影响和后果，包括对发展的影响；③有效地遵循诊断、治疗和康复措施，以应对目前的病理状态，预防病情恶化，调整机体功能的完整性和矫正畸形等；④意识到治疗措施所引起的不适或不良反应并进行相应的调整及护理；⑤接受当前因健康不佳而需治疗、护理的情境，并修正自我概念以适应；⑥在患病或接受治疗时，学会调整生活方式以促进个人的发展。

5. 基本条件因素（basic conditioning factors）　基本条件因素是指反映个体的生活状况特征及其生活条件的一些因素，可影响个体的自护需要和自护能力。Orem 将基本条件因素归纳为以下 10 个：①年龄；②性别；③发展状态；④健康状态；⑤社会文化背景；⑥健康因素（如医疗诊断、治疗措施）；⑦家庭因素；⑧生活方式；⑨环境因素；⑩可得到的资源及其充分性。这10 个基本条件因素限定了患者自身的特点和他们的生活情景的特征，从而能对患者的自护力量、自护需要进行定性、定量的分析。

决定护士护理力量的因素除基本条件因素，如年龄、行为、种族、健康状况、家庭或社会角色之外，还包括护士受教育的形式、程度、个人经验、信念和成熟度等。这些综合因素决定了护士的基本能力，进而关系到护士在工作中自身的护理力量是否充分。

要评估个体的自护力量或依赖性照护力量，必须对以上 10 个基本条件因素和 10 个能力组成成分进行系统评价。同时要充分认识到不同时期个体有不同的自护需求，护理人员应以严谨的态度，对收集到的资料反复予以核实，并作出综合分析，开展有个体特征的自护活动，才能取得自护的满意效果。

6. 自护缺陷（self-care deficit）　自护缺陷是指自护力量不足以满足自护需要，该概念为Orem 学说的核心。存在与健康有关的自护能力缺陷是确定患者需要专业护理的标准。

与之相对应的是依赖性照护缺陷（dependent self-care deficit），即护理或照顾他人的能力不能满足他人的自护需要。一般出现于父母或抚养人未能满足婴幼儿或无法独立生存者的持续自护需要时，以及在进行需要特殊技术和科学知识的护理时。如果自护力量或依赖性照护力量不足以满足治疗性自护需要，表明存在着自护缺陷或依赖性照护缺陷，必须寻求专业护理作为必要的补充，以满足治疗性自护需要。自护缺陷或依赖性照护缺陷与自护需要的关系如下：

自护力量 < 自护需要 = 自护缺陷 ——寻求——▶ 护理力量

依赖性照护力量 < 自护需要 = 依赖性照护缺陷 ——寻求——▶ 护理力量

7. 护理力量（nursing agency）　护理力量是受过专业教育或培训的护士必备的总和素质，包括护士在行为上和智力上的双重能力以及应用专业知识的技能和经验，即了解患者的自护需要及自护力量，并采取行动帮助患者，通过替代执行或提高患者的自护力量来满足其治疗性自护需要。护理力量的结构成分与自护力量的成分相同，另外还包括执行护理程序所必需的知识和技能，即进行护理诊断、评估、管理并掌握护理规则。

8. 护理系统（nursing system）　护理系统是指由护士为患者所提供的护理行为和患者自身的行为所构成的行为系统。其结构阐述了为满足患者的治疗性自护需要，护士与患者各自需要承担和实施的护理内容及护理措施的作用。Orem 提出了以下 3 个护理系统：

（1）全补偿系统：全补偿系统（wholly compensatory system）适用于那些没有能力进行自护活动，需要给予全面护理帮助的患者，即由护士负责照顾患者以满足其全部需要。护士必须"替"这类患者做所有的事，方能满足其治疗性自护需要、代偿患者在自护上的无能为力，并支持和保护患者。该系统适用于以下 3 类患者：①患者在神志及体力上均无能力进行自护，如昏迷、全麻未醒的患者；②患者神志清楚，知道自己的自护需要，但在体力上没有能力去完成，如重症肌无力以及瘫痪的患者；或医嘱限制其活动，如心肌梗死急性期的患者；③患者虽然具有肢体运动能力，但有精神障碍无法对自己的自护需要做出判断和决定，如智障患者。

（2）部分补偿系统（partly compensatory system）：在部分补偿系统中，护士和患者共同参与满足治疗性自护需要，护士主要是"帮"患者完成自护活动，弥补患者自护方面的不足，根据患者需要予以帮助、调整其自护能力；患者则尽力完成本人所能独立完成的部分，调整自护能力，满足自护需要，接受护士的帮助。临床上患者无法独立完成自护的主要原因是：①因病情或治疗需要，限制了其活动能力；②缺乏自护所需的知识和技能；③心理上没有做好去学习或履行某些自护行为的准备，如刚经历过手术的患者需要协助其生活护理等。

（3）辅助—教育系统（supportive-educative system）：在辅助—教育系统中，患者有能力完成自我照护活动，但患者需要进行学习并且能够学会如何自护，护士所提供的帮助仅仅是心理上的支持、技术上的指导及提供一个合适的环境。在这个系统中，护士的职责从前两个系统中的"替他做""帮他做"，过渡为"教育、支持他做"。具体表现为帮助患者制定决策、控制行为、获取知识和技术、提高自护能力，如帮助糖尿病患者学会监控自己的血糖水平等。

Orem 指出在运用这 3 种系统时应持发展、开放的观点，充分估计患者的自护能力，判断患者的治疗性自护需要，然后根据不同的病程阶段选择与之相适应的护理系统，切忌将这 3 个系统视为静态的、彼此孤立的。如对一个常规手术患者，入院时可选择辅助—教育系统，术前准备期可选择部分补偿系统，出院前选择辅助—教育系统，并且在护理系统运行过程中，根据患者的具体情况不断加以调整。总之，Orem 认为护理系统是一个动态的行为系统，由一系列行为构成；选择有效护理系统的目的就是选择最佳的护理方法，以帮助患者满足自护需要。护理的终极目标就是恢复和提高患者的自护能力。关于不同护理系统中护士和患者的角色与行为，可用下图进行展示（图 10-2）。

（三）自护模式的主要观点

Orem 通过对自护模式中的主要概念的内涵及概念间的联系的阐述，表明了该学说的主要观点。在自护模式中，一旦个体的自护力量被激发去有意识地了解和满足自护需要，这些行为就被称为自护。在某段时间内一系列的自护行为就组成了自护系统。由于受到疾病的影响，患者的自护能力常常无法满足他们的自护需要。自护缺陷是患者的自护力量小于自护需要时的产物，可通俗地理解为二者的差值。为了克服、代替或补偿患者的自护缺陷，护士通过发挥自身的力量，根据患者自护缺陷的主要原因和性质，选择并实施相应的帮助办法，达到满足患者自护需要的目的。护士所采取的帮助方法以及患者与护士之间的协作、互补性质的关系构成了护理系统。护理系统由一系列行为构成，以了解和满足患者的治疗性自护需要为出发点，达到保护、调控患者的自护力量，并使其发挥最大功效的目的。

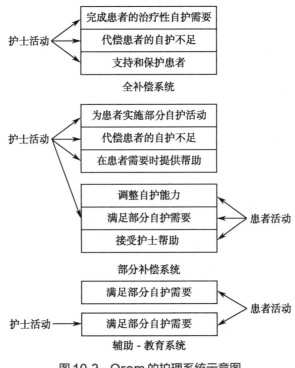

图10-2　Orem 的护理系统示意图

（四）对护理学科元范式中核心概念的诠释

Orem 自护模式中对人、健康、护理、环境（社会）这四个护理学科元范式的核心概念的解释中，所体现的护理理念与整体护理的指导思想完全符合。

1. 人　Orem 相信人有学习和发展的能力，并且人不是通过直觉而是通过学习行为来满足自我护理需要的，且其学习可受到年龄、智能、文化、社会和情感状态等因素影响。Orem 自护模式中的人是指接受护士帮助和照护的人，包括个人、家庭、社区和社会群体，因而护士对患者进行健康教育是促进患者自身能力发展的必要途径。自护能力的培养和发挥是尊重人的尊严、调动人的主观能动性、尊重人的权利的表现。

2. 环境　Orem 虽未明确针对这个概念提出定义，但通过对其学说中多处相关描述的解析可发现，Orem 认为环境是人的所有外部因素，包括物理、心理、社会方面。Orem 较为关注发育环境（developmental environment），认为其是可促进与自护相关的个体发育的环境因素，并指出可通过提供一个合适的发育环境来帮助或协助他人，进一步可引申为临床的护理措施之一。

3. 健康　Orem 赞同 WHO 提出的健康的定义，即健康不仅指没有疾病或虚弱，而且是一种生理、心理和社会文化的安适状态。人的身体的、心理的、人际关系的和社会方面的健康是不可分割的；人的健康与疾病状况是动态的，在不同的时间里有不同的状态，可以从一种状态过渡到另一种状态；保持内外环境的稳定与健康密切相关。此外，她还指出健康应以预防保健为基础，并采用三级预防概念，即促进和维持健康（初级预防）、治疗疾病（二级预防）和预防并发症的发生（三级预防），这一观点为强化社会保健服务提供了理论基础。

4. 护理　Orem 指出护理是一种服务，是预防自护缺陷进一步加重，并为不能自护的人提供治疗性自护的活动，是帮助人的一种方式。护理的形成是经过护士慎重选择及执行对个人或集体健康有帮助的行为中产生的，在护士照护下，个人或集体得以维持或改变他们自身或周围的环境。她强调护理不但需要审慎，更是一门艺术，要以护理学、自然科学、人文科学和艺术科学等为理论基础，综合护理过程中的各种变量和因素，进行创造性地研究，以达到护理目

阅读笔记

标。此外，护理还包括社会和人际交往技术，以及调整的技术（包括维持和促进生命过程、调整对健康与疾病起作用的身心状态、促进生长发展、调整体位与动作等），把这两方面的技术有效地结合起来可有效提高护理的质量。此外，Orem 认为随着个体自护力量的恢复，对护理的需要会逐渐减少直至消失。

（五）Orem 自护模式与护理程序

Orem 对护理程序所下的定义是：决定人为什么需要护理，选择一个护理系统，为提供特殊护理而制定计划，执行护理措施并对其结果进行评价。Orem 认为，一个专业护士应对整个护理程序负责，并且还应充分争取和整合其他各种专业人员的援助。Orem 将护理程序分为 3 个步骤：

1. 评估与诊断　在收集资料的基础上确定患者为何需要护理以及需要何种护理，即在对收集到的资料进行分析和描述的基础上，确定和判断患者有无自护缺陷。包括 2 个部分：①收集资料：主要包括：患者的自护需要是什么？患者的自护力量如何？有哪些因素（即基本条件因素）可能会影响患者的自护需要和自护力量？②分析和判断：主要是将患者的自护需要和自护力量进行对照分析，判断有无自护缺陷，并在此基础上考虑：这些自护缺陷是什么性质的，产生的原因是什么？患者在自护力量方面有哪些局限性和潜力？患者目前和今后一段时间内的护理需要是什么？在强化自护知识、学习护理技能、培养自护愿望方面，应如何有效地、持续地将主要的自护措施纳入日常生活与自护计划中？

2. 选择与计划　依据患者的健康状况和自护缺陷，从全补偿、部分补偿或辅助—教育系统中选择一种，并就具体护理措施进行规划。

3. 实施和评价　实施上述护理计划过程中，应注意不断将护理后的结果与所制定的目标进行比较与评价，并调整所选择的护理系统，及时修改护理方案。

四、模式的应用

尽管 Orem 的自护概念最早出现于 1959 年出版的《职业护理教育课程设置指南》一书中，但直到 70 年代末期，随着医学模式的转变，自我护理才逐渐得到护理界的重视，并在以后数十年的分化和整合循环中日臻完善，显示出较强的可操作性和广泛的应用价值。80 年代后，自护学说迎来了发展的黄金时期，为许多大学和医院所采纳，成为护理教学和临床护理的指导模式，为护理学科的发展做出了重大贡献。

（一）在理论发展中的应用

自护模式属于概念框架，Orem 在其基础上，进一步发展提炼出了以下 3 个护理理论：

1. 自护理论　自护理论解答"什么是自护，人有哪些自护需求"的问题，强调以自我照护为中心，最终目标是使个体担负起自我照护的责任。包括以下核心概念：自护，依赖性照护，自护力量，依赖性照护力量，能力组成成分，自护需要，基本条件因素。

2. 自护缺陷理论　包括以下核心概念：自护缺陷，依赖性照护缺陷，护理力量。通过对这些概念间的联系的阐述，解答了"什么时候需要护理"的问题，即当个体出现自护缺陷时则需要护理人员运用护理力量提供专业照护。据此可推断，护理人员对于个体的评估重点应为判断其有无自护缺陷。

3. 护理系统理论　主要包括以下核心概念：全补偿系统，部分补偿系统，辅助—教育系统。通过对这些概念间的联系的阐述，解答了"如何通过护理系统帮助个体满足其治疗性自护需求"的问题，即在系统全面的个体评估以及理解各系统内涵的基础之上，选择并执行适合目前情境的护理系统，为患者提供适当的护理。

上述 3 个理论之间有着层层递进的关系，具体如图 10-3 所示。

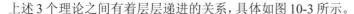

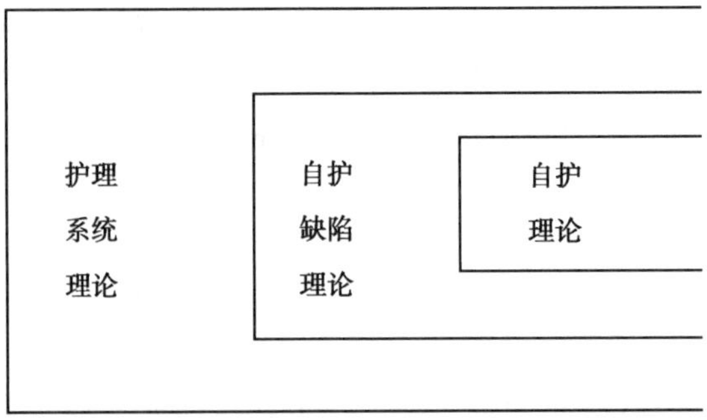

```
┌─────────────────────────────────────────────┐
│                  ┌────────────────────────┐  │
│                  │         ┌───────────┐  │  │
│   护理           │  自护   │    自护   │  │  │
│   系统           │  缺陷   │    理论   │  │  │
│   理论           │  理论   │           │  │  │
│                  │         └───────────┘  │  │
│                  └────────────────────────┘  │
└─────────────────────────────────────────────┘
```

图 10-3　自护理论、自护缺陷理论、护理系统理论之间的关系

（二）在临床和社区护理中的应用

自护模式的理念适用于多个患者人群，特别是慢性疾病，因其具有长期性、反复性、预后及疗效不确定性、影响日常生活、需要多种护理服务、消耗一定的费用等特点，患者有必要明确自我照护的意识，调整生活方式，以适应社会、家庭和个人发展的需要。自 20 世纪 70 年代以来，国际上和国内相继发表了大量的临床运用自护模式的文章，涉及对各科患者自护能力的评估、对接受放疗和化疗的癌症患者自护行为的描述，以及将自护理念运用于康复患者、肾移植患者、精神缺陷患者、慢性病患者（尤其是糖尿病患者）、危重症患者、急诊患者、术前和术后患者、社区老年人等所收到的成效。这些文章不仅证实了自护模式的实用性和可行性，也为该学说的充实和完善提供了第一手资料。可以说，自护模式拓展了护理临床实践的领域，是目前临床实践中应用最广泛的护理理论。

（三）在护理教育中的应用

Orem 的自护模式是围绕护理而组织的，在临床上可用作护理患者的理论框架，在教学中则可作为学习知识的理论框架。因此该模式在护理教育中已成为课程设置的重要指导思想，引导各个层次的护理教育。据国际 Orem 协会统计，目前全球有多个护理学院，包括美国华盛顿地区的乔治城大学、俄亥俄州俄亥俄医学院、南密苏里州立大学和澳大利亚墨尔本的天主教教育学院等在内的护理学院，都将 Orem 的自护模式作为课程设置的理论框架，具体包括基于自护力量、自护需要、自护缺陷等基本概念的内涵、并结合现代合格的护理人员的核心能力，选择教学知识和技能、制定教学大纲，并要求学生在自护理念的指导下进行护理评估和计划、健康教育和日常的护理活动。

（四）在护理科研中的应用

Orem 的自护模式已被广泛地应用于护理科研，主要包括以下类型：

1. 对于单个概念的研究　①根据此模式中概念的定义和内涵，发展研究工具，以为后续的量性研究奠定基础，较为成功的研究成果有：丹尼斯自护能力测量工具（Denyes' self-care agency instrument，DSCAI）和丹尼斯自护实践测量工具（Denyes' self-care practice instrument，DSCPI），凯尔尼和弗雷舍的运动自护测量工具（Kearney and Fleisher's exercise of self-care agency instrument，ESCAI），汉松和比克凯尔的自护感知测量工具（Hanson and Bickel's perception of self-care agency scale，HBPSAI），梅尤蒂克的自护能力维度量表（Maieutic dimensions of self-care agency scale，MDSCAS）等；②对于不同人群中不同概念的现状及其影响因素进行量性或质性研究，如关于老年人自护行为的荟萃分析（泰国，2010），国内的护理专业人员也以 Orem 的自护模式为理论框架对各类慢性疾病（如糖尿病、冠心病、类风湿性关节炎、肺结核、慢性阻塞性肺疾患等）、心理障碍性疾病、脑卒中康复期、术后康复期、癌症化疗期等患者的自护能力或自护行为及其影响因素进行了研究。

2. 对于多个概念及其相关性的研究　此类临床研究更是不胜枚举，例如：Wong 等（2015）

在531名香港初中痛经女生中验证了基本条件因素、自护力量以及自护行为之间的联系，Gharaibeh等(2016)研究了糖尿病患者的抑郁、自护力量、自我效能以及糖尿病相关自我管理的相关性，Chasens等(2016)在糖尿病人群中探索了睡眠型态紊乱对于生活质量、自护行为的影响，Kato等(2016)发现糖尿病患者的病耻感可对其自护行为造成明显的负面影响，而Van Puffelen等(2015)则通过对192名糖尿病患者的研究明确了自护行为与疾病感知之间的关联。此类研究不仅验证了自护模式中主要概念间的联系，更进一步探究了自护模式中的主要概念与其他健康领域相关概念之间的相关性，可以说对于Orem自护模式既进行了验证、又进行了非常有临床启示作用的拓展和探索。

3. 干预性研究　相关专家还以Orem的自护模式为理论基础、针对不同人群设计并验证了各种干预方案，例如：MahmoudzadehZarandi等(2016)在偏头痛患者人群中检验了Orem的自护模式的有效性，Jaimovich等(2015)发现一个基于自护模式设计的网络干预方案可显著改善智利5～6年级儿童的肥胖相关行为，Mohammadpour等(2015)证实了基于自护模式设计的支持-教育计划在心梗患者自护行为干预中的有效性，Hemati等(2015)通过类实验性研究明确了自护模式可在一定程度上提高哮喘青少年患者的自尊，Hashemi等(2014)发现自护模式可有效改善伊朗烧伤患者的生活质量，而Hosseini等(2013)则糅合了Bandura的自我效能理论、Orem的自护模式以及Pender的健康促进模式作为研究的概念框架，验证了护士家访对于提高伊朗村居老年人的自护自我效能的有效性。

最新研究成果

痛经少女的自护行为及其相关因素的研究

该研究以自护缺陷理论为概念框架，通过对相关文献的全面回顾，提出了如下研究假设：痛经少女的基本条件因素既可以直接影响其自护行为，又可通过自护力量间接影响其自护行为。采用横断面、描述性调查研究设计，选用少女痛经自护量表(The Adolescent Dysmenorrhic Self-Care Scale, ADSCS)以及自护力量实践量表(The Exercise of Self-Care Agency Scale, ESCAS)分别测量自护行为和自护力量，以及依据理论和文献选择了11个基本条件因素、采用自行设计的一般资料问卷进行资料收集。路径分析结果显示，其中7个基本条件因素(年龄、母亲的教育程度、父亲的教育程度、家庭收入、疼痛程度、曾接受的月经相关宣教、痛经的自我调节)构成的模型可分别解释自护行为变异的46%、自护力量变异的25%，其中仅年龄和曾接受的月经相关宣教可通过自护力量的中介效应对自护行为产生影响。该研究结果不仅验证了相关理论观点，也为日后针对该人群的护理干预提供了重要的临床启示。

(来源：Wong CL, Lp WY, Choi KC, Lam LW. Examining self-care behaviors and their associated factors among adolescent girls with dysmenorrheal: an application of Orem's self-care deficit nursing theory. Journal of Nursing Scholarship, 2015, 47(3): 219-227.)

（五）在护理管理中的应用

相较而言，Orem的自护模式在管理方面的应用甚为少见。我国学者周雪贞等将该学说应用于儿科护理人力资源管理中，从一个新颖的角度去领会并应用自护模式的主要概念以及这些概念中的联系，为护理理论在护理管理方面的应用提供了一个切实可操作而具有创新性的思路（详见增值服务中相关资料）。

综上所述，自护模式在护理实践、护理教育和护理研究中均显示出巨大的潜力和实用性，已经并将继续深刻地影响、推动、促进护理学科的发展。

阅读笔记

五、模式的分析与评判

Orem 的自护模式促进了现代护理观的形成,明确了专业护理的概念和范畴,描述了怎样识别护士角色,阐明了护士与患者之间的协作关系,对与护士、患者、护理活动参与者有关的知识进行了组织,为回顾和评价护理行为设计了一个系统方法,为安排预算和配备人员提供了独特的计划方法,因而极大地丰富了护理学理论体系。从患者角度而言,自护模式帮助患者调整其生活行为向健康转变,强调在疾病状态下自我管理,有助于患者在医院、家庭、社会中的角色适应,保持良好的心态。从护士角度而言,自护模式是护理患者的理论框架,扩大了护士在治疗、预防和保健中的作用,强调了护士的业务水平,丰富了护士职业的内涵。从家庭和社会角度而言,由于患者住院期间的治疗和护理是短暂的,而出院后的治疗和护理是长期的,因此,强调患者出院后的自护以及在此期间家庭和社会应提供的帮助,对巩固疗效、防止复发、促进康复均有重要意义。因此,Orem 自护模式的强大生命力不仅表现在对当前的护理实践具有重要的指导意义,而且表现在与 21 世纪的护理发展趋势的高度吻合上。正如 WHO 所指出的"下个世纪,个体、家庭和社会在决定和满足其健康需求方面将扮演重要的角色,自我护理正成为一个发展的趋势"。其余对 Orem 的自护模式评判如下:

1. 理论具有普遍性　自护模式是当代应用最广泛的护理理论模型,其核心概念非常具体化、临床化,在大多数护理环境中都可应用。因而受到广大护理人员,尤其是临床护理人员的接受与认可。

2. 理论具有创新性　自护模式强调了个体的责任,强调了护理的艺术性、护士应具有的素质、技术以及指出了何时需要护理活动和如何判断并提供最佳的护理方案。这些观点在 Orem 建立其理论的年代是具有较强的创新性的。

3. 理论的清晰度高　组成 Orem 自护模式的 3 个主要理论及其核心概念构成、概念定义及概念间的关系总体来说清晰度较高,且大多数概念和观念都是护理人员所熟悉的专业用语,相对简单、明了、清晰。但也有一些词汇,如治疗性自护需要、自护缺陷等不够清晰。

4. 理论具有逻辑性　从总体上看,Orem 的理论逻辑性较强,且目前许多测试其理论的护理研究结果也验证了其理论的逻辑性。但对应于健康人、婴幼儿、群体时的适用性阐述不够。该模式强调患者本人的积极学习、主动参与,对不愿意自护的人该怎么办?在不强调、不鼓励患者自我护理的文化环境里,该模式的适用性如何等尚无解释。此外,理论重点在于患者的躯体部分,而对人类在情感方面的自护需要则讨论得很少。

六、模式的应用实例

个案介绍:刘先生,男性,45 岁,本科文化程度,部门主管,以"车祸致左髋部术后 3 周余,伤口流脓 2 周"之主诉入院。患者 3 周前因车祸致"左股骨颈骨折",在当地医院予以"左股骨颈骨折人工半髋关节置换术"。术后 1 周出现高热,伴左髋部脓性渗出,伤口拆线引流,予以抗生素换药治疗,创面不愈合,伤口内有脓性分泌物。既往身体健康,无糖尿病、高血压等慢性疾病史。饮食不规则,喜辛辣食物,爱好喝酒,吸烟 15 年,每天 10～15 支。患者近期焦虑明显,夜间睡眠质量差。

患者神志清楚,面容痛苦。入院查体:体温 37.0、脉搏 80 次 / 分、呼吸 21 次 / 分、血压 130/80mmHg,心。肺、腹未见明显异常;左髋关节外侧可见长约 20cm 手术切口瘢痕,中部有约 10cm×20cm 大小创面,局部肌肉外露,表面有肉芽组织生长,肌肉间隙内有黄白色、无味脓性分泌物,深达骨质,可探及股骨粗隆,周围皮肤红肿,髋前压痛,左髋关节主动活动障碍,被动活动疼痛。髋关节屈曲 30°,后伸不能,外展 30°,内收 10°,内旋不能,外旋 40°;患肢末梢血运及感觉未见明显异常。X 线片显示:左髋双极人工假体位置良好,未见明显松动,周围软

阅读笔记

组织可见肿胀阴影。实验室检查：血常规正常，血沉：50mm/h，CPR 阳性。细菌培养：产酸克雷伯氏菌。入院诊断：左股骨颈粉碎性骨折人工关节置换术后感染。

患者很担心疾病及预后，焦虑，害怕留下残疾。已婚，有一女 15 岁，家庭和睦。虽然工作紧张，压力较大，但能很好处理各种问题，经常参加社交活动，有良好的人际关系及社会地位。有进取心、有事业成就感。单位定期组织身体检查，享受公费医疗，家庭经济宽裕，居住小区环境良好。

基于 Orem 自护模式的护理程序的应用：

1. 评估与诊断　通过观察、与患者及家属交谈等形式来收集资料，对患者的自护需要、自护能力和自护缺陷进行评估，以决定该患者为何需要护理，且这种分析从开始到后来应持续进行。为此，在这一步中，护士应正确做到：

（1）评估基本条件因素：①年龄：42 岁；②性别：男；③生长发育阶段：中年期，语言表达能力强，有进取心，承担多种社会角色；④健康状况：既往身体健康，因车祸致"左股骨颈骨折"，"左股骨颈骨折双极人工半髋关节置换术"后 1 周出现高热，伴左髋部脓性渗出，伤口拆线引流，予以抗生素换药治疗，创面不愈合，伤口内有脓性分泌物。担心疾病及预后，焦虑，害怕留下残疾；⑤社会文化背景：本科文化程度，部门经理，经常参加社交活动，人际关系良好，有较高的社会地位；⑥健康服务系统：入院诊断：左股骨颈粉碎性骨折人工关节置换术后感染。接受抗生素治疗；⑦家庭系统：已婚，有一女，家庭关系和睦，经济宽裕；⑧生活方式：饮食不规则，喜辛辣食物，好喝酒，吸烟 15 年，10～15 支 / 天；⑨环境因素：工作紧张，压力较大；工作及居住环境良好；⑩资源及利用状况：公费医疗，定期进行体检。

（2）评估自护需要

1）一般的自护需要：①空气：满足正常需要。②水：患者有发热，应多喝水。③食物：由于患者饮食不规律，喜辛辣，好喝酒。应调整饮食结构，宜清淡饮食，忌喝酒。④排泄：由于伤口受限，指导床上使用便器。⑤活动与休息：卧床休息，保证充足睡眠。⑥社会交往：暂时停止社交活动，允许家人、朋友访视；妻子为其主要照顾者，满足独处与交往平衡的需要。⑦预防对生命、机体功能、健康有害的因素：无糖尿病、高血压等慢性病史，吸烟 15 年，需避免危害健康的因素。⑧促进人的整体功能与发展：担心疾病影响工作和家庭成员的照顾能力，害怕留下残疾。需要恢复身心健康，承担社会角色功能。

2）发展的自护需要：①发展阶段的特殊需要：处于中年期，承担多种社会角色：丈夫、父亲、部门主管等。②在某种特定状况下的需要：需要减少或消除髋关节置换手术所带来的生理、心理和社会方面的不良后果。

3）健康不佳时的自护需要：①与损伤有关的自护需要：了解人工关节置换术后的注意事项，认识并应对病理状态的影响和后果，减少或消除髋关节置换术带来的生理、心理和社会适应方面的不良影响。感染发生的原因、过程和预后，调整机体功能的完整性和矫正畸形等。认识、应对或调整治疗措施所带来的不适或不良反应。调整自我概念，接受病人角色，承认自己的健康状态和对特定的治疗措施的需要，积极配合治疗和护理。②与目前治疗有关的自护需要：进行止痛、引流、抗感染等治疗，并需预防并发症的发生；认识与调整治疗措施或用药所引起的不良反应，根据病情和治疗需要改变生活方式。

（3）评估患者的自护力量：①活动能力：由于患肢无法自行移动，患者无活动的能力；②避免皮肤完整性受损的能力：由于较长时间手术卧床、固定，患者无法避免皮肤完整性受损；③避免潜在感染的能力：由于手术伤口，术后引流管、导尿管的留置等原因，患者无法避免潜在的感染；④避免髋关节脱位的能力：由于患者术后体位的原因，患者无法避免髋关节脱位的可能；⑤知识缺乏：不了解功能锻炼的重要性。

（4）评估自护缺陷：比较患者自护需要与自护能力，发现存在以下自护缺陷：①维持活动方面：患肢无法自行移动，存在活动受限；②潜在危险性皮肤完整性受损：与手术卧床固定有关；③潜在危险性感染：与手术伤口、术后引流管、导尿管的留置有关；④潜在髋关节脱位的危险：与术后体位有关；⑤知识缺乏：与从未接触过此病有关。

（5）明确护理诊断：根据上述自护缺陷，明确该患者的护理诊断，具体如下：①活动受限：与患肢无法自行移动有关；②潜在皮肤完整性受损：与手术卧床固定有关；③潜在感染：与手术伤口、术后引流管、导尿管的留置有关；④潜在髋关节脱位的危险：与术后体位有关；⑤知识缺乏：与不了解功能锻炼的重要性及相关知识有关。

2. 选择与计划　根据护理诊断，选择部分补偿护理系统，设计相应的护理计划，此时应重点考虑：①自护缺陷为主要护理内容。②选择既能有效地补偿自护，又能克服自护缺陷的方法。具体措施如下：

（1）一般护理：鼓励并协助患者床上使用便器；给患者充分的时间用餐及进行个人清洁卫生，需要时给予帮助；不提出超出其能力的要求，以免造成压力；观察家属照顾患者的能力，指导患者进行自我照顾，如体位、翻身、上下床的方法；经常给予患者及家属精神鼓励。

（2）预防压疮：至少每2h协助患者向健侧翻身1次，防止伤口受压导致血液循环不良；在患者两腿间置一小枕以维持患肢外展中立位；每班评估皮肤完整性并作记录；教会家属观察皮肤有无发红、起水疱，四肢有无发绀，避免不良刺激，保持皮肤干燥，床单平整干净，避免同一部位受压过久，避免骨突处受压，按摩背部、臀部、骶尾部，翻身时给予叩背；保证营养，摄水量为每天2500～3000ml，以防止脱水。

（3）预防感染：保持切口干燥，及时更换敷料，严格无菌操作，防止交叉感染；保持引流通畅，观察局部有无急性炎症表现，记录体温变化；每日清洁会阴，正确固定尿管；指导患者及家属观察感染的症状和征象，如发热、发冷等；观察尿液的性质和量；告知家属尿管留置期间尿袋应维持在膀胱水平位置以下，勿置于地上；伤口保持清洁干燥，鼓励患者多饮水。

（4）预防髋关节脱位：术后协助患者保持患肢外展30°中立位，两腿间放置软枕以防止患肢外旋、内收，床头不可高于45°，向健侧翻身；在床上排便时使用扁身便盆；告知预防脱位的重要性，强调注意事项，加强防范意识，给予家属及患者精神支持。进行术后指导：避免下蹲拾物、穿鞋，不坐低矮的沙发或椅子，且不前倾身体，不坐在床上屈膝，不交叉双腿等。

（5）促进功能康复：康复与全身护理、伤口处理同时进行，应鼓励患者进行功能锻炼，并告知活动时的注意事项。

3. 实施与评价　Orem认为在具体实施阶段，护士应做到：

（1）协助患者（或家庭）的自护以达到对健康有利的效果。

（2）与计划中的要求相对照，检查完成情况。

（3）收集能说明护理效果的证据。

（4）与护理系统中确定的目标相比较，用证据来对护理效果进行评估。

七、主要著作和文献

1. Orem DE. Hospital nursing service: An analysis. Indianapolis: Indiana State of Health, Division of hospital and Institutional Services, 1956.

2. Orem DE. Guides for developing curricula for the education of practical nurses. Washington. DC: US Government Printing Office, 1959.

3. Orem DE. Nursing: Concepts of practice. New York: McGraw-Hill, 1971.

4. Orem DE. Nursing: Concepts of practice. 2nd ed. New York: McGraw-Hill, 1980.

5. Orem DE. Nursing: Concepts of practice. 3nd ed. New York: McGraw-Hill, 1985.

6. Orem DE, & Taylor SG. Orem's general theory of nursing//P Winstead-Fry (Ed.). Case studies in

阅读笔记

nursing theory. New York：National League for Nursing，1986.

7．Orem DE. Orem's general theory of nursing//R. Prase. Nursing science：Major Paradigms，theories，and critiques. Philadelphia：W.B. Saunders，1987.

8．Orem DE. Theories and hypotheses for nursing administration. InB. Henry，M. DiVincenti，C. Arndt，& A. Marriner：（Eds.），Dimensions of nursing administration. Theory，research，education and practice. Boston：Blackwell Scientific Publications，1989.

9．Orem DE. A nursing practice theory in three parts，1956-1989//M E. Parker（Ed.）. Nursing theories in practice，New York：National League for Nursing，1990.

10．Orem DE. Nursing：Concepts of practice. 4nd ed. St. Louis：Mosby，1991.

11．Orem DE. Nursing：Concepts of practice. 5nd ed. St. Louis：Mosby，1995.

12．Orem DE. Nursing：Concepts of practice. 6nd ed. St. Louis：Mosby，2001.

13．Orem DE，Vardiman EM. Orem's nursing theory and positive mental health：Practical considerations. Nursing Science Quarterly，1995，8：165-173.

14．Orem DE. Views of human beings specific to nursing. Nursing Science Quarterly，1997，10：26-31.

15．Orem DE，Denyes MJ，Bekel G. Self-care：A foundational nursing science. Nursing Science Quarterly，2001，14（1）：48-54.

16．Orem DE. Response to：Lauder W. The utility of self-care theory as a theoretical basis for self-neglect. Journal of Advanced Nursing，2001，34（4）：545-551.

【思考题】

1．如果要在临床实施自护模式，对于护患双方有什么要求？

2．尝试以自护模式为概念框架，结合你目前的工作、学习领域，提出一个科研选题。

3．选择某个临床护理病例，将自护模式应用于该情境，并评析其在应用过程中的优缺点。

（颜　君）

阅读笔记

第十一章　玛莎·E·罗杰斯的整体人科学模式

【关键术语】

基柱（building block）

同质动态原则（principle of homeodynamics）

能量场（energy field）

开放性（openness）

型态（pattern）

全方位性（pandimensionality）

共振性（resonancy）

螺旋性（helicy）

整体性（integrality）

共同塑型（mutual patterning）

Martha Elizabeth Rogers（玛莎·E·罗杰斯）的理论"整体人科学（the Science of Unitary Human Beings）"是以一种抽象的方式来审视整体人，探讨整体人与环境的关系的理论。该理论将人描述为一个动态的能量场，并且与外界的环境能量场形成一个整体，持续不断地进行能量交换，人的生命发展过程表现为型态的持续的和创新的变化，并运用同质动态原则解释了人类与环境互动的本质。Rogers 认为护理是一个需要学习的专业，一个整体人科学，是"富有想象力地和创造性地用该知识（注：护理科学）服务人类"的艺术。护理关注的核心现象是"对整体的不可分割的人和他们各自环境的研究"。护理的目标是通过参与变化过程来促进人体能量场与环境能量场的和谐互动，实现个体可能达到的最好的健康状态。该理论为护士提供了一个全新的视角来看待人类和宇宙。

一、理论家简介

阅读笔记

Rogers 于 1914 年 5 月 12 日出生于得克萨斯州的达拉斯（Dallas，Texas），恰好与护理事业的先驱者南丁格尔同一天生日。Rogers 是家中长女，其家族非常重视教育，家里拥有数位活跃于社区的女权运动者。1931—1933 年，Rogers 在田纳西州诺克斯维尔市（Knoxville）的田纳西大学（University of Tennessee）研读文理科学专业。两年后 Rogers 转入诺克斯维尔综合医院（Knoxville General Hospital）攻读护理学专业，于 1936 年获得护理学初级教育文凭。1937 年她在田纳西州纳什维尔（Nashville, Tennessee）的乔治皮博迪学院（George Peabody College）主修公共卫生护理，获得学士学位。她于 1945 年在纽约哥伦比亚大学师范学院（Teachers College, Columbia University）获得公共卫生护理学硕士学位，这个项目是由另一位护理理论家 Hildegard Peplau 创建的。此后，Rogers 到马里兰州的约翰·霍普金斯大学（Johns Hopkins University）继续学习深造，1952 年获得公共卫生学硕士，1954 年获得科学博士学位。

　　Rogers 从事了多年的社区护理工作，而后转向高等教育，曾当过讲师、助理研究员。她在纽约大学护理系（the Division of Nursing at New York University）担任了 21 年的教授和系主任。1979 年从纽约大学退休，并获荣誉博士学位。Rogers 一生著述颇丰，并积极参与各项护理活动。她曾编辑过《护理科学》（Nursing Science）杂志。1974 年，Rogers 和她的同事们成立了高级护理社团（the Society for Advancement in Nursing），起草并修改了纽约州的教育法法规，提议给有学士学位的护士发放独立工作的护士执照，要求根据护士的不同教育背景区分护理工作。由于 Rogers 为护理学科做出的杰出贡献和所享有的声誉，她曾先后被 8 所大学授予理学、文学和人类学荣誉博士，并多次获得各种奖励，即使在其晚年仍活跃于护理界。Rogers 于 1994 年 3 月 13 日去世，享年 80 岁。每年的 5 月 12 日这天，人们在纪念护理先驱者南丁格尔的同时，也纪念这位为现代护理事业做出过重要贡献的护理理论家。

　　Rogers 长期致力于护理理论的构建工作，一生发表了 200 多篇文章和 3 部著作。她对护理理论的最大贡献是将整体人的观念引入了护理学。她的理论概念体系最初发端于她的第一部著作《护理的教育革命》（Educational Revolution in Nursing, 1961）中，并在她的第二部著作《觉醒的护理》（Reveille in Nursing, 1964）中进一步发展了理论的概念体系。1970 年，Rogers 发表了她的理论模式的代表著作《护理理论基础导论》（An Introduction to the Theoretical Basis of Nursing）。该书引起了巨大反响，被人们称之为一本划时代的著作。她本人也被认为是护理界最卓越的理论家之一。在此之后，Rogers 通过发表文章，不断丰富和完善了她的理论。正如南丁格尔一样，Rogers 同样认为只有在护理人员获得足够的教育后，护理知识才能发展，才能谈到发展护理理论和研究，也才能达到增进护理专业科学性的目的；也只有如此，才能使护理学脱离完全依赖于其他科学的状态。因此，所有护理人员都应接受高等教育。事实上，Rogers 理论的最终目标在于使护理拥有其专业的独特知识及科学体系，并且成为一个独立的学科。目前有一些组织团体仍在积极研究其理论，例如纽约大学研究护理科学的 Martha E.Rogers 中心（Martha E.Rogers Center for the Study of Nursing Science）、Rogers 学者协会（Society of Rogerian Scholars）和 Martha E.Rogers 学者基金会（Martha E.Rogers Scholars Fund）都在发展 Rogers 的理论，探讨该理论在护理研究、护理教育以及临床护理中的应用。学术期刊《Vision: The Journal of Rogerian Nursing Science》专门刊登与 Rogers 理论研究有关的论文。Rogers 虽然已经去世，但是其本人及其理论在目前及将来仍将继续影响和贡献于护理界。

二、模式的来源

　　Rogers 的理论深受其早期研读文理与科学的背景的影响。在 20 世纪 50 年代后期以及 60 年代，Rogers 致力于护理科学的发展。她认为护理学是个独特的科学，有别于传统科学，是关心人类的科学。Rogers 的理论综合了许多不同来源的知识，包括哲学、物理学、数学、历史学、心理学、社会学、天文学、人类学、生物学、机械学、文学等。例如她引入了 Burr 和 Northrop（1935）的生命电力学理论（the electrodynamic theory of life），用其来解释护理的物理

阅读笔记

现象和人类生命过程之间的关系；她运用达尔文的进化论的原则，解释了人类和环境之间的差异性及复杂性；她以 Von Bertalanffy 的开放系统理论（general systems theory）来解释有关能量的原理，说明生命系统是开放系统，与环境之间存在着持续的相互作用和物质、信息、能量的交换。此外，爱因斯坦关于空间 - 时间的相对论也被 Rogers 用以建立其理论。在护理领域，Rogers 的理论可以追溯到南丁格尔的建议，也就是说把人类置于自然界的框架中。

研究历史

Rogers 理论发展的策略

　　Rogers 主要使用了演绎的方法来发展整体人科学，但是她也使用了归纳思考。她解释说演绎方法产生了"一个事实和思想的创造性的综合体……一个新的产品"（Rogers，1992）。她详细说道："整体人科学不是来源于一个或多个基础科学。它也不是来自真空。它从多种知识和多个来源的新途径中涌出，创造出一个有各种可能性的万花筒。相应地，基本概念的辨识和重要词汇的定义都要与发展中的系统相一致……它既不是来源于……应用科学，也不是其他领域知识的综合。相反，护理由它自己独特的不可分割的组成部分混合而成。"

　　Rogers 对自己选择全方位这个词的想法的描述反映了归纳的方法。她解释说："最重要的更新之一就是把四维这个词换成了全方位的……突然，一天凌晨大约 3 点钟，我知道全方位这个词是正确的。"

　　（来源：Fawcett, J. &Desanto-Madeya S. Contemporary nursing knowledge: Analysis and evaluation of nursing models and theories. 3rd Ed. Philadelphia: F.A. Davis, 2013: 233.）

三、模式的基本内容

（一）理论的基本假说

Rogers（1970）在其理论中提出了 5 个假说：

　　1. 人是一个统一的整体　个体具有整体性，其表现特征不同于各局部的总和，但是大于各局部的总和。个体生命过程是一个持续的、更新的、进化的、不固定的动态过程，导致了高度差异和不断变化的模式。

　　2. 人体与环境之间不断进行着物质和能量的交换　人体能量场与环境能量场以开放系统的特性，永无止境地进行物质与能量的交换。

　　3. 人的生命过程是沿着时空统一体不可逆、单向进行的　人类在时空持续状态下，其生命过程是向前行的，永远无法折回，其结果是个体永远不能回到以前的他或她。

　　4. 反映个体的整体性并具有个体特征的是生命的型态　型态可用来辨认个人，并且反映出个体不断创新的整体。

　　5. 人具有抽象、想象、语言、思维、感觉和情绪的特征　在所有的生命型态中，只有人才具有感觉，可以思维。人能观察和探索广阔无限的宇宙。

　　基于以上 5 个假设，Rogers 认为人类的生命过程是一个整体现象，并发生持续的、动态的、创新的改变。这个过程具有自身的整体性，并独立于环境，产生于 4 维空间。由于个体是护理服务的对象，人类的生命过程就是护理的核心。

（二）理论中的主要概念

　　Rogers 的理论是一个抽象的概念系统，其理念主要是探讨整体人的护理照护，理论的目的在于确认护理是独特的整体和系统的知识，并描述及解释护理学科。Rogers 理论框架可用图 11-1 表示。

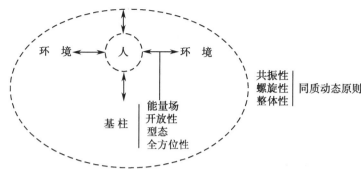

图 11-1 Rogers 理论的框架

Rogers 理论的主要概念系统包括 4 个基柱及同质动态原则。4 个基柱(building block)是能量场、开放性、型态和全方位性。同质动态原则(principle of homeodynamics)由 3 个独立的原则组成,即整体性原则、共振性原则及螺旋性原则。

1. 四个基柱

(1)能量场(energy field):能量场指所有有生命和无生命物质的基本单位。Rogers 认为,能量场是看不见的、开放的、多维的、动态的、不可复位的。能量场可分为人场和环境场,人场可以被理解为个人、小组、家庭或社区。人场和环境场相互独立又不能分割,两者之间不断有能量流动,因此两者都在进行持续创新的变化,这些变化是不可预测的,非线性的。人场和环境场不能被进一步分解为各部分或亚系统,例如,整体的人不能被描述为生物 - 心理 - 社会文化的个体或身体 - 心理 - 精神的个体。从这个角度讲,"适应"之类的概念就失去了意义,因为适应意味着前后变化,但是 Rogers 认为人和环境是不可分割的整体,它们是同时变化的。

(2)开放性(openness):开放性指能量场是没有边界的,可以无限扩展的,因此,人场与环境场都是开放的,两者之间在持续不断地进行着能量的交换。

(3)型态(pattern):型态是能量场的特征,在人 - 环境能量场之间的相互作用中表现出来。每个人场型态都是独特的,而且与其独特的环境场型态集成在一起。不同的能量场可以通过不同型态来识别。能量场的型态是抽象的,可以被感知为不断变化的单波。型态是持续变化的。变化的本质是不可预测和越来越多样化。

(4)全方位性(pandimensionality):Rogers 在她 1990 年出版的著作中将原来的 4 维性(four dimensionality)改为全方位性,指能量场是没有时间和空间限制的非线性领域,能量场之间的相互交换和相互作用可以发生在不同的维度。

2. 同质动态原则 Rogers 认为与"适应"类似,"体内平衡(homeostasis)"这个概念也过时了。Rogers 选择了"同质动态(homeodynamics)"这个概念来表达生活和世界的动态的和永远变化的特性。Rogers 用她的 3 个同质动态原则来描述人 - 环境能量场过程中变化的本质和过程。

(1)共振性(resonancy):共振性是指人 - 环境能量场互动过程中从低频波型态向高频波型态的持续变化。共振性描述了能量场型态改变的方向。人场和环境场的型态变化是由波来传递的,由低频长波向高频短波移动。人的生命过程就是由一组不同频率、有节律的震动形成的交响乐。

(2)螺旋性(helicy):螺旋性是指人和环境场型态持续的、革新的、不可预测的和逐渐增加的多样性。螺旋性表明人场与环境场的变化以不断创新为特征。由于生命过程是一系列持续的变化,旧的模式整合于其中,新的模式从中产生,因此就成为一个不断改变的、逐渐复杂化的、单向的、有可能达到目的的过程。

(3)整体性(integrality):整体性指人场和环境能量场是作为一个整体在持续不断地改变。由于人类与环境是不可分割的,所以人类与环境相互作用中所出现的不断修正就是生命过程

阅读笔记

中的一系列变化。两者构成的统一整体之间存在着不断的相互作用和相互变化,由此形成了两者同时发生、同时存在的模式。因而,整体性是人与环境间持续的、同时进行的相互作用。

Rogers 的理论描述和解释了人类生命过程的特征。人与环境永远相互影响,且成为一个不可分割的整体。人的生命进展过程每时每刻都在变化,永远都不一样。这种改变是不可回复的,也不能重复。由于型态不同,因而有不同的节律产生。节律的变化由简单趋向复杂。每个人都有其特殊的型态,因而有你我他之分,由个体的特殊型态可以确认出个体的特征。人和环境的关系只有在和谐完整时,人才是健康的。

(三)对护理学科元范式中核心概念的诠释

1. 人　人是一个能量场,人的能量场是开放的且持续不断、永无止境地与环境能量场交换能量。人的生命过程在时空中呈不可逆的、单向的发展,形成一种生命过程模式。每个人都是独特的整体。人具有思想、语言、感觉等特征。

2. 环境　环境是存在于个体外界的全部型态的总和。环境是一种能量场,与人能量场相对应,环境场也在进行持续的和创新的变化,并与人场整合在一起,持续不断地互动、交换能量、不可回复。Rogers 理论强调人与环境之间的互动及整体关系,从而解释了护理人员可通过改变环境来协助个体达到健康的目的。

3. 健康　Rogers 使用"wellness"而不是"health"来代表健康,因为她认为后者的含义太模棱两可。她认为健康是人场和环境场在相互的和同时的彼此作用中呈现出来的特点和行为。健康和疾病不是对立的而是连续的,它们属于同一个连续体,是生命过程的体现。Rogers 认为健康是一种价值术语,是由个人及其所处的文化来定义的。个人的型态显示其健康或不健康,因此当个体的型态改变时,价值术语也要改变,需要重新定义。在护理实践过程中,应该由患者自己确定自己的健康目标,而护士则是帮助患者达到这一目标,获得健康的型态。

4. 护理　护理是需要学习的专业,是具有人道的艺术和科学,直接面向人类,关心人类发展的性质和方向。护理是为整体人服务的,涉及所有有人的场所;是以整体人的发展本质和发展方向为着眼点,开展维持和促进健康、预防疾病和对患者及残疾者提供照护和康复活动。护理的目标在于运用环境能量场协助个人型态的重塑,促进人场与环境场相互作用的和谐,促进个体的健康。

(四)整体人的科学和护理程序

Rogers 的理论应用于护理实践中,应着重在个人与环境互动的过程和关系上。以其理论的同质动态原则之下的 3 个原则:整体性、共振性及螺旋性为例,其侧重的要点也各有不同。整体性原则视个人与环境的互动是相互依赖、相互影响的;共振性原则重视二者互动产生的变化状况;而螺旋性原则则注重二者互动对个体产生的型态节律。以下以护理程序为框架,描述和解释 Rogers 理论在护理实践的应用。

1. 护理评估　由于每个人都有自己独特的型态,并不断改变,型态反映了个体的健康状态,型态改变可由型态征象观察到。因此,护理评估重点是评估个体的型态特征和环境的型态特征,包括正常和谐的状态是怎样的,是否存在不和谐的型态等。

(1)整体性:评估个体与环境进行能量交换的状况,是否相互和谐,是否为一个整体?

(2)共振性:评估个体在生命过程中曾有哪些变化(过去与现在,尤其重要的是现在),哪些因素造成这些变化?

(3)螺旋性:评估个体目前生命的节律是怎样的,这个节律与过去的节律是否相融合?

2. 护理诊断　运用 Rogers 理论进行诊断时,并不采用 NANDA 的护理诊断,而只是列出患者的人场和环境场中存在的和谐与不和谐的方面,如疲劳、人际关系不协调等。护理人员与患者或其他人进一步交流,确认和谐和不和谐的方面。

3. 护理计划与执行　一旦护士与患者对评估的结果达成共识,则制订护理目标及护理计

阅读笔记

划。护理行动主要是围绕患者的人场和环境场，与患者共同进行型态的重整，Rogers 称之为共同塑型（mutual patterning），最终达到改变不和谐的型态，促进和谐型态的形成。

（1）整体性：强调个体能量场与环境能量场的协调及完整。

（2）共振性：着重在如何改善个体及环境或二者之一，使彼此能相互协调，使变化能被个体所适应和接受。此变化不可能返回到从前，但会更加完善。

（3）螺旋性：着重在调整生命的节律。可经由调整个体人生观、生活型态或人生目标，以达到重塑型态（repattern）。

4. 护理评价　通过一系列反复进行的型态评价进行。重点评价经过共同塑型后患者的不和谐型态改变的情况。表 11-1 有助于理解 Rogers 的同质动态原则和护理程序的关系。

表 11-1　Rogers 理论与护理程序的关系

护理程序	同质动态原则		
	共振性	螺旋性	整体性
护理评估	个体与环境所发生的变化，包括： 1. 个体过去的生命过程型态变化 2. 个体目前的生命型态 3. 个体过去的型态如何转变到现在的型态？ 4. 个体目前型态改变是因为本身的原因或因环境所致？ 5. 目前型态对个体现在及未来有何影响？	检视个体与环境所产生的型态节律，包括： 1. 个体一般的型态是怎样的？ 2. 个体目前型态节律是怎样的？ 3. 个体过去有哪些经历影响到目前型态节律？ 4. 个体目前的生长发育水平	个体与环境能量交换状况是否和谐或形成一个整体？包括： 1. 个体如何看待其环境？ 2. 个体与环境是否相适合？ 3. 个体与其环境是否和谐？ 4. 个体与其环境若不和谐，原因何在？
护理诊断	重点是环境对个体的生命过程有什么影响和个体生命过程中型态的变化	重点是个体和环境的节律形式	重点是个体与环境的相互作用性质和整体性
护理计划与实施	强调或调试个体生命过程中型态的改变	重塑型态节律使其适合目前状况	针对个体及环境或者其中之一的改变，使之相互和谐而成为一个整体
护理评价	评价个体是否对其生命过程中型态改变进行调试	评价个体型态节律是否重塑，而重塑的型态节律是否合适	评价个体与环境的整体性

依据表 11-1 中对 Rogers 同质动态原则与护理程序关系的说明，在应用该原则作为理论框架来指导临床护理工作时，针对具体患者的护理程序与理论的关系可见表 11-2。

表 11-2　针对具体患者的护理程序与同质动态原则的关系

护理程序	同质动态原则		
	共振性	螺旋性	整体性
护理评估	1. 患者的既往史有哪些？ 2. 与正常相比有什么差异？ 3. 这些差异与个人还是与环境有关？ 4. 住院的原因是什么？ 5. 这对患者的生命过程有何影响？	1. 患者的正常行为模式与生活规律是什么？ 2. 其行为与规律在住院前是否已有变化？ 3. 患者能从事哪些活动？ 4. 患者有些什么经历？ 5. 这些经历对现状有什么影响？ 6. 患者的发育水平如何？ 7. 医院环境对推进发展是起支持作用还是起阻碍作用？ 8. 患者的目的是什么？	1. 患者是如何看待自身所处的环境的？ 2. 患者的家庭与医院有何区别？ 3. 患者对环境变化的反应是什么？ 4. 患者的健康情况与环境是如何相互影响的？

续表

护理程序	同质动态原则		
	共振性	螺旋性	整体性
护理诊断	这次住院对患者的生命过程有什么影响？	所表现的节奏形式是什么？	患者与医院相互作用的性质是什么？
护理计划与实施	1. 如何使患者正常发展？ 2. 如何缩小干扰的影响？	1. 如何在医院内促进患者的正常生活日程？ 2. 应进行哪些相应的改变？ 3. 可提供哪些帮助来促进患者的正常生长发育？ 4. 如何帮助患者在医院环境中发展节奏性行为模式？ 5. 如何帮助患者达到目标？	1. 如何改善医院环境来减少差别？ 2. 如何帮助患者认识这些差别？ 3. 如何管理环境以促进患者健康？
护理评价	1. 患者的发育正常吗？ 2. 对患者发育的干扰已减少了吗？	1. 发生了何种形式变化？ 2. 患者的发展得到支持了吗？ 3. 患者是否正在向目标前进？	1. 环境的变化是否改变了患者的行为？ 2. 现在产生了什么新的反应？

四、模式的应用

在强调整体护理的当代护理实践中，Rogers 的整体人理论具有广泛的应用价值。以下是 Rogers 理论应用在临床护理、护理教育、护理研究及理论发展领域中的部分例证。

（一）在临床护理中的应用

Rogers 指出 21 世纪的护理实践将以非侵入性方式（non-invasive modalities）的护理为方向。事实上，目前的护理实践趋势正是如此。护士使用治疗性触摸和按摩、针灸、芳香治疗、冥想、暗示疗法、反省、催眠、饮食调节、音乐和幽默等非侵入式的护理方法来增进个体健康和减轻痛苦。例如，Maville、Bowen 和 Benham 等（2008）发现触摸治疗（touch therapy）对生理性焦虑和主观焦虑都有很好的效果，可以使人的压力减轻并更加放松。而以上这些非侵入性方式，正是 Rogers 理论所强调的环境能量场。当人能量场与环境能量场交换时，借助改变环境能量场，人的型态也就被改变，从而达到健康的目的。通过接受多样性、认同型态、积极看待改变以及接受生命的连续性，护士在人类健康的经历中扮演促进者和教育者、拥护者、评价者、计划者、协调者和合作者等多重角色。这些角色要求护士能够放下时间、空间和结果的传统观念。

许多护理人员将 Rogers 理论以护理程序的形式运用于临床护理中。例如，Joseph（1990）将 Rogers 的理论运用于对慢性疼痛控制的护理过程，包括首先对护理人员传授整体的观念，使之认识到患者是一个整体，而此整体不同于部分的总和，并给予型态及型态重塑的观念。而 Anderson 和 Smereck（1992）应用 Rogers 的理论设计了个体化护理过程模式（personalized nursing process model）指导护理实践。此模式包含 2 个阶段：型态评估期和审慎的共同塑型期。前阶段强调护理人员评估个体的型态特征；后阶段则是基于个体不同型态，给予适合的护理以改善型态和健康，达到幸福安宁状态。与此同时鼓励护理人员通过这个互动程序，学习如何改善自己的健康。另外，研究者们还发展了一些实践工具，以帮助护士应用 Rogers 的理论指导护理实践，例如，Tettero、Jackson 和 Wilson 的产后母亲评估工具（Assessment Tool for Postpartum Mothers，1993）、Garon 的慢性疼痛患者整体评估工具（Holistic Assessment of the Chronic Pain Client，1991）和 Johnston 的与家庭合作评价指南（An Assessment Guideline for Work with Families，1986）。

阅读笔记

（二）在护理教育中的应用

Rogers 研究了如何把护理学作为一门科学和专业来进行教授，强调护士的教育应以护理科学和为人类服务为宗旨。部分学校，如美国纽约大学（New York University）、沃什伯恩大学（Washburn University）、新泽西医学和口腔医学大学（the University of Medicine and Dentistry）、多米尼加学院（Dominican College）、默西学院（Mercy College）、蒙特圣文森学院（College of Mount Saint Vincent）和菲尔莱狄更斯大学（Fairleigh Dickinson University）等，以 Rogers 理论作为哲学观和概念框架指导护理课程设置和创新教学方式。美国的退伍军人事务医学中心（Veterans Affairs Medical Center）也在 Rogers 理论框架下构建了自己的新员工培训项目。

研究历史

Rogers 对护理教育的贡献

由于认识到技术护士和专业护士的区别，Rogers 提倡为大专学历护士和本科学历护士颁发不同的证书。在她看来，专业护士必须知识全面，并接受人文、科学和护理方面的教育。这个（注：专业护士教育）项目应该包括语言、数学、逻辑、哲学、心理、社会、音乐、艺术、生物、微生物、物理和化学等基础教育；选修课应包括经济、伦理、政治、人类学和计算机科学等。在研究课程方面，Rogers 认为，"本科生需要能够发现问题，获得调查工具，并且开展能够让他们运用知识来促进实践的研究，而且他们应该能够明智地阅读文献。硕士学位的护士应该能够开展应用研究……理论研究是基本的基础研究，它应该出自把护理看作是学术专业方向的博士项目。"

（来源：Gunther, M.E. Martha E. Rogers: Unitary Human Beings//M.R. Alligood（Ed）, *Nursing theorists and their work*. 8th Ed.. St. Louis: Mosby: 2013，226-227.）

（三）在护理研究中的应用

Rogers 认为护理研究必须把人和环境当作一个整体来研究。因此，护理研究的目的是检验和理解一个现象，并且通过对这个现象的理解来设计促进健康的塑型活动。为了获得对体验的清晰理解，人们的感知和对正在发生事情的清醒意识就非常重要。目前以 Rogers 的理论指导护理研究或验证其理论的研究非常多，研究设计包含各种量性研究和质性研究。其中，质性研究（例如胡塞尔现象学、焦点小组）以及量性研究中的描述性（descriptive）研究和相关性（correlational）研究被认为是合适的研究方法。例如，Heelan-Fancher（2016）以整体人科学为概念框架来检验助产士支持低风险孕妇进行间歇胎儿监护的过程。该研究使用了相关性研究设计来检验助产士在人 - 环境互动过程中出现的型态表现。人 - 环境型态表现由助产士的动能、对间歇胎儿监护的态度、感知到的应用研究结果的障碍以及对患者支持的态度表示。该研究结果发现前三个自变量的线性组合与助产士对患者支持的态度相关，而认知参与改变的动能对患者支持态度的影响最大。与横断面研究相比，注重识别人场和环境场型态表现的个案研究和纵向研究更适合，因为整体人科学强调整体人的独特性。严格的实验性研究被认为并不适合于 Rogers 理论的研究，因为 Rogers 不支持因果关系的说法。由于现有的研究方法不能满足 Rogers 理论研究的需要，因此一些新的研究方法陆续出现，例如 Rogers 调查过程（Rogerian Process of Inquiry，Carboni，1995）、整体型态评价个案研究方法（Unitary Pattern Appreciation Case Method，Cowling，1997，1998，2001）和图片 - 揭示方法（Photo-Disclosure Methodology，Bultemeier，1997）等。为了量化理论中的概念，研究者发展了众多相关的研究工具，如 Ference 的人场运动测试（the Human Field Motion Test，HFMT，1986）、Barrett 的认知参与改变的动能量表（Power as Knowing Participation in Change Tool，PKPCT，1990）和 Hastings-Tolsma 的人场

阅读笔记

型态多样性量表（Diversity of Human Field Pattern Scale，DHFPS，1993）等。

（四）在理论发展中的应用

Rogers 的理论促进了护理理论的发展，影响了许多护理理论家的理论发展。Rogers 从自己的整体人科学理论中发展出了三个广域理论，即加速进化理论（Theory of Accelerating Evolution）、超自然现象理论（Theory for Paranormal Phenomena）和改变的节奏关联理论（Theory of Rhythmical Correlates of Change）。另外，Margret A. Newman 的健康意识扩展理论（the Theory of Health as Expanding Consciousness）、Rosemarie Rizzo Parse 的人类适转理论（the Human becoming Theory）和 Joyce Fitzpatrick 的生命视角节奏模式（Life Perspective Rhythm Model）等广域理论也都是从 Rogers 理论发展而来。Rogers 理论更是衍生出很多中域理论，如 Barrett 的动能理论（Power as Knowing Participation in Change，1986，2010），Bultemeier 的感知的不和谐理论（the Theory of Perceived Dissonance，1997），Shearer 的健康赋能理论（Health Empowerment Theory，2009）等。

五、模式的分析与评判

Rogers 在其理论中试图回答"护理关注的是什么？""什么知识让护理与众不同？""护理的服务对象是谁？""人和环境是什么关系？""护理关注的现象是什么？""发展护理科学需要什么知识？"等学科本质问题。自 1970 年 Rogers 的理论模式正式发表以来，经过多年的实践验证、修改和扩展而不断完善。Rogers 理论的基本特征可概括为以下 7 方面：

1. 理论能将各种概念联系起来　理论将各种概念联系起来，以指导人们用不同的方法来认识特定现象。Rogers 的理论创造了对人和环境不同的观察方法，认为护理就是应用同质动态原则为人类服务的理论陈述，使得人们能以不同的方式看待护理学。

2. 理论具有逻辑性　Rogers 理论的主要结构是符合逻辑的。Rogers 的概念系统直接来源于她的哲学思想，而她对人和环境的独特理解也贯穿于整个概念体系中。通过建立和定义同质动态、整体性、共振性和螺旋性等概念，她形成了理论的 4 个基本构成要素，最后形成同质动态原则。

3. 理论抽象而复杂　Rogers 理论的概念抽象程度较高，缺乏明确定义，不易理解和测量，加之她运用了生物学、化学、数学、物理学等多学科的理论为基础，使得缺乏上述学科知识基础的人更认为该理论过于复杂而难以应用。例如，Rogers 虽然清晰地指出了核心现象，但并未定义人 - 环境互动的不同型态或能量场表现。然而 Rogers 的理论不局限于某些特定的情景和场所，而是面向所有人和环境，而且也正因为理论概念的抽象化，使理论具有推广的价值，可以运用于任何护理场所和情境。

4. 理论可作为假设的基础而经受检验　在美国已经有很多护理研究者对 Rogers 的理论框架进行了验证性研究。然而，由于理论框架中复杂的相互关系，以及理论未提供简单可操作的定义和有效的研究工具，使得这类研究难度很高。

5. 理论有助于学科知识体系的扩展和完善　Rogers 理论框架的抽象水平可引出大量值得研究的问题。通过研究可进一步证实理论的正确性，同时进一步完善理论，丰富学科的知识体系。

6. 理论可用于指导和改进实践　当 Rogers 理论的理念应用于护理实践时，护理人员必须以全新的角度和衡量标准去识别、理解、评估患者行为。这些标准包括接受"多样性"是正常现象、承认生命的整体性与连续性、要求护士和患者把变化看成是一种积极的现象等，这些标准将改变护理行为的重点。另外，Rogers 理论已产生出一些措施，如治疗性触摸，对光、颜色、音乐、运动等的治疗性运用，用于促进人场与环境场相互作用的和谐性。然而，由于 Rogers 理论的抽象性和缺乏可操作性的概念定义，以及缺乏对人的整体性进行精确评估的工具，使其在临床的广泛应用受到一定限制。

阅读笔记

7. 理论与其他已验证的理论、定律和原则相一致　Rogers 的理论与其他已验证的相关理论、原则是一致的。例如理论的同质动态原则中的整体性与一般系统论的相关原理相一致，螺旋性原则与一般系统论中的负熵原理相一致，也与 Erickson 和 Piaget 等心理学家的成长发展理论相吻合；而共振性原则则与适应理论相一致。

六、模式的应用实例

（一）个案介绍

张女士，35 岁，护士，在一家三甲医院工作 8 年，已婚，一个 7 岁儿子上小学，公公婆婆住在临街社区。她刚进入某护理学院硕士课程班学习。张女士一向和蔼可亲，可最近变得脾气暴躁、易怒，与丈夫频频争吵。张女士说："丈夫怪我不管儿子、不做晚饭给家人吃，总是吃外卖食物，不够卫生。他也不想想，我哪里有时间和精力来做家务。"张女士已近 10 年未当过学生，不知如何适应学生的角色。加上她好胜心强，目标是全部功课都要达到 A 等。尤其在考试或上交研究报告前，她的心情就特别烦躁。入学才 4 个月，张女士的体重由原来的 60kg 下降到 54kg，她说："我觉得自己没有食欲，每天都觉得很累、很紧张。回家做完自己的功课还要检查儿子的功课，根本没有自己放松的时间。丈夫又不体谅，真不知道我还能撑多久。"她总觉得对不起丈夫和儿子，因为没时间陪他们。家里也不如以前整齐、清洁了。

将 Rogers 的理论应用于此案例，张女士与其环境存在持续不断的能量互动。张女士的环境包括家中所有的人、事物、亲戚朋友；学校的人与事物，包括家庭作业、考试等。

（二）护理过程

应用 Rogers 的理论对该个案进行护理，护理过程见表 11-3 所示。

表 11-3　Rogers 理论应用于张女士的护理过程

护理程序	理论应用		
	共振性	螺旋性	整体性
护理评估	张女士与环境能量场发生的变化，包括： 1. 过去一向和蔼可亲，脾气好，有耐心，近来变得易怒、没耐心、紧张。 2. 在大学时代是全 A 的学生，现在也要求自己得全 A。 3. 对没有时间陪伴家人有愧疚感。 4. 与丈夫争吵，未能得到丈夫的有力支持，担心婚姻质量受到影响	张女士与环境能量场互动的型态，包括： 1. 过去的角色是妻子、母亲和护士，下班后与家人有较多时间相处，如陪儿子看电视、陪丈夫聊天。 2. 目前的角色中增加了学生，回家后必须做作业，没有时间陪伴家人。 3. 以前总是自己做晚餐，丈夫不喜欢吃外卖的食品，现在经常吃外卖的食品。 4. 以前心情好，食欲也很好，现在心情烦躁，吃不下饭	张女士与其环境之间的整体性，包括： 1. 视继续求学为其生命中的重要发展契机。 2. 与丈夫有争执。 3. 好胜心强，学习压力大
护理诊断	1. 焦虑：学习压力：①已 10 年不做学生，对学生角色不适应；②好胜心强，目标全部达到 A；③易怒；④"不知道自己能撑多久"。 2. 营养状态改变：低于身体需要：①没有食欲；②4 个月体重减轻 6kg；③缺乏运动	家庭动力过程改变：没有时间照顾家人：①没有时间陪伴家人；②没有时间做晚餐，经常吃外卖食品；③和丈夫争吵；④家里不整洁	孤独感：缺乏家人的支持：丈夫不赞成去念研究生，不理解张女士何以要花费这么多时间做功课

阅读笔记

续表

护理程序	理论应用		
	共振性	螺旋性	整体性
护理计划与实施	1. 改变自己的学习目标：劝告张女士学习尽力而为就好，不得全 A 并不代表能力差。2. 情绪烦躁时到户外活动，使自己放松。3. 与同学共同作业和讨论。4. 调整饮食结构，提高饮食质量，定时锻炼身体，例如每日散步 30min	1. 鼓励张女士与丈夫沟通。2. 合理分配家务，例如由丈夫和儿子分别承担部分打扫卫生的工作。3. 每个周末抽一定时间陪伴家人。4. 每周六和周日两天负责做饭。5. 每周末做好下一周的食谱，并尽量提前做好食材准备，工作日与丈夫轮流负责做饭	1. 心理辅导：鼓励张女士与家人沟通，说明读研究生对自己发展的意义。2. 了解丈夫不支持自己学习的原因。3. 向公婆解释，在有课时，由他们接送孩子上、下学。4. 随时与丈夫沟通自己学习的情况
护理评价	家庭生活型态重塑是否和谐	家庭动力过程是否改善，以适应张女士目前的需求	张女士是否得到家人充分的理解和支持

七、主要著作和文献

1. Rogers，M.E. The association of maternal and fetal factors with the development of behavior problems among elementary school children.（Doctoral dissertation，Baltimore: Johns Hopkins University，1954）.

2. Rogers，M.E. Education revolution in nursing. New York: Macmillan，1961.

3. Rogers，M.E. Building a strong educational foundation. American Journal of Nursing，1963（63）：94-95.

4. Rogers，M.E. Reveille in nursing. Philadelphia: F.A.Davis，1964.

5. Rogers，M.E. Professional standards: Whose responsibility? Nursing Science，1964（2），71-73.

6. Rogers，M.E. Doctoral education in nursing. Nursing Forum，1966，5（2）：75-82.

7. Rogers，M.E. An introduction to the theoretical basis of nursing. Philadelphia: F.A.Davis，1970.

8. Rogers，M.E. Nursing's expanded role and other euphemisms. Journal of New York State Nurses Association，1972，3（4）：5-10.

9. Rogers，M.E. Nursing: To be or not to be? Nursing Outlook，1972，20（1），42-46.

10. Rogers，M.E. Research is a growing word. Nursing Science，1975，31，283-294.

11. Rogers，M.E. Yesterday a nurse，today a manager: What now? Image: The Journal of Nursing Scholarship，1975，2：12-13.

12. Rogers，M.E. Legislative and licensing problems in health care. Nursing Administration Quarterly，1977，2（3）：71-78.

13. Rogers，M.E. Nursing: A science of unitary man//J.P.Riehl & C.Roy（Eds）. Conceptual models for nursing practice. 2nd ed. New York: Appleton-Century-Crifts，1980：329-337.

14. Rogers，M.E. Science of unitary man: A paradigm for nursing//G.E.Laskar，Applied systems and cybernetics（Vol.Ⅳ）. New York: Pergamon. 1981：1719-1722.

15. Rogers，M.E. Science of unitary human beings: A paradigm for nursing//I.W.Clements and F.B.Roberts（Eds.）. Family health: A theoretical approach to nursing care. New York: John Wiley & Sons，1983：219-227.

16. Rogers，M.E. The nature and characteristics of professional education for nursing. Journal of Professional Nursing，1985，1（6）：381-383.

17. Rogers，M.E. The need for legislation for licensure to practice professional nursing. Journal of Professional Nursing，1985，1（6）：384.

18. Rogers, M.E. Science of unitary human beings: A paradigm for nursing//R.Wood & J.Kekahbah (Eds.). Examining the cultural implications of Martha E. Rogers'science of unitary human beings. Lecompton, (KS): Wood- Kekahbah, 1985: 13-23.

19. Rogers, M.E. Nursing education: Preparing for the future//National League for Nursing, Patterns of education: The unfolding of nursing (pp.). New York: National League for Nursing, 1985: 11-14.

20. Rogers, M.E. Science of unitary human beings//V.M.Malinski (Ed.). Explorations on Martha Rogers: Science of unitary human beings. Norwalk, (CT): Appleton-Century-Crofts, 1986: 3-8.

21. Rogers, M.E. Nursing research in the future//J. Roode (Ed.). Changing patterns in nursing education. New York: National League for Nursing, 1987: 121-123.

22. Rogers, M.E. Rogers' science of unitary human beings//R.R.Parse (Ed.). Nursing science: Major paradigms, theories, and critiques. Philadelphia: W.B.Saunders, 1987: 139-146.

23. Rogers, M.E. Nursing science and art: A perspective. Nursing Science Quarterly, 1988, 1 (3): 99-102.

24. Rogers, M.E. Nursing: A science of unitary human beings//J.P.Riehl-Sisca (Ed.). Conceptual models for nursing practice. 3rd ed. Norwalk, (CT): Appleton & Lange, 1989: 181-188.

25. Rogers, M.E., & Malinski, V. Vital signs in the science of unitary human beings. Rogerian Nursing Science News, 1989, 1 (3): 6.

26. Rogers, M.E. Creating a climate for the implementation of a nursing conceptual framework. Journal of Continuing Education in Nursing, 1989, 20 (3): 112-116.

27. Rogers, M.E. Nursing: science of unitary, irreducible human beings: Update 1990//A.M.Barrett (Ed.). Visions of Rogers'science-based nursing. New York: National League for Nursing, 1990.

28. Rogers, M.E. Space-age paradigm for new frontiers in nursing//M.E.Parker (Ed.). Nursing theories in practice. New York: National League for Nursing, 1990: 105-113.

29. Rogers, M.E. Nightingale's notes on nursing: Prelude to the 21st century//F. Nightingale, Notes on nursing: What it is and what it is not (Commemorative edition). Philadelphia: Lippincott, 1992: 58-62.

30. Rogers, M.E. Nursing science and the space age. Nursing Science Quarterly, 1992, 5 (1): 27-34.

31. Rogers ME. Window on science of unitary human beings//M.O'Toole (Ed.). Miller-Keane encyclopedia and dictionary of medicine, nursing, and allied health. Philadelphia: Saunders, 1992: 1339.

32. Rogers ME. The science of unitary human beings: Current perspectives. Nursing Science Quarterly, 1994, 7 (1): 33-35.

33. Rogers ME. Nursing science evolves//M.Madrid& E.A.M.Barrett (Eds.). Rogers'scientific art of nursing practice. New York: National League for Nursing Press, 1994: 3-9.

【思考题】

1. 请用 Rogers 的整体人科学来解释为何非侵入性方式会成为当今护理实践的趋势之一？

2. Rogers 的整体人科学与 M.A. Newman 的健康意识扩展理论有何区别和联系？

3. 选择一个你感兴趣的研究题目，设想如果在 Rogers 的整体人科学框架下开展科学研究，可以采用哪些研究设计？

（庞 冬）

阅读笔记

第十二章 卡利斯塔·罗伊的适应模式

【关键术语】

适应（adaptation）

适应系统（adaptive system）

刺激（stimuli）

主要刺激（focal stimuli）

相关刺激（contextual stimuli）

固有刺激（residual stimuli）

适应水平（adaptive level）

应对机制（coping mechanism）

调节者亚系统（regulator subsystem）

认知者亚系统（cognator subsystem）

稳定者亚系统（stabilizer subsystem）

变革者亚系统（innovator subsystem）

适应方式（adaptive modes）

生理 / 物理方式（physiological/physical mode）

自我概念 / 群体身份方式（self-concept/group identity mode）

角色功能方式（role function mode）

相互依存方式（interdependence mode）

自我一致性（self-consistency）

适应反应（adaptive response）

无效反应（ineffective response）

阅读笔记

    卡利斯塔·罗伊的适应模式是众多护理理论中较为成熟的理论。它从整体观出发，着重探讨了人作为一个适应系统，面对内外环境中各种刺激的应对机制、适应方式与适应过程。为增进有效适应，护士应不失时机地对个体／群体的适应问题以及引起问题产生的刺激因素加以判断和干预，从而强化适应能力，增进适应反应，提高健康水平。该理论一提出，便得到护理学界的广泛关注与极大兴趣，在护理临床、教育、研究等领域广泛应用，并在应用中得以丰富完善。

一、理论家简介

Sister Callista Roy（卡利斯塔·罗伊）是一位闻名世界的护理理论家、作家、研究者和教授，也是最为活跃的护理思想家与社会活动家之一。Roy1939 年 10 月 14 日生于美国洛杉矶，1963 年获加州洛杉矶蒙特·圣玛丽学院（Mount St. Mary's College）护理学学士学位；1966 年获加州大学洛杉矶分校（University of California, Los Angeles）护理学硕士学位；1973 年、1977 年先后获加州大学洛杉矶分校社会学硕士学位和博士学位；并于 1983—1985 年获加州大学旧金山分校（University of California, San Francisco）约翰逊基金资助，在该校从事神经护理学和临床护理决策博士后研究。

Roy 不仅拥有雄厚的教育背景，也具有丰富的实践经验。她 14 岁开始在医院工作，做过供餐员、助理护士、注册护士；1966 年，成为蒙特·圣玛丽学院教师，讲授儿科护理学和妇产科护理学；1971 年，就任蒙特·圣玛丽学院护理系主任，同时兼任俄勒冈州波特兰大学（Portland University）护理学院副教授、亚利桑那州图森市圣玛丽医院（Saint Mary's Hospital, Tucson）护理总监；1987 年后，Roy 在波士顿学院（Boston College）护理学院任教授、博士生导师，担任研究生课程 - 护理认识论课程负责人。

在其三十多年的学术生涯中，Roy 教授成果颇丰：1976 年，出版《护理导论：适应模式》（Introduction to Nursing: An Adaptation Model），并于 1998、2008 年先后出版《Roy 适应模式（第 2，3 版）》（The Roy Adaptation Model, 2nd edition, and 3rd edition）；1981 年，与 Roberts 合著出版《护理理论构建：适应模式》（Theory construction in nursing: An Adaptation Model）；1991 年，与 Andrews 合著出版《Roy 适应模式：明确声明》（The Roy Adaptation Model: The definitive statement）；1997 年，发表专著《适应模式的未来：对适应及其知识作为宇宙普遍需求进行重新界定面临的挑战》（Future of the Roy Model: Challenge to redefine adaptation and knowledge as universal cosmic imperative）；1999 年，出版专著《基于适应模式的研究：对护理科学的 25 年贡献》（The Roy Adaptation Model-based research: Twenty-five years of contributions to nursing science）。该书纳入 163 项研究报告，源自 44 种学术期刊、学术讲演和学位论文，是 Roy 对其适应模式相关研究成果的全面总结和评判性分析。她的著作先后被译成 12 种语言，在世界各国广为传播。Roy 还在波士顿学院组织成立了波士顿适应研究学会（The Boston Based Adaptation Research in Nursing Society，BBARNS，现更名为 Roy 适应协会 Roy Adaptation Association，RAA）。从 1996 年开始，RAA 每年举行 Roy 适应模式学术研讨会，为适应模式的研究、应用、传播与不断完善营造良好的学术环境。

Roy 被多所大学授予荣誉博士，一生获得众多荣誉，其中最重要的是美国护理科学院院士、美国护理联盟颁发的玛莎·罗杰斯护理科学进步奖、国际荣誉护士会颁发的护理专业发展杰出奠基人奖，以及 2007 年美国护理科学院授予的当代传奇院士（Living Legend）荣誉称号，以表彰她为护理学发展做出的不懈努力和卓越贡献。

Roy 还是著名的社会活动家，她活跃于多个社会组织，如国际荣誉护士会、北美护理诊断学会等。她也是杰出的演讲家，以极大的热情在国际上传播自己的思想、理论、学说，曾应邀到 30 多个国家做有关适应模式、护理理论、护理研究、护理课程设置、护理临床实践和护理专业未来趋势等演讲报告，赢得广泛赞誉。

阅读笔记

二、模式的来源

Roy 适应模式的雏形形成于 20 世纪 60 年代。1964—1966 年在加利福尼亚大学攻读护理硕士学位期间，有感于住院儿童强大的生命恢复能力和对自身身心变化的适应潜能，Roy 在其导师 Dorothy E Johnson 的鼓励和指导下发展适应模式，后经不断完善于 1970 年正式发表于《护理瞭望》杂志（Nursing Outlook）。适应模式发展过程中，Roy 将源自护理范畴外的概念赋予新的内涵并在护理领域创造性的整合运用。

首先，Roy 的硕士导师 Dorothy E Johnson 对她的理论形成影响颇深。Johnson 的行为系统模式将人描述为具有七个亚系统的行为系统，Roy 则认为人是具有两对应对机制亚系统和四种适应方式的整体性适应系统，两者有相似之处。其他相似性还体现在护理目标（建立稳态、促进完整）、强调重点（调节机制）和患者（适应不良或有适应不良潜在危险的人）等概念上。

同时，Roy 分析并创造性地运用了 Bertalanffy 的一般系统论、Selye 的压力理论、Lazarus 的压力与应对模式、Helson 的适应水平理论的有关系统、整体、刺激、适应水平、应对方式等概念与观点构建其适应模式的核心内容，如人是一个整体性适应系统、三种刺激、三种适应水平、两对应对机制。Roy 还提到，Maslow、Levine、Henderson、Nightingale 等理论家有关人、健康、环境、护理的论述也是其理论范式的形成来源。

此外，Roy 适应模式的发展还受到社会学理论的影响。正是 Roy 的社会学博士教育背景以及她与社会学家 Ralph Turner 的共事经历，促使她萌发了将 James 自我概念、Turner 角色理论、Strickler 丧失理论中有关自我概念、角色功能、相互依存等社会学概念引入适应模式。

三、模式的基本内容

（一）理论的基本假说

Roy 适应模式的假说主要源于系统论、整体论、人性论和赫尔森适应理论的哲学观点。在对 21 世纪护理发展预期的评估分析基础上，Roy 于 1997 年对适应模式的理论假设进行了重新界定。

1. 人是具有生物、心理、社会属性的整体的人。
2. 人具有创造力。
3. 人的行为受思维和感知的调节。
4. 人的行为并不是随意的，而是具有较强的目的性。
5. 人处于对环境变化不断反应的状态，人与环境互动与整合的结果就是适应。
6. 为了达到生存、成长、繁衍、自主和自我实现，人必须适应。
7. 适应是人对内外界环境变化做出的积极反应。
8. 适应行为是适应水平的功能反映，亦即主要刺激、相关刺激和固有刺激的总和效应。
9. 人所能承受或应对的刺激源范围与强度构成其适应水平。
10. 适应水平具有个体差异性和动态变化性。
11. 人们通过运用先天和后天获得的生理、心理、社会应对机制适应不断变化的世界。
12. 人有四种适应方式，即生理 / 物理方式、自我概念 / 群体身份、角色功能和相互依存。
13. 人际关系对于适应具有非常重要的意义。

（二）理论的主要概念

1. 刺激（stimuli） 能激发个体 / 群体反应的任何信息、物质、能量单位。

2. 主要刺激（focal stimuli） 是个体 / 群体当前面临的、必须对其做出反应的刺激，也是促使行为发生、引起个体 / 群体最大程度变化的刺激。

阅读笔记

3. 相关刺激（contextual stimuli） 所有可对主要刺激所致个体 / 群体的行为与变化产生正

性或负性影响的其他刺激。

4. 固有刺激（residual stimuli）　可能对个体/群体的当前行为与变化有影响，但其影响作用不确切或未得到证实的刺激。

5. 适应水平（adaptation level）　个体/群体所能承受或应对的刺激源范围与强度。

6. 应对机制（coping mechanism）　人作为一个适应系统面临刺激时的内在控制过程。

7. 调节者亚系统（regulator subsystem）　人先天具备的应对机制，通过神经、化学、内分泌过程调控个体对刺激的自主性反应。

8. 认知者亚系统（cognator subsystem）　人后天习得的应对机制，通过大脑的高级功能，包括感知与加工信息、学习、判断、情感控制等过程调控个体对刺激的认知与情感反应。

9. 稳定者亚系统（stabilizer subsystem）　指维持群体稳定与完整的群体结构与调控过程。

10. 变革者亚系统（innovator subsystem）　指促进群体变化与成长的群体结构与调控过程。

11. 适应方式（adaptive mode）或效应器（effector）　为应对机制的具体适应活动与表现形式，包括生理/物理方式、自我概念/群体身份、角色功能、相互依存四种方式。

12. 适应反应（adaptive response）　个体/群体对刺激的调节与控制所产生的对人的生存、成长、繁衍、自主、自我实现以及群体的稳定与成长起促进作用的行为反应。

13. 无效反应（ineffective response）　个体/群体对刺激的调节与控制所产生的对人的生存、成长、繁衍、自主、自我实现以及群体的稳定与成长起威胁和阻碍作用的行为反应。

（三）理论的基本构架

Roy认为，适应是个体或群体通过感知与思考，运用有意识的行为选择建立人与环境之间整合的过程与结果。人作为一个整体性适应系统，其结构上包括五部分，即输入、控制、效应器、输出和反馈（图12-1）。输入由刺激和人的适应水平两部分组成。适应系统的内在控制过程，也就是通常所称的应对机制，含两对应对亚系统，即调节者/认知者亚系统、稳定者/变革者亚系统。这两对亚系统作用于效应器形成四种适应方式，即生理/物理方式、自我概念/群体身份方式、角色功能方式和相互依存方式。最后，个体/群体对所受到刺激以这四方面的适应反应和（或）无效反应表现出来，也称有效行为/无效行为。

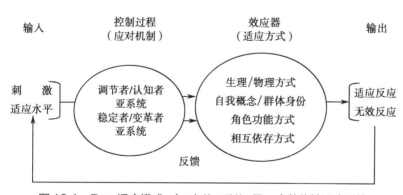

图12-1　Roy适应模式：人（个体/群体）是一个整体性适应系统

1. 刺激与适应水平

（1）刺激：Roy将凡能激发个体/群体反应的任何信息、物质、能量单位均列为刺激。这些刺激可来自系统外，如气温、电流、光线、声音；也可来自系统内，如体温、疼痛、血氧分压、激素水平变化等。总体上，Roy将可对个体/群体产生影响的内、外界环境中的刺激分为三类：①主要刺激：是个体/群体当前面临的、必须对其做出反应的刺激，也是促使行为发生、引起个体/群体最大程度变化的刺激；②相关刺激：是所有可对主要刺激所致行为产生正性或负性影响的其他刺激，通常可观察和测量；③固有刺激：又称剩余刺激，指可能对当前行为有影响，但其影响作用不确切或未得到证实的刺激，多系人的性格、态度、信念、文化、价值观等，通常不易观察和测量。以上三种刺激并非恒定不变，会在人与环境互动过程中相互转化。

（2）适应水平：个体/群体所能承受或应对的刺激源范围与强度构成其适应水平。若把适应水平比作一条水平直线，则其适应区在该线上下两条虚线之间，这就是个体/群体的适应范围（图12-2）。当全部刺激作用于适应范围以内，输出的是适应反应；反之，输出的将是无效反应。适应水平主要受个体/群体的应对机制制约，它因人而异并处于动态变化中。Roy将人的适应水平分为三类：①完整性适应（integrated adaptation）：指个体/群体结构完整、功能完好，整体协调工作以满足人类需求所达到的适应水平；②补偿性适应（compensatory adaptation）：指个体/群体的完整性受到刺激因素影响，激活应对机制后达到的适应水平；③妥协性适应（compromised adaptation）：为不充分的完整性适应和补偿性适应，常导致适应问题。这些适应问题是护士在护理处于妥协性适应水平的患者时所要审慎考虑与解决的。

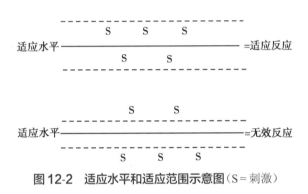

图 12-2　适应水平和适应范围示意图（S＝刺激）

2. 应对机制　Roy用应对机制来说明人作为一个适应系统面临刺激时的内部控制过程。Roy认为，人的应对机制可先天获得，如白细胞对细菌入侵的抵抗；也可后天习得，如用消毒剂清洗伤口。对个体而言，其应对机制有两种，调节者亚系统（regulator subsystem）和认知者亚系统（cognator subsystem）；对群体而言，则为稳定者亚系统（stabilizer subsystem）和变革者亚系统（innovator subsystem）。

（1）调节者与认知者亚系统：调节者亚系统是人先天具备的应对机制，它通过神经、化学、内分泌机制调控个体对刺激的自主性反应，由输入、内部过程、输出三部分构成（图12-3）。输入为个体内外部的刺激。调节介质有化学性、神经性、内分泌性物质。输出反应包括：①脑干与脊髓神经产生的自主神经反应；②内分泌腺及其靶器官和靶组织产生的反应；③中枢神经

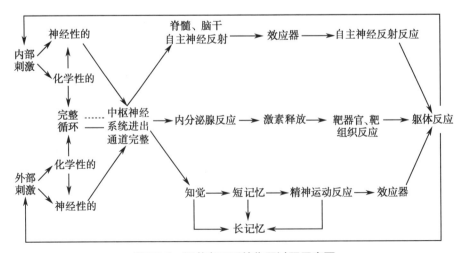

图 12-3　调节者亚系统作用过程示意图

系统的精神运动性反应；④其他生理反应，如血 CO_2 分压增高反射性刺激延髓化学感受器使呼吸频率加快，外界恶性刺激通过视神经传导到大脑高级中枢刺激交感神经细胞引起多种脏器反应，如血压升高、心率加快、恶心、呕吐等。

认知者亚系统则是人后天习得的应对机制，主要通过大脑的高级功能，包括感知与处理信息、学习、判断、情感控制等四个认知 - 情感途径调控个体对刺激的认知情感反应(图 12-4)。感知和处理信息与选择性注意、编码、记忆等内部过程有关；学习与模仿、强化、洞察过程相关；分析问题并做出解决问题的决策则是判断的内在过程；情感控制包括情感宣泄、寻求慰藉、感情寄托和依恋等。

2000 年，Roy 提出认知者亚系统作用过程的四个步骤，对该概念进行了完善。①自我感知，指个体通过自我意识对其认知、情感状态进行评价，获得对自身的控制感，从而帮助个体更清楚地识别刺激源，产生选择特定方法解决其问题的动机与需求。②明确问题，指个体对面临的问题进行客观分析和思考，找准症结所在、提出应对策略的过程。这一步有助于个体明确需要解决的问题，选择应对策略，权衡行为利弊。③确定行为方式，指个体经过系统思考后，确定最佳的应对策略，明确应该采取的适应行为。④自我调节定位，指个体充分利用可及的应对资源，借鉴自己或他人成功应对的经验，选择实施一种或多种适应行为，并根据效果实时调节，以缩小理想自我与现实自我的差距。Roy 特别强调，为了增进适应和维护人的完整性，认知者亚系统与调节者亚系统常需协调一致，共同作用。

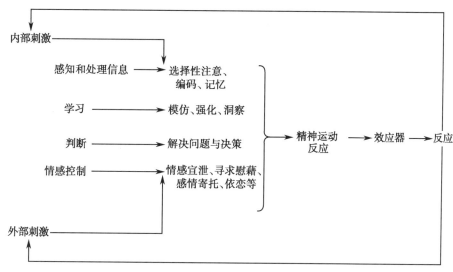

图 12-4　认知者亚系统作用过程示意图

（2）稳定者与变革者亚系统：在阐明个体的应对机制后，Roy 提出应对机制也是群体功能发挥所固有的。对于人类社会系统而言，群体应对机制是其有效运转的保证。由此，Roy 对适应模式作了重要补充，提出群体的两种应对机制，即稳定者和变革者亚系统。这两个概念也提示了群体作为一个适应系统的目标，即稳定与成长。

稳定者亚系统指维持群体稳定与完整的群体结构与调控过程，包括既有的群体结构、健全的群体成员、紧密的联系纽带、共同的价值观、有序的行为活动、稳定的资源基础等；群体成员借此实现群体基本目标，并贡献于社会共同目标。变革者亚系统则指那些促进群体变化与成长的群体结构与调控过程，如某单位成立改革小组，通过制定实施各种改革策略达成新的组织目标。变革者亚系统运行正常、控制过程完善，就会促进群体成长并达到更高的控制水平。

3．适应方式　又称效应器，是个体 / 群体应对机制的具体活动与表现形式，包括生理 / 物理方式、自我概念 / 群体身份方式、角色功能方式和相互依存方式四种。

阅读笔记

研究历史

Roy 适应方式的由来

　　适应方式是 Roy 适应模式的核心内容之一,是个体或群体应对刺激源的具体活动与表现形式。Roy 理论的适应方式是如何发展的:是借鉴其他相关理论,基于个人经验总结,还是源于实证研究,Roy 在她 1970 年发表于护理瞭望杂志的文章"适应模式:护理实践的基础"中作了说明。为了深入了解个体患病后的适应活动,Roy 和她的学生以 James 的自我概念、Turner 的角色理论以及 Strickler 的丧失理论为概念架构,用了近一年的时间对涵盖各临床专科的患者进行跟踪观察与访谈,通过内容分析法提炼出 500 多种患者适应活动,在此基础上等进一步筛选、归类,发现个体患病后的适应活动主要表现在生理功能、自我概念、角色功能、相互依存四个方面,以此为基础提出 Roy 适应模式的四种适应方式。

（来源：Roy C. Adaptation: A basis for nursing practice. Nursing Outlook, 1971, 19（4）: 254-257.）

---

　　(1) 生理 / 物理方式:生理方式涵盖与氧合、营养、排泄、水电解质酸碱平衡、免疫、休息与活动、神经、内分泌等需求和功能相关的适应活动,反映个体的生理完整性,即生理健康水平。个体对刺激的生理反应可只限于一个主要方面,但以多方面反应并存常见。物理方式,指群体通过适应其成员、设施、财政等基本资源的变化,维持群体功能与完整性。

　　(2) 自我概念 / 群体身份方式:自我概念是人们在某一特定时间对自己的情感、信心与评价,由躯体自我和本体自我组成。躯体自我是个体对自己的外形、外貌、身体功能的感知与评价;本体自我则是人们对自己的智力、能力、性情、伦理道德、精神自我以及社会地位等方面的感知与评价。自我概念反映个体的心理与精神完整性,亦即心理与精神健康状况。1999 年,Roy 提出自我一致性概念,进一步丰富、拓展了自我概念的内涵。自我一致性指个体面对刺激时,通过自我感知明晰自我、定位自我,缩小理想自我与现实自我的差距,努力维持自我一致,从而获得自身控制感。自我意识、社会焦虑、自尊等因素可影响自我一致性。高水平的自我一致或在一定范围内的适度应变有助于形成积极的自我概念,维持内心平衡。

　　在群体水平,Roy 用群体身份这一术语描述第二种适应方式。群体身份由群体氛围、群体文化、群体形象、群体自我概念、群体关系等构成。忠诚于群体,保持集体荣誉感、归属感,共享群体目标与价值观是群体身份完整性的重要表现形式,只有这样才能创造有利于群体成长的环境与文化,促进群体健康发展。

　　(3) 角色功能方式:与角色相关的适应活动类型称为角色功能方式,同时适用于个体和群体。就个体而言,角色功能指其履行所承担角色以及满足社会对所承担角色的行为期待的情况,即个体对其承担角色应尽职责的表现。个体承担的角色总体上分为三类:①基本角色,是由年龄和性别决定的角色,如儿童角色、妇女角色、老人角色等,决定个体的主体行为;②一般角色,是个体为完成每个生长发育阶段的特定任务,由所处社会情形所确定的角色,如母亲角色、护士角色等;③独立角色,是为完成某些暂时性发展任务而临时承担的角色,如患者角色、学术团体会员等。角色功能反映个体的社会完整性亦即社会健康状况。

　　在群体中,角色是社会系统目标达成的媒介,角色的设计是为完成群体任务或群体相关功能服务。群体角色功能的基本要求是角色澄清,包括群体成员的功能、信息管理、决策系统、维持系统秩序、群体成员对其应履行责任的理解与承诺等,从而有助于群体目标的实现。

　　(4) 相互依存方式:同样适用与个体和群体。就个体而言,相互依存指个体与其重要关系人和各种支持系统间的相互依赖关系,包括爱、尊重、彼此看重与在乎的付出与拥有。就群体

阅读笔记

来看,相互依存为一种跨越群体内外,或公开或私密的支持、互助性社会关系。Roy 甚至设想通过全球护士间的相互联系,构建一个文化富裕、资源共享、满足世界各族人民健康需求和社会共同利益、具有高度适应性的全球一体化社会。该适应方式反映了 Roy 对人本主义价值观的信奉。相互依存是个体/群体社会关系完整性的表现,与人的社会健康密切相关。

面临内外环境的刺激时,个体或群体正是在其应对机制的调控下,通过以上四种适应方式完成与环境的互动与整合,以促进适应反应,输出适应行为,维持和提高系统完整性(图 12-5)。

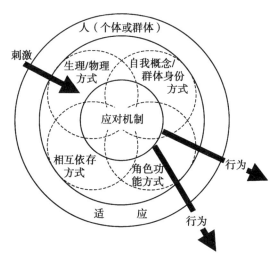

图 12-5 人(个体/群体)**适应系统与适应方式作用过程示意图**

4.行为 行为是个体/群体作为一个整体性适应系统的输出部分,这些输出性行为会以适应反应和无效反应两种形式出现,表现为适应行为和无效行为。适应反应/适应行为可促进个体/群体与环境的互动与整合,使人得以生存、成长、繁衍、自主和自我实现,使群体保持完整、功能得以维持并获得新的成长。无效反应/无效行为则不能达到上述目的,甚至起威胁和阻碍作用。护理的主要目的就是要通过促进个体/群体与环境的互动和整合,处理刺激源所致的适应问题,强化适应反应,消除无效反应,以提高个体/群体的完整性,使其迈向更高水平的健康。

(四)对护理学元范式中核心概念的诠释

1.人 Roy 认为,人可指个人,也包括家庭、群体、社区或者社会,而每个人、每个群体、每个家庭、每个社区甚至社会都是一个整体性的适应系统。其中,Roy 重点阐述了人这个整体性适应系统。Roy 将人视为整体性适应系统的观点结合了适应、系统、整体三大概念。一般系统论所论述的系统的输入、输出、控制、反馈特征构成了 Roy 阐述人作为一个适应系统的基本概念架构。同时,Roy 认为,人是具有生物、心理、社会属性的有机整体,其整体功能超越各部分功能的总和。此外,Roy 还认为,人是一个有生命的整体系统,处于与外界环境持续互动,不断进行物质、信息、能量交换的状态。人与环境间的这种互动不仅可引起内在改变,还可导致外部变化,人必须在这变化万千的世界里保持完整,故每个人都需要适应。鉴此,Roy 将人界定为一个由刺激、适应水平、应对机制、适应方式、适应反应等部分构成的整体性适应系统,对这些组成成分的诠释构成了 Roy 适应模式的核心内容。

2.环境 Roy 认为,人体内、外的刺激是构成环境的主要成分,并将环境定义为围绕并影响个人或群体行为与发展的所有情况、事件和影响。环境被 Roy 视为人作为一个适应系统的输入(刺激因素)。环境因素可以是积极的,也可以是消极的。任何环境因素的变化都需要个体/群体付出更多的精力和能量去适应。

阅读笔记

3. 健康　基于适应是一个生理、心理、社会完整性的促进过程的观点,Roy 将健康定义为一个完整而又全面的人 / 群体的状态或成为一个完整而又全面的人 / 群体的过程。完整性表现为个体有能力达到生存、成长、繁衍、自主和自我实现以及群体的完整、稳定与成长。Roy 认为,健康和疾病是人生命历程中的两个必然方面,应对无效,就会产生疾病;有效适应,即会保持健康。所以,Roy 认为健康是适应的反映,是人与环境积极互动的结果,丧失完整性、全面性就意味着失去健康。

4. 护理　Roy 认为护理是一门应用性学科,通过促进人与环境的互动与整合来增进个体或群体的整体性适应。Roy 特别强调,护理的目标在于运用护理程序促进个体 / 群体在生理 / 物理方式、自我概念 / 群体身份、角色功能及相互依存这四方面的适应反应,以达到促进健康、提高生存质量、维护有尊严死亡的目的。Roy 将护理活动规划为三个方面:①控制个体 / 群体面临的主要、相关和固有刺激,使其作用于适应范围之内;②强化适应方式,拓展适应水平,增强对刺激的耐受力;③鼓励和支持个体 / 群体创造性地运用应对机制,维持和增进适应反应。此外,Roy 还发展了其独特的六步骤护理程序作为临床护理工作的具体指南。

(五)Roy 的护理程序

Roy 的护理程序分为六个步骤,即一级评估、二级评估、诊断、制定目标、干预和评价。

1. 一级评估　又称行为评估(behavior assessment),主要收集与生理 / 物理方式、自我概念 / 群体身份、角色功能、相互依存这四种适应方式有关的行为。评估过程中,护士应注意分析这些行为能否促进个体 / 群体的完整性,是否有助于健康,明确无效行为。根据对个体 / 群体的影响大小,可将四种适应方式的相关行为分为:①威胁个体、群体生存的行为;②影响个体、群体稳定的行为;③影响种族或社会延续的行为;④影响个体、群体潜能充分发挥的行为。符合以上标准之一可判断为无效行为。

2. 二级评估　又称刺激评估(stimuli assessment),是对影响行为的主要刺激、相关刺激和固有刺激的评估与分析,以识别无效行为的内外在刺激因素。马丁内斯提出的影响个体适应的刺激因素包括遗传、性别、生长发育、药物、烟草、酒精、自我概念、角色功能、相互依存、生活方式、社会交往、应对方式、身心压力、文化导向以及自然环境等,可作为个体刺激评估的参考。

3. 护理诊断　是对个体 / 群体适应状态的陈述或诊断。Roy 提出三种诊断方法:①按四种适应方式表现出的不良或无效行为确定护理诊断并进行分类。表 12-1 列举了个体常见适应问题;②直接叙述观察到的无效行为及其影响最大的刺激;③综合同一刺激所致的一个或多个适应方式的行为紊乱。

4. 制定目标　目标是对干预后个体 / 群体应达到的行为结果的陈述,包括长期目标和短期目标。前者应反映个体 / 群体适应性问题的解决和利用自身力量达到生存、成长、繁衍、自主和自我实现的情况;后者应表明调节者亚系统 / 认知者亚系统、稳定者亚系统 / 变革者亚系统的应对效果以及控制主要、相关和固有刺激后个体 / 群体的预期行为。需要注意的是,目标制定应建立在尊重个人 / 群体权益的基础上,尽可能与服务对象商定;目标陈述应包括预期行为、预期变化及时间范围,且所制定的目标具有可及性。

5. 干预　包括护理措施的制定与落实。常用措施有:①改变或控制作用于人类系统的各种刺激,使其作用于适应范围之内;②调节个体 / 群体的应对机制,改变适应方式,提高适应水平,减少无效反应。Roy 指出,控制刺激的方式包括改变刺激、增强刺激、减弱刺激、消除刺激、维持刺激等,应视服务对象情况灵活运用。她还强调,鉴于调控刺激、强化应对机制、改变适应方式、提高应对能力的措施众多,可采用 McDonald 和 Harms 1966 年制定的护理措施评价方法,或根据预期行为达成的可能性(高、中、低)及其价值(期望的或不被期望的)筛选护理措施,确定措施实行的优先顺序。

阅读笔记

表 12-1 常见适应问题分类

	适应方式	常见适应问题
生理功能	1. 氧合	缺氧、休克、循环负荷过重
	2. 营养	营养不良、营养过剩、低蛋白血症、恶心、呕吐
	3. 水电解质酸碱平衡	体液过多或过少、电解质（钾、钠、钙、镁）紊乱、酸中毒、碱中毒
	4. 排泄	便秘、腹泻、腹胀、失禁、尿潴留
	5. 活动与休息	缺乏活动、废用性功能障碍、休息不足、睡眠剥夺、休息（睡眠）过度
	6. 皮肤完整性	瘙痒、干燥、皮疹、压疮、烧伤、冻伤、切割伤
	7. 内分泌	发育障碍、性功能障碍、甲状腺功能低下或亢进、血糖异常、体温调节无效
	8. 神经功能	意识障碍、神经性运动功能障碍、神经性五官功能（视觉、听觉、嗅觉、触觉、味觉）障碍
自我概念	1. 躯体自我	身体外形改变、身体功能低下、精力不足、性行为紊乱、体像紊乱
	2. 本体自我	焦虑、无能为力、内疚、自尊低下、自我认同紊乱
角色功能		角色转换、角色模糊、角色冲突、角色差距、角色失败、角色负荷过重
相互依存		分离性焦虑、孤独、无助

6. 评价 评价过程中，首先将干预后个体/群体的行为改变与目标行为相比较，决定护理目标是否达到；然后根据评价结果及新增问题再调整，并进一步计划和采取措施。

四、模式的应用

（一）在理论发展中的应用

首先，Roy 本人在其适应模式基础上延伸发展了与四种适应方式相关的理论，包括生理方式理论（theory of physiological mode）、自我概念方式理论（theory of self-concept mode）、角色功能方式理论（theory of role function mode），以及相互依存方式理论（theory of interdependence mode）。

同时，国内外多个学者将 Roy 适应模式用于构建更具有针对性和实践指导意义的中域理论。1991 年，Grey 等借鉴 Roy 适应模式和 Pollock 慢性疾病适应模型，发展了 1 型糖尿病儿童青少年患者疾病适应理论；Dunn 2004 年以 Roy 适应模式为指导，发展了慢性疼痛适应理论；Tsia 2003 年参考 Roy 适应模式构建了照护者压力适应理论；Dobratz 2011 年以 Roy 适应模式为概念框架，发展了临终患者心理适应理论。我国学者郭佳、何国平等 2011 年对 Grey 等的儿童青少年 1 型糖尿病患者疾病适应理论进行了修订、完善和本土化研究，构建了中国 1 型糖尿病儿童青少年患者的疾病适应理论。

（二）在临床护理中的应用

为方便临床应用，Roy 等国内外学者以适应模式为概念框架，先后发展了 37 种普适性或针对特定专科患者的护理实践工具，如 Roy 护理程序操作手册（Roy Nursing Process Manual）、适应评估表（Adaptation Assessment Form）、Roy 患者评估表（Roy Patient Assessment Form）、Joesph 失禁评估工具（Joseph Continence Assessment Tool）、Roy 护理诊断分类（Roy Nursing Diagnostic Categories）、心肌梗死患者护理诊断（Nursing Diagnosis for MI Patients）、Roy 护理计划表（Roy Nursing Care Plan Form）等。

自问世以来，适应模式已用于指导多种急慢性病患者的护理，包括哮喘、慢阻肺、心绞痛、心肌梗死、心衰、脑卒中、肝肾疾病、糖尿病、糖尿病足、甲亢、腹膜透析、血液透析、高位截瘫、癌症、产妇、老年抑郁、酗酒、手术患者等。运用的核心方法与原则是按照 Roy 适应模式的六步骤护理程序组织护理活动：即评估生理功能、自我概念、角色功能、相互依存四种适应方式的无效反应，根据无效行为收集并分析刺激源，调控刺激源并强化患者的身心应对机制，调整适应方式，以提高其适应水平和应对能力，恢复、维持、促进健康。同时，Roy 还特别强调，护理工作不仅要着眼于强化个体自身的适应系统，还应充分调动其支持系统如家庭、社区，从而形成合力对个体内、外环境中的不利刺激源进行有效调控，以稳定个体的内环境，减少或消除无效反应。虽然国内有个别文献报道将 Roy 适应模式用于 SARS、感染性休克、有机磷农药中毒等患者的护理，由于适应模式的护理程序相对复杂、费时，其在危重症患者急性期以及护理人力资源不足的科室的应用尚有待商榷。

Roy 在其后期著作中，特别强调护理对象不仅仅局限于个体，还应包括家庭、组织、社区等群体，并创造性地提出了有别于个体的两种群体应对机制和四种群体适应方式，使得适应模式具备群体护理应用基础。面对群体性、区域性健康问题时，应积极评估与调控影响群体健康的刺激源，充分调动群体应对机制，利用群体内外环境中一切可及的健康促进变量，调控群体适应方式，改善群体适应行为，提高群体健康水平。

（三）在护理教育中的应用

适应模式首先被用于指导美国芒特圣玛丽学院护理学士学位课程设置。该课程设置的概念构架是：护理程序、学生的适应与领导能力为两条横轴；适应模式、健康疾病连续相、护理实践为三条纵轴。Roy 认为，该课程设置模式有三大优点：①使学生明确护理的目的就是要促进和改善不同健康疾病状态下的人在生理 / 物理方式、自我概念 / 群体身份、角色功能、相互依存四方面的适应能力与适应反应；②体现有别于医学的护理学课程特色，便于分析护理课程与医学课程的区别与联系；③有利于学生验证理论和发展对理论价值的分析与洞悉能力。

1976 年，美国迈阿密大学首次将适应模式用于发展护理开业者培训课程。课程目标旨在培养学生：①识别不同场所（医院、家庭、社区）不同健康疾病状况下的人的适应问题；②鉴别有效和无效应对机制、适应方式；③发展帮助不同场所（医院、家庭、社区）不同健康疾病状况下的人提高适应能力、促进适应反应的能力。课程开发者认为，适应模式指导下的教学不仅使课程的培养目标更明确，且可减轻学生的紧张与焦虑。1987 年，Carveth 等应用适应模式于助产士培训，发现该模式有益于助产士系统学习、交流、定义和描述他们与产妇之间的相互依存关系与角色。

20 世纪 70—90 年代，适应模式被美国、加拿大、英国、葡萄牙、法国、德国等北美和欧洲国家以及部分亚洲国家和地区的护理院系用作护理准学士学位课程、高级文凭课程、本科课程的课程设置理论框架。同时，Roy 和她的同事被邀请为全世界 30 多所护理院校的课程设置与改革提供咨询。我国近年有两篇 Roy 适应模式在护理教育中运用的文献报道，均是将适应模式作为概念框架评估护生实习期间在生理功能、自我概念、角色功能、相互依存方面的无效行为及其相关原因，在评估基础上制定实施有针对性的适应促进措施，帮助学生纠正实习各阶段的无效行为，改善实习效果，受到师生好评。

（四）在护理研究中的应用

首先，国内外学者们以 Roy 适应模式为概念框架开发了十余种量表，包括适应水平评估量表（Self-Perceived Adaptation Level Scale）、认知适应过程评估量表（Cognitive Adaptation Processing Scale）、自我一致性评估量表（Self-Consistency Scale）、相互依存评估问卷（Interdependence Questionnaire）、住院患者决策评估量表（Hospitalized Patient Decision Making Scale）、产前功能评估问卷（Inventory of Functional Status-Antepartum Period）、产后功能评估问卷（Inventory of Functional Status After Childbirth）、父亲功能评估问卷（Inventory of Functional Status -Fathers）、父母角色问卷（Parental Roles Questionnaire）、母乳喂养适应评估量表（Breast-feeding Adaptation

阅读笔记

Inventory)、老年人功能评估量表（Inventory of Functional Status in the Elderly）、癌症患者适应评估量表（Adaptation After Surviving Cancer Profile）、透析患者功能评估量表（Inventory of Functional Status-Dialysis）等。其中，最具代表性的是 Roy 本人发展的适应水平评估量表、认知适应过程评估量表、自我一致性评估量表、相互依存评估问卷等。Kenneth 等通过文献分析与访谈提取艾滋病患者心理问题核心要素，结合 Roy 适应模式的自我概念哲学理念，发展了艾滋病患者内在自卑感评估量表。这些量表的开发为 Roy 适应模式在护理研究领域的应用奠定了工具学基础。

自面世以来，Roy 适应模式已被用于众多研究，被证实为非常有价值的护理研究概念框架。发表的研究报道包括：个人/群体对环境中各类刺激源的反应的描述性研究；各类刺激源与不同适应方式的适应活动的相关性研究；以及基于适应模式构建干预方案并测试其效果的干预性研究。1999 年，Roy 和她在波士顿适应研究学会（BBARNS，现为 Roy 适应模式协会 RAA）的同事对 1970—1994 有关适应模式的研究文献进行了系统分析，从各类数据库中共检索出 163 篇研究报告，含 51 篇博士学位论文、25 篇硕士学位论文、87 篇研究型论文，其中刺激源研究 19 篇、应对过程与机制研究 36 篇、生理适应方式研究 21 篇、自我概念适应方式研究 18 篇、相互依存适应方式研究 20 篇、干预研究 28 篇。她们发现，163 篇研究报告中，116 项是验证 Roy 适应模式的理论假说。2003 年，Roy 进一步对 1995—2001 年基于其适应模式发表的研究文献进行了回顾与分析，共纳入 54 篇研究报告，含 28 篇期刊论文、25 篇博士学位论文、1 篇硕士学位论文。其中，22 项研究聚焦于适应过程与适应方式，另有 7 项生理适应方式研究、7 项自我概念适应方式研究、3 项相互依存适应方式研究、5 项刺激源研究和 5 个干预性研究。Roy 及其同事的两次系统文献综述反映了 Roy 适应模式在护理研究中应用的广度与深度，既有量表发展，也涉及量、质性研究，研究对象涵盖各年龄阶段处于不同健康疾病状态的个体和群体。

我国有关 Roy 适应模式的文献集中在临床应用，研究型文章迄今不超过 10 篇。其中，针对糖尿病足患者的干预性研究 1 篇；针对老年、癌症、慢阻肺、心肌梗死患者适应方式、适应能力及其与其他变量如焦虑抑郁、生活质量、自我感受负担的相关性研究 6 篇；另有关于老年残疾人家庭照顾者角色适应的质性研究 1 篇。总体上，我国对适应模式的研究尚处于起步阶段，数量少，研究设计也有待完善。

研究前沿

基于 Roy 适应模式的教育干预对促进血液透析患者适应的效果研究

土耳其学者 Vicdan 和 Karabacak（2016）基于 Roy 适应模式设计了一个促进血液透析患者生理、心理、社会适应的教育性干预方案，并通过临床随机对照试验验证其效果。研究对象为符合抽样标准并自愿参与的维持性血液透析患者。干预方案以 Roy 适应模式为框架设计，含 4 个主题：生理功能适应教育，自我概念适应教育，角色功能适应教育，相互依存适应教育；干预方式为团队教育结合个别辅导；干预时间 42 天（6 周）。研究发现，试验组患者自我照顾能力、日常生活活动能力、血压控制、自尊与自我概念得分、除性关系外的社会心理适应得分显著高于对照组。提示基于适应模式的教育干预可有效促进血液透析患者在生理功能、自我概念、角色功能、相互依存方面的有效适应，临床护理工作者可运用适应模式训练血液透析患者的整体适应能力。

（来源：Vicdan AK, Karabacak BG. Effect of a treatment education based on the Roy Adaptation Model on adjustment of hemodialysis patients. Clinical Nurse Specilaist, 2016, 30（4）：E1-E13.）

阅读笔记

五、模式的分析与评判

Roy 适应模式是护理理论体系中相对成熟的理论之一。Roy 将人视为一个整体性适应系统,深入探讨了个体/群体面对刺激的应对机制、适应方式与适应过程,提出护理的目的就是要促进人类的适应反应。概括起来,Roy 适应模式具有如下特征。

(一)起源与发展阐述清晰

Roy 对其适应模式的起源与发展阐述清晰,简洁明了。她以时间顺序为主线将适应模式的构建、发展、完善过程完整的呈现给读者,并特别说明了发展适应模式的初衷与动机,高度认可其他学者对其模式发展的贡献,对模式基于的哲学主张阐述明确、充分肯定,以方便读者基于时代背景理解模式的内涵与价值,洞悉其发展源头与脉络。

(二)内容完整,逻辑一致

人是一个整体性适应系统为 Roy 适应模式的核心。围绕整体、适应两大主题,Roy 提出了若干概念,包括刺激、适应水平、应对机制、适应方式、适应反应等。Roy 对每个概念均予以明确界定,并通过概念阐述、逻辑推导使之环环相扣,经由实证研究验证模式的理论假设及概念间的逻辑关系,从而帮助读者理解模式各构成成分,把握概念间的内在联系,领会模式的核心思想与理论精髓。

(三)理论延伸性较强

Roy 本人及国内外多个学者将 Roy 适应模式用于构建更具有针对性和实践指导意义的中域理论,包括 Roy 自己发展的与四种适应方式相关的理论,以及 Grey 1 型糖尿病儿童青少年患者疾病适应理论、Dunn 慢性疼痛适应理论、Tsia 照护者压力适应理论、Dobratz 临终患者心理适应理论,以及我国郭佳、何国平的中国 1 型糖尿病儿童青少年患者的疾病适应理论等。这些理论的发展说明了 Roy 适应模式较强的理论延伸性。

(四)提供了诠释护理的全新视角

适应这一概念并非 Roy 最先提出,但她的适应模式是独特的。Roy 适应模式详尽阐述了人作为一个整体性适应系统的适应过程、适应机制、适应层面。刺激作为人类系统的输入,经由应对机制调控,以四种适应方式的有效或无效适应反应输出。护理的根本目的在于促进人的整体性适应。适应模式提供了一种以适应、完整为核心理解人类行为,评估护理对象,明晰护理问题,确定护理目标,规划护理行动,评价护理效果的全新视角。

(五)易于理解,应用广泛

除后续补充的有关群体应对机制、群体应对方式中的部分概念,如稳定者亚系统、变革者亚系统、物理适应方式、群体身份方式等有些费解外,适应模式对其主要概念以及概念之间的关系阐述充分、具体。其发展过程中所借鉴的其他学科的理论,如 Bertalanffy 的一般系统论、Selye 的压力理论、Lazarus 的压力与应对模式、Helson 的适应水平理论、Johnson 的行为系统模式以及 Maslow 的人类基本需要理论等为护理人员所熟知,因此理解适应模式相对容易。此外,Roy 和她的同事发展了大量的研究测评工具和护理实践工具,极大地提高了模式的实用性。适应模式一经提出,在理论发展及护理临床、教育、研究等领域应用广泛,但纵观国内外文献,在群体护理中的应用报道相对少,也许与模式对群体适应机制、群体适应方式等阐述不够清晰详尽有关。

六、模式的应用实例

个案介绍:陈先生,68 岁,诊断为冠心病 3 年,近日与家人吵架后心绞痛发作频繁入院。查体:体温 36.8℃,脉搏 88 次/分,呼吸 24 次/分,血压 17.6/11.7kPa,身高 168cm,体重 78kg。心电图示 Ⅱ、Ⅲ、aVF 导联 ST 段抬高 0.2mV,T 波倒置。实验室检查:WBC $4.5×10^9$/L,肌钙蛋白(−),血糖 5.20mmol/L,甘油三酯 1.51mmol/L,总胆固醇 6.12mmol/L,低密度脂蛋白 3.96mmol/L,高密度脂蛋白 0.94mmol/L。陈先生有 30 年吸烟史,高血压史 7 年,曾因心绞痛发作住院三次。自述脾气急躁、固执,凡事追求完美,是典型的 A 型性格。妻子去世多年,入院前与儿子、媳妇、孙子住在一起,常有摩擦与矛盾。入院后儿子、媳妇少有来探视,看到同病室患者家属陪伴,嘘寒问暖,自述有些孤独。

护理过程:按 Roy 发展的六步骤护理程序进行,即一级评估、二级评估、诊断、制定目标、干预和评价。

1．一级评估 评估陈先生在生理方式、自我概念、角色功能、相互依存这四个适应方式方面的行为活动资料,识别无效行为。

(1)生理方式:体温 36.8℃,血压 17.6/11.7kPa,身高 168cm,体重 78kg,近日心绞痛频繁发作,心电图示Ⅱ、Ⅲ、aVF 导联 ST 段抬高 0.2mV,T 波倒置。实验室检查:肌钙蛋白阴性,血糖 5.20mmol/L,甘油三酯 1.51mmol/L,总胆固醇 6.12mmol/L,低密度脂蛋白 3.96mmol/L,高密度脂蛋白 0.94mmol/L。

(2)自我概念:脾气急躁,固执,工作和做事追求完美,典型 A 型性格。

(3)角色功能:无特殊。

(4)相互依存:妻子去世多年。与儿子、媳妇、孙子住在一起,但常有摩擦与矛盾。入院后儿子、媳妇少有来探视,有孤独感。

根据以上资料,可判断陈先生主要存在生理功能方面的无效反应,即心绞痛;和相互依存方面的无效反应,孤独感。继续进行二级评估。

2．二级评估 着重于评估与无效反应有关的刺激因素。

(1)心绞痛

1)主要刺激:心肌缺血、缺氧。

2)相关刺激:情绪激动(家庭矛盾所致),高血压史 7 年(血压 17.6/11.7kPa),总胆固醇 6.12mmol/L,低密度脂蛋白 3.96mmol/L。

3)固有刺激:男性,68 岁,A 型性格,性情暴躁,长期吸烟。

(2)孤独感

1)主要刺激:儿子、媳妇很少来院探视,缺乏家庭支持。

2)相关刺激:老伴去世,平时与儿子、媳妇关系不好。

3)固有刺激:脾气急躁,固执,A 型性格。

3．护理诊断 结合一级、二级评估发现,陈述不良或无效适应行为及其影响最大的刺激因素。陈先生目前最主要的护理诊断是:

(1)心绞痛:与心肌缺血、缺氧有关。

(2)孤独:与缺乏家庭支持有关。

4．制定目标

(1)短期目标:陈先生心绞痛缓解,心电图恢复正常,孤独感消失。

(2)长期目标:陈先生掌握心绞痛预防方法,无心绞痛再发作;与儿、媳相处融洽,社会联系良好。

5．干预 制定并实施护理计划,措施应着重于消除、减轻或改变刺激因素以促进适应性反应。对于本病例,护理措施侧重于:

(1)改善心肌缺血、缺氧:吸氧;遵医嘱使用冠状动脉扩张药物,密切观察作用和副作用;心绞痛发作期间注意休息,避免体力活动;安慰、陪伴患者,解除紧张情绪。

(2)控制血压、总胆固醇、低密度脂蛋白:遵医嘱使用降压、降脂、降胆固醇药物;指导患者进食低盐、低脂、低胆固醇饮食。

（3）改善家庭关系：与家属讨论良好的家庭支持对心绞痛缓解和预防复发的重要性；与家属交流老人的孤独感受；鼓励家属探视、陪伴老人。

（4）患者教育：疼痛缓解后，与陈先生讨论心绞痛发作的诱因，总结预防再发作的方法，如避免情绪过分激动或悲伤、过度劳累、寒风刺激；避免过饱，保持大便通畅；禁烟酒；改变急躁易怒、争强好胜的性格，保持心境平和；正确面对老伴去世，合理安排老年生活，多与家人沟通，多参加社区活动如加入老年大学，建立社会联系。

6. 评价　将干预后的输出行为与目标行为进行比较，判断护理目标是否达到。针对本病例，短期目标应根据心绞痛缓解情况、心电图变化情况、孤独感受减轻情况综合判断。若目标未达到或未完全达到，则需重新评估，并调整护理计划。长期目标评价可通过：①请陈先生复述心绞痛预防方法；②观察陈先生心绞痛预防与自我管理的行为变化；③出院后追踪其心绞痛再发作情况；④观察陈先生回家后家庭关系重构、社会联系建立情况进行判断。

七、主要著作和文献

1. Roy C. Introduction to nursing: An adaptation model. Englewood Cliffs，NJ: Prentice-Hall，1976.

2. Roy C，Roberts S. Theory construction in nursing: An adaptation model. Englewood Cliffs，NJ: Prentice-Hall，1981.

3. Roy C. Introduction to nursing: An adaptation model. 2nd ed. Englewood Cliffs，NJ: Prentice-Hall，1984.

4. Roy C，Andrews H. The Roy Adaptation Model: The definitive statement. Norwalk，CT: Appleton & Lange，1991.

5. Roy C，Andrews H. The Roy Adaptation Model. 2nd ed. Norwalk，CT: Appleton & Lange，1999.

6. Roy C，Pollock S，Massey V, et al. The Roy Adaptation Model-based research: Twenty-five years of contributions to nursing science. Indianapolis: Sigma Theta Tau International，1999.

7. Roy C，Andrews H. The Roy Adaptation Model. 3rd ed. Englewood Cliffs，NJ: Prentice Hall，2008.

8. Roy C. Adaptation: A conceptual framework for nursing. Nursing Outlook，1970，18（3）: 43-45.

9. Roy C. Adaptation: A basis for nursing practice. Nursing Outlook，1971，19（4）: 254-257.

10. Roy C. Adaptation: Implications for curriculum change. Nursing Outlook，1973，21（3）: 163-168.

11. Roy C. The Roy adaptation model comment. Nursing Outlook，1976，24（11）: 690-691.

12. Roy C. Relating nursing theory to education: A new era. Nurse Educator，1979，4（2）: 16-21.

13. Roy C. Response to needs of spouses of surgical patients: A conceptualization within the Roy adaptation model. Scholarly Inquiry for Nursing Practice，1987，1（1）: 45-50.

14. Roy C. An explication of the philosophical assumptions of the Roy Adaptation Model. Nursing Science Quarterly，1988，1（1）: 26-34.

15. Roy C. Future of the Roy model: Challenge to redefine adaptation. Nursing Science Quarterly，1997，10（1）: 42-48.

16. Roy C. Extending the Roy Adaptation Model to meet changing global needs. Nursing Science Quarterly，2011，24（4）: 345-351.

17. Roy C. Research based on the Roy Adaptation Model: Last 25 years. Nursing Science Quarterly，2011，24（4）: 312-320.

【思考题】

阅读笔记　　1. 请分析个体和群体的应对机制、适应方式有何异同，并举例说明。

2. 纵观文献，Roy 适应模式多用于个体护理，请分析适应模式在群体护理中应用不多的原因，并举例说明适应模式在群体护理中的应用。

3. 请分析 Roy 适应模式指导护理研究的优势与劣势。

（蒋晓莲）

阅读笔记

第四篇

护 理 理 论

第十三章　希尔德吉德·E·佩普劳的人际关系理论

【关键术语】

人际关系（interpersonal relations）

认识期（orientation phase）

确认期（identification phase）

进展期（exploitation phase）

解决期（resolution phase）

角色（role）

陌生人（role of the stranger）

教育者（teacher role）

资源提供者（role of resource person）

顾问（counseling role）

代言人（surrogate role）

领导者（leadership role）

20 世纪 50 年代，美国护理学家 Hildegard·E·Peplau（希尔德吉德·E·佩普劳）在行为科学和精神心理学的基础上探索护理领域的问题，发展了护理人际关系理论。Peplau 在人际关系理论中重点探讨了护患间动态的互动关系，阐释了人际交往过程的 4 个阶段，即认识期、确认期、进展期、解决期；护患关系中护士应承担的角色，即陌生人、教育者、资源提供者、顾问、代言人、领导者等。Peplau 在人际关系理论中提到帮助患者识别他们所感受到的困扰是护理过程的目的之一，并强调护士要认识到自身行为可帮助患者识别困扰。在护患交往的过程中，个体间进行互动并朝着共同目标努力，护士和患者互相尊重，相互作用，并随这一过程的发展，护患双方都得到学习而逐步成熟。Peplau 的人际关系理论适用于人际交往中的各种情况，广泛应用于护理的临床实践、理论和研究等领域。

阅读笔记

一、理论家简介

（一）教育背景

Hildegard·E·Peplau，1909 年 9 月 1 日出生于美国宾夕法尼亚州的雷丁（Reading）小镇。1931 年毕业于宾夕法尼亚州波茨敦医院的护校；1943 年取得佛蒙特州伯宁顿大学人际关系心理学学士学位；1947 年取得纽约哥伦比亚大学教育学院精神科护理学硕士学位；1953 年取得哥伦比亚大学课程设置教育学博士学位。

（二）工作经历

Peplau 的护理实践经验和工作经历广泛，涉及各个领域。她曾经作为管理者在波茨敦医院手术室工作。1943—1945 年第二次世界大战期间，她作为陆军护士，在英国伦敦的神经精神病医院如贝尔维尤（Bellevue）和切斯纳特（Chestunt）精神病院等地方工作，期间认识了精神病学领域的领军人物埃里希·弗洛姆（Erich Fromm）、弗丽达·弗洛姆 - 赖克曼（Frieda Fromm-Reichmann）、哈里·斯塔克·沙利文（Harry Stack Sullivan），与他们一起工作和学习，这段经历一直影响着 Peplau 的职业生涯。第二次世界大战结束后，Peplau 同他人一起努力通过 1946 年美国国家精神卫生法重塑美国心理健康体系。1954 年 Peplau 在美国罗格斯，新泽西州立大学（Rutgers，The State University of New Jersey）护理学院任教，为精神病学方向的护理研究生讲授了第一堂课，并建设和发展精神病学护理研究生课程。20 世纪 50～60 年代，她在国家精神病医院为美国各地的护士开设了暑期讲座，教授人际关系的理念和临床技巧，以及个人、家庭和团体疗法。1999 年 3 月 17 日在加利福尼亚家中安详辞世，享年 90 岁。

（三）学术成果

Peplau 开创性的著作《护理中的人际关系》（Interpersonal Relations in Nursing）实际完成于 1948 年，在 1952 年正式出版。该书提出精神动力学护理的概念，讨论了护患关系及其各个阶段在护理中的作用、护理角色功能及应用人际关系理论进行护理研究的方法等。自 Peplau 著作出版以来，已被译成 9 种语言，她的理论得到广泛传播，许多国家开始将人际交往过程融入护理教育和护理实践中，1989 年由伦敦麦克米兰出版公司再次出版。Peplau 的理论，经受住了时间的考验，她的生活和工作档案资料存放于哈佛大学的施莱辛格图书馆。有人说，自南丁格尔后，Peplau 的工作和努力给护理实践带来了巨大改变。20 世纪 70 年代，Peplau 的学生威廉姆 E·菲尔德（William E. Field）将她有关精神病护理的演讲笔记整理编辑出版，书名《佩普劳的精神疗法》（The Psychotherapy of Hildegard. E. Peplau）。她的理论和临床实践带动了精神病护理专业的发展，享誉"精神病护理之母（mother of psychiatric nursing）"。

（四）社会活动

Peplau 作为世界护理先驱，是世界上最杰出的护士和理论家之一，获得过无数的奖项和荣誉，被美誉为"世纪护士（Nurse of the Century）"；她在美国护士协会（American Nurses Association，ANA）担任执行理事和执行主席；2 次被选入国际护士协会（International Council of Nurses，ICN）的董事会。Peplau 在 1995 年入选为 50 位美国杰出人物之一，是美国护理科学院院士（Fellow of the American Academy of Nursing，FAAN）。1997 年，在国际护士协会（ICN）举办的周年大会上，Peplau 获得 Christiane Reimann 奖；1998 年美国护士协会（ANA）邀请她入美国护士协会名人堂。她先后在加拿大、非洲、南美洲、比利时等地进行讲学，被阿尔佛雷德、杜克、印第安纳、俄亥俄州、罗格斯等大学和爱尔兰阿尔斯特大学授予名誉博士学位。Peplau 还担任其他学术职务，如世界卫生组织顾问、美国卫生局、空军和国家心理卫生研究所护理顾问，并且参加了许多政府决策团体等。她还担任过《精神科护理的视角》（The Perspective of Psychiatric Nursing）杂志主编。

阅读笔记

二、理论的来源

Peplau 认为护理学中涉及的各种知识主要来自生物学和行为科学，并将这些基础和应用学科的概念加以融合、重建、延伸。Peplau 在发展人际关系理论的过程中，借鉴了许多其他相关理论。

（一）沙利文的人际关系理论

美国精神病学家和精神分析学家沙利文将精神医学界定为研究人际关系的学科，特别重视人际间的相互作用对人格的影响，他的理论被称为"精神医学的人际理论（The Interpersonal Theory of Psychiatry）"。沙利文在以人际关系为核心的人格理论中提出人格（personality）、动能（dynamism）、紧张（tension）、焦虑（anxiety）、自我系统（self-system）、人格化（personification）、需要（needs）等概念，阐述了需要和焦虑是人格发展的动力，动能和自我系统是人格的行为方式，人格化是世界在个人心中的形象等重要观点。Peplau 借鉴沙利文人际关系理论中的观点，如"人格是人际关系的相对持久的模式，这些人际关系彼此连续重复出现，成为一个人生活的特性""紧张是需要的表现，紧张的体验就是焦虑""自我系统的主要功能在于消除紧张和焦虑以获得满足和安全"，将其应用到护理的人际关系中，形成护理人际关系的理论框架，并提出假设：护患关系是一种治疗性的、教育性的人际互动过程。1992 年 Peplau 再一次明确其理论观点源于沙利文的人际关系理论。

（二）马斯洛的需求层次理论

美国心理学家马斯洛于 1943 年在《人类激励理论》论文中提出需求层次理论（Maslow's hierarchy of needs），把需求分成五类：生理需求（Physiological needs）、安全需求（safety needs）、爱和归属感（love and belonging）、尊重（esteem）和自我实现（self-actualization）。需求层次理论有两个基本出发点，一是人人都有需要，某层需要获得满足后，另一层需要才出现；二是在多种需要未获满足前，首先满足迫切需要；该需要满足后，后面的需要才显示出其激励作用。低层次的需要得到满足，就会向高层次发展，追求更高层次的需要就成为驱使行为的动力。Peplau 将需求激励个体行为的观点引入到其理论框架中。

（三）弗洛姆的人本主义学说

埃里希·弗洛姆（Erich Fromm）是新弗洛伊德主义的最重要的理论家之一，他认为人性不仅包含饿、渴、性等生物需求，还包含着属于社会活动中的需求，即人的逃避孤独、寻求与他人建立联系的需求；也就是说，处于社会文化环境中的人，永远面临着如何消除孤独、达到与他人结合的问题。弗洛姆提出解决此问题，唯一可行的办法在于同他人建立起一种融洽的爱的关系，培育自己"爱的能力"。这种爱是"自发性的爱"，是一个人的潜力充分得到发展的结果，是一种至高无上的艺术。他强调必须把培育自发性的爱同培育自主性的人格结合起来。Peplau 借鉴弗洛姆在《逃避自由》（Escape from Freedom）、《寻找自我》（Man for Himself）书中关于"爱""自我"的观点，并将其引入到理论框架中。

（四）克伦·霍妮的基本焦虑概念

克伦·霍妮（Karen Danielsen Horney）提出的一个最基本概念是基本焦虑（basic anxiety），指个体自出生后因受环境中缺乏安全和温暖的影响所形成的无助感和恐惧感。她认为人的行为受安全的需要支配，而不是受快乐原则统治；一个人生来的主要动机是寻求安全，避免威胁和恐惧。这样，寻求安全、解除焦虑就成为人主要的无意识冲动和人的行为的主要内驱力。她强调社会环境对人格形成起着重要作用。Peplau 将霍妮的"基本焦虑"概念引入到自己的人际关系理论框架。

Peplau 的人际关系理论框架主要来源于沙利文、马斯洛、弗洛姆、霍妮等人的理论。此外，Peplau 还借鉴心理学家西蒙兹（Symonds PM）和米勒（Miller NE）的一些观点，其中这些理论家所涉及的一些治疗性的概念又来源于弗洛伊德和弗洛姆的理论。在此基础上,最终形成"护理中的人际关系"理论。

三、理论的基本内容

（一）理论的基本假说

Peplau 的护理人际关系理论是在以下假说的基础上形成的:

1. 当患者在接受护理照护时将感受到护患关系会使照护过程发生实质性的变化。

2. 护理和护理教育的功能之一是促使人的发展趋向成熟。护理是一个可以应用各种原理和方法指导解决人际之间问题的过程。

（二）护患人际关系理论

Peplau 在人际关系理论中指出,护理是一个治疗性的人际互动过程。在护理过程中,护患共同目标是患者的健康,这也是治疗性人际间互动过程的起因。在治疗性的互动过程中,护患双方从两个陌生的、具有不同目的和兴趣的人相遇开始,护士运用专业的理论知识和技术、沟通的技巧等在多方面发挥作用,使护患关系按照一定的模式和步骤逐渐展开,从双方对目标各持己见,到部分认同,最后达成共识,并共同努力实现目标。

Peplau 认为每个人都是具有独特生物 - 心理 - 精神 - 社会结构的个体,每个人有各自不同的社会生活背景,受不同的文化习俗的影响,形成不同的生活习惯和价值观念,这些都会影响个体对同一事物或对象产生不同的反应,包括对人际关系中角色、任务、目的的感知和发展。护士的专业知识对护理中人际关系的专业角色有更深的理解和认识。随着护理进程的延伸,护患关系不断发展,护患双方在人际间互动过程中得到学习和成长。Peplau 将护理视为"使人成熟的力量和教育工具";护患双方的每一次治疗性接触,对双方的个人需求和专业发展产生积极的影响;护士运用的理论和方法在指导患者解决问题的专业实践中,逐渐成熟、规范和有效。

（三）护患关系分期

Peplau 指出护理人际关系的核心是护患关系,其过程包括认识期、确认期、进展期和解决期 4 个连续阶段。这四个阶段相互重叠、相互联系,贯穿于护患关系的整个时期(图 13-1)。

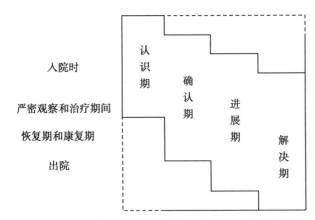

图 13-1　护患关系 4 个阶段相互重叠示意图

1. 认识期(orientation phase)　认识期是护士协助患者认识和理解健康问题并明确需要帮助的阶段。始于护患初次接触,护士与患者和(或)患者家属在这个时期的共识和融洽的相处十分重要。护士通过耐心地询问、倾听和观察了解患者的身体、情绪和行为反应;通过交谈和讨论,协助患者认识和理解健康问题的原因;让患者表达需求、提出疑惑和期望;护士向患者介绍自己、回答患者问题、帮助患者明确问题并介绍可供利用的资源;使护患之间在不知不觉中建立起融洽的关系。融洽和谐的护患关系可以缓解患者紧张、焦虑和恐惧情绪,转向积极地应对存在的健康问题。

　　在认识期需要做好以下的工作：①护患双方共同认识和理解患者的健康问题并确认引起问题的主要原因；②护士与患者和（或）患者家属交谈时需要共同确定需要何种专业措施帮助；③护士作为顾问或资源提供者，可以直接与患者和家属合作，也可以指导患者和家属寻求其他可供利用的资源，如心理医生、精神病医生和其他医学专家等；④护士、患者和（或）患者家属对明确的问题、需要的专业帮助及方法共同制定切实可行的计划。

　　患者与护士作为护患关系的两个主体，护患双方的各种因素都会对此阶段护患关系协调产生影响，图 13-2 所示影响护患关系协调的各种因素，包括患者与护士的文化、价值观、过去的生活工作经历、预先形成的观念和期望以及对给予或接受帮助的态度等。因此，护士在护患接触初期不仅要注意自身对患者的反应，也要注意患者对护士的反应，它会对护患关系的发展产生影响。

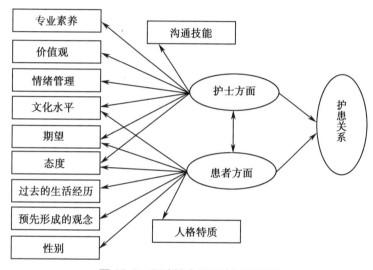

图 13-2　影响护患关系协调的因素

　　2. 确认期（identification phase）　确认期护患关系比较复杂，患者经过认识期后，会选择性地对为其提供帮助的护士做出反应，包括如下三个层次：①与护士分担和相互依赖；②自作主张，不依赖护士；③被动地完全依赖于护士。护士应根据患者的反应类型为患者提供适当程度的帮助，如当患者对自身问题有疑问时，护士应该帮助患者选择恰当的帮助者。

　　此期护士可探知患者的情感，帮助其将就医过程当作是情感重新确定、人格中的积极力量被增强和需要被满足的经历。患者认同给自身提供帮助的护士，开始有归属感，并且有能力应对自身健康问题，从而减少无助感和失望感。

　　3. 进展期（exploitation phase）　进展期是护士运用专业性援助解决多种问题的阶段。护士帮助患者探寻所有可能有帮助的途径，向着完成目标努力，患者在达到近期目标的过程中获得满足感。在此期间，患者可以获得所有可能的、符合其利益和需要的服务，并且觉得自身就是这种帮助性服务的一部分。当患者主动对自我照护产生兴趣并逐步参与其中时，患者会得到自我满足；通过自我决定，逐步发展自我责任感，相信自己具有一定的潜能，促使患者向着自信和独立的方向进行调整。但是，往往多数患者在健康欠佳，但尚能独立行使功能时，对于是否依赖他人可能会犹豫不决，因此护士必须充分注意沟通的各个方面，包括澄清、倾听、接受与理解等，并运用各种有利因素帮助患者迎接挑战，为患者进行自我调整铺平道路。护士应利用各种有利因素帮助患者迎接挑战，为患者进行自我调整创造条件，尽可能协助患者进入护患关系的最后阶段，即解决阶段。

　　4. 解决期（resolution phase）　解决期意味着护患关系的解除。通过护士与患者的共同努力,在经历前三个阶段后,患者的需求已经被满足,并开始通过自身的努力达到目标,这种治疗性的交往关系需终止和解除。成功的解决期,患者能与护士平静地分离,表现出一种健康的、平和的情绪。有时候因为对另一方已有心理依赖,解除这种关系很难,会引起护士和患者的紧张和焦虑。

Peplau 人际关系理论中,护患关系在发展过程中每一阶段所持续时间可以不同,每一个阶段都有其核心问题。护患双方在认识期要明确患者的健康问题;在确认期,选择适当的专业性帮助;在进展期,使用所选择专业性帮助解决问题;而解决期是成功解除护患治疗性关系。

Peplau 人际关系理论中,患者的个人目标与护士的专业目标是不断变化的,最终双方共同解决问题,达成共同目标。其过程如图 13-3 所示。这个过程中,护士要掌握有效的沟通和倾听技巧,保持护患关系的融洽发展。

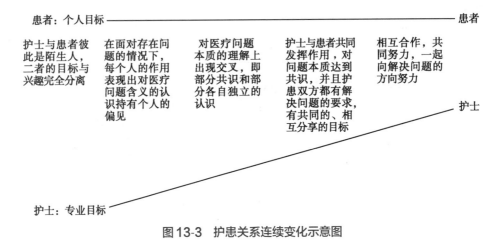

图13-3　护患关系连续变化示意图

临床情景

> ―― 患者参与在人际关系中的应用 ――
>
> 　　Peplau 强调护理是"使人成熟的力量和教育工具",她指出患者应完成的四个心理学任务:学会求助他人(learning to Count on others)、学会延迟满足(learning to Delay Satisfaction)、发现自我(identifying oneself)、患者参与(developing skills in participation),患者参与是护患人际关系发展的目标。患者参与可以更好地了解自己的问题,与护士共同剖析导致问题出现的原因,探讨哪些是可能解决的? 哪些是可以做到的? 共同决策,而护患互动的过程,可以帮助患者掌握应对问题的方法,并帮助患者提高自尊和自我实现。
>
> 　　例:如腿伤恢复期的患者,可能会相伴出现很多疑问,如"我还能走路么?""我的腿什么时候会不那么痛?""我睡不着""这里的饭不好吃,我不吃"等问题,接下来护士要与患者面对面交流并帮助患者解决问题。具体如下:
>
> 　　患者:我不能入睡(患者提出问题)。
>
> 　　护士:您无法入睡,您觉得可能是哪些因素影响您入睡呢?(鼓励患者剖析原因)
>
> 　　患者:床太硬了;我一般用两个枕头才能睡着;我经常做运动;我一准备入睡就会想很多乱七八糟的事情(患者剖析原因)。
>
> 　　护士:您觉得目前我们可解决哪些您说的问题?
>
> 　　护士与患者讨论后决定暂时进行更换床单位、添加一个枕头。
>
> 　　(来源:Peplau.《Interpersonal Relations in Nursing》,1952)

（四）护患关系中的护士角色

Peplau 人际关系理论中，护患关系是一个动态变化的互动过程，在护患接触的不同阶段，根据患者需求和共同治疗目标不同，护士承担着不同角色。同一时期护士可以承担一种角色，有时同时承担几种角色，角色功能的内容取决于患者所存在的健康问题；不同的护士角色行为对患者的积极或消极体验有重要影响，最终结果是使患者获得恰当的专业性帮助。Peplau 描述了以下 6 种护士角色发挥的作用，不同的护士角色可出现在护患关系的各个阶段。

1. 陌生者　当护士与患者第一次见面，彼此陌生，由陌生者（role of the stranger）角色开始，并逐渐熟悉；护士对患者不应该有先入为主的判断。Peplau 认为，慈悲的语言和非语言的沟通、互相尊重的做法及非评判的行为是这个角色必不可少的，是发展治疗关系的基础，也是建立其他角色的必要条件。

2. 教育者　教育者角色（teacher role）与其他护士角色是结合在一起的，提供的教育内容一直是围绕着患者所需要的知识、患者关心的问题或对患者能力发展有价值的信息。Peplau 在后来的著作中，进一步将教育者角色细化为两类，一类是指导性角色，包括提供大量的信息和解释教育计划；另一类是经验性角色，包括应用学习者的经验进一步发展学习资料。

3. 资源提供者　由于患者经常会出现各种问题并希望了解他们的疾病状况和治疗计划，护士会承担资源提供者（role of resource person）角色，针对患者的问题进行特定性的解答。在为患者提供资源时，护士要帮助患者面对现实问题，要提供患者所需要的健康信息和知识。

4. 顾问　护士承担顾问（counseling role）角色，即帮助患者理解和认识当前生活状况，指导和鼓励患者做出改变，通过合作以达到预期的治疗目标。护士鼓励患者认识目前的情况或现存的问题，但必须意识到，这种认识常会使患者产生焦虑，要为患者创造有利于表达自己顾虑的氛围。

5. 代言人　护士承担代言人（surrogate role）角色时，作为倡导者或患者家属、朋友等的替代者，促使患者不自觉地将行为或情感向护士转移，促使患者表达内心真实想法。

6. 领导者　领导者（leadership role）角色要求护士用护患双方都能接受的方式，承担最大责任以帮助患者达到治疗目标，即民主式领导，其目标是帮助患者在护理计划实施过程中承担更多的责任。

（五）对护理学元范式核心概念的诠释

Peplau 对护理学元范式核心概念进行了如下诠释：

1. 人　Peplau 认为人（person）是一个处于动态变化的有机体，不断尝试减少因需求得不到满足而引发的焦虑。

2. 健康　健康（health）是暗示着人格和其他朝向具有创造性、建设性、生产性、个性化和一致性的方向发展的人类过程的一个词语符号。

3. 环境　环境（environment）是存在于有机体之外，与文化紧密联系的一种力量。在环境中，人们可以有一些获得的习惯、信仰和道德观念等，与趋近健康有关的一般性状态总是包含着良好的人际过程。

4. 护理　Peplau 认为护理（nursing）是一个治疗性的、有意义的人际交往过程，护理的功能是在沟通和交流的过程中，通过与其他人的合作尽可能的使人健康。Peplau 将护理定义为"护理是一种教育工具，是一种促进成熟的力量，其目的是使个体的生活向更具有创造性、建设性、生产性、个性化和一致性的方向发展。"

（六）人际关系理论与护理程序

Peplau 的人际关系理论中护患关系的 4 个发展阶段是连续进行的，其目的是满足患者需求，解决患者问题，与护理程序有许多共同之处（表 13-1）。

表 13-1　护理程序与 Peplau 护患人际关系分期的比较

护理程序	护患人际关系分期
1. 评估：护士主动收集资料并对资料进行分类、整理、分析	1. 认识期：护士与患者初次见面，相互认识，共同明确存在的问题，制定出初步的计划
2. 诊断：参照评估获得的信息经过分析，做出总结性的陈述，确定患者存在的健康问题	
3. 计划：共同制定目标和措施	2. 确认期：确定共同的目标，患者有归属感，选择适当的专业性帮助
4. 实施：按照共同制定的目标执行措施，可由患者自己、家属或保健人员共同完成	3. 进展期：患者可以得到所有可能的、符合其利益和需要的服务，并主动寻求和吸收有关专业知识
5. 评价：在共同建立的目标基础上进行评价，可以就此结束或更新计划	4. 解决期：在其他各期成功地完成后结束

　　从 Peplau 的人际关系理论中护患关系发展的 4 个阶段与护理程序 5 个步骤的对比中，可以看出，Peplau 的护患关系的 4 个发展阶段基本上可以与护理程序相对应。Peplau 的认识期，护患共同明确患者的问题，但无护理诊断，即无对存在的问题进行统一的总结性描述；在解决期没有强调评价过程。Peplau 的人际关系理论特别强调建立一个融洽、有效的治疗性护患关系，调动患者的主动性以满足其需要。

四、理论的应用

　　Peplau 的人际关系理论侧重于人际交往的过程中护士与患者之间的治疗性关系，其理论的重点是要求护士关注交往过程中护患双方的感受。Peplau 认为护理是促使人格成熟的力量，强调护士领会自身行为可以帮助患者识别困扰这一能力的重要性。其理论自 20 世纪 50 年代面世以来，在护理实践、教育和科研等领域均得到了广泛的应用，且应用范围不断扩展。

　　（一）在护理实践中的应用

　　护理学者 Grace Sills 等认为"在与患者进行治疗性护理实践中，Peplau 的理论为我们带来了一种新的观点、新的方法和新的理论基础"，并且认为 Peplau 的工作引起了护理文化的变革。Peplau 的观点最早主要应用于心理治疗的护理中，在开始阶段，她的某些观点还不能被广泛接受，争论的焦点问题是心理治疗的策略，有人不同意其有关心理治疗方法学的功能和护士作为代言人的角色功能。之后 Peplau 应用沙利文的人际间关系理论对自己的理论进一步加以解释，同时引用弗洛伊德人际间和个人内部的理论作为她理论的基础，使其理论中的概念得到进一步的发展。在 1968 年，Peplau 开办了第一个以家庭治疗为主题的学术讨论会，开始广泛宣传她的人际间关系理论。该理论指导精神病患者、精神创伤患者的治疗和康复，在慢性病和老年病患者的护理中取得良好效果，也可用于同患者的沟通过程、对患者进行心理护理等，目前被广泛用于调查和指导临床护理实践、社区护理实践等。

　　（二）在护理教育中的应用

　　Peplau 所著的《护理中的人际关系》一书，已成为护理研究生和护理专业学生的教材，尤其是在精神护理方面。Peplau 的人际关系理论在导师和研究生中运用，可使师生建立起一种持续的友谊关系，提高教学质量，提升学生科研水平。Deane WH 等人用 Peplau 的人际关系理论为框架培训护理专业学生，帮助她们掌握沟通技巧，提升与老年患者互动过程中有效沟通能力。许多精神科护理专家根据 Peplau 的理论撰写了著作，如伯顿（Burton G）的《个人的、非个人的和人际间的关系》（Personal, Impersonal and interpersonal Relation）、伯德（Burd）和马歇尔（Marshall）的《精神病护理的临床方法》（Some Clinical Approaches to Psychiatric Nursing）等。

阅读笔记

（三）在护理科研中的应用

Peplau 的理论从 20 世纪 60 年代以后才开始被用于护理研究,特别是用于检测护理实践领域中各种护患关系。早期运用该理论的护理研究主要是运用护患关系中的各种概念解决患者的焦虑、应激等,后来进一步用于在心理治疗护理中解释和指导学生的经验学习。目前根据 Peplau 的理论已经形成一些科研工具,用来测量护理实践中的人际关系,如人际关系表格、同情结构效能量表、社会互动量表、治疗性行为量表。还有一些科学研究对其理论进行了证实和应用,如有学者进行研究,同 Peplau 定义的一些概念角色相比较,证实在病房中的护士基本工作角色,包括顾问、代理人、资源提供者和朋友。Peplau 对社区护理的发展也做出了巨大的贡献,她通过不断评价、验证,并且更加准确地描述其人际间关系的理论,使其理论有了更加广泛的应用领域。

（四）护理学科之外的社会科学等领域应用

随着护理学科的不断发展,Peplau 的人际关系理论也开始应用到社会科学等领域,如人际关系理论适用于计算机传播媒介下的护患沟通过程;自 20 世纪 70 年代以来,人际沟通和社会心理学领域的研究已经探索了计算机传播媒介下人际关系的本质,并证实以计算机为传播媒介的人际关系会不断向前发展。Peplau 的人际关系理论在指导实践过程同时,自身也得到发展,如护士在护患关系中承担的角色除 Peplau 最初理论中提到的 6 种角色外,发展了其他角色,如技术专家、咨询者、健康教育者、导师、社交代理人、安全护卫、环境管理员、调停者、管理人、记录观察员、研究者。

学科前沿

Peplau 人际关系理论在护理本科生模拟教学中的应用研究

Kerry Reid Sear 等研究团队基于 Peplau 的人际关系理论,以玩偶(Doll)为中介,将其应用于本科生模拟教学中。将玩偶视为“患者”,模拟临床情景,使学习者和“患者”不断互动和交流,让护理本科生体会和学习 Peplau 的人际关系理论。通过网上学习管理平台的学习活动和实验室教学,在本科生教育第一学年的基础护理实践中引入玩偶教学法,提高护理专业学生的人际沟通、生命体征监测、营养评估和干预措施制定等方面的能力。通过焦点小组访谈法(focus group interviews)对 15 名参与者进行资料收集和分析,提炼出三个主题词,即学习者,学习过程,人际沟通;研究发现玩偶模拟教学法可以提高学生学分等级,减少焦虑,集中注意力。研究表明,Peplau 人际关系理论可以有效应用于护理本科生模拟教学过程中;在教学者、学生、玩偶的持续互动过程中,将 Peplau 的人际关系理论和临床实践有效结合起来,让护理专业学生在模拟的护患互动关系过程中真正意识和感受到人际关系理论的重要性。

（来源:Kerry Reid Searl, Margaret McAllister, Trudy Dwyer, et al. Little people, big lessons: An innovative strategy to develop interpersonal skills in undergraduate nursing students [J]. Nurse Educ Today,2014,34(9):1201-1206.)

五、理论的分析与评判

Peplau 的人际关系理论是第一个在护理过程中被严格实施的理论,在近半个世纪中,许多研究者和理论家一直在努力拓展 Peplau 的理论框架,并将其应用到临床护理活动中。人际关系理论的重要性不仅在于 Peplau 将护理与人们的需求结合起来,同时也在于通过她的合成,提炼,及最后的糅合过程,形成的干预框架主要来自学术界和临床实践中的相关文献中的人

阅读笔记

际关系,反映了护理学科独特的学科属性。Peplau 的人际关系理论的主要特征可以归纳为以下几方面:

1. 概念间相互关系　Peplau 的理论对各个概念的定义是清楚的,并能将各概念相互联系起来;她将护患关系分为认识期、确认期、进展期和解决期 4 个连续阶段,护士和患者在不同的阶段要解决的问题非常明确;在不同阶段,根据患者需求和共同治疗目标不同,护士承担着不同角色,角色功能的内容取决于患者所存在的健康问题。护患关系是一个动态变化的互动过程,对护患间的健康信息交流提出了一个不同的观点。

2. 理论的逻辑性　Peplau 的理论为审视护理情境提供了逻辑性、系统性地观察护理实践的方法。护患关系的 4 个阶段有一定顺序,可以推理,并且在理论上前后始终保持一致,其理论的发展与其前提假设的关系一致。

3. 理论相对简单和易推广　人际关系中的焦点是护士和患者相互关系,容易理解;其理论发展的两个前提假设比较清晰、简洁;护患关系的 4 个阶段中,护士的角色功能比较清晰、明确,易于推广,可以用来指导和改进临床实践。

4. 理论可以作为可检验假设的基础　Peplau 在发展其理论的过程中,借鉴了许多其他理论家的理论和概念,特别是运用心理治疗学的理论和概念,并且与这些理论保持一致。通过理论的假设,经过临床实践研究验证和完善,人际关系理论已产生了可检验的假设。

5. 理论可被实践者用来指导和改进实践　Peplau 的理论被应用于各个领域,包括护理临床实践、护理教育和护理研究,她的观点、思想对护理学和护理实践者都产生了深远的影响,指导护理实践者不断改进和促进护理学的发展。

Peplau 的人际关系理论对临床实践、理论发展和科学研究各领域的发展具有重要意义。但该理论也有一定的局限性,表现在理论不适用于存在交流障碍、无法感知其需求的患者,如重症患者、无自知力的患者、昏迷患者,以及自弃患者;在与这些患者互动过程中,互动性和有效沟通均受到限制。理论较少提及对私人空间的考虑和社区社会服务资源的利用;理论强调护患关系是治疗性人际间互动过程,较少关注健康的促进和维护。

六、理论的应用实例

患者,女,55 岁,教师,确诊为 2 型糖尿病。曾口服二甲双胍、格列本脲、格列齐特等药物进行过治疗,空腹血糖一直控制在 8.5～10.2mmol/L 之间。因担心西药的副作用,近 2 个月未服用降糖药,停药后两周又出现口干、乏力、尿频量多、眩晕、耳鸣、潮热、盗汗、肢体麻木(以下肢为甚)等症状。检查:体温 36.2℃,脉搏 72 次 / 分,呼吸 16 次 / 分,血压 160/90mmHg,神清,精神不振,面色微暗,心律齐,肺(-),腹部(£-),肝脾(-),脊椎(-),生理反射微减弱,病理反射未引出。心电图:STV$_5$＜1/10R。空腹血糖 22.6mmol/L,餐后血糖 27.4mmol/L。尿糖(++++),尿酮体(+++),尿蛋白(-)。医疗诊断为:2 型糖尿病、高血压、糖尿病酮症、糖尿病神经变性。

案例分析

1. 认识期　护士与患者互相认识,通过沟通取得患者的信任。通过交谈、观察、身体评估等收集患者的相关资料,与患者一起探讨存在的问题。

(1) 共同认识和明确患者存在的问题及其产生的主要原因:根据目前资料,患者的主要问题是,①主观资料中的异常感觉,包括口干、乏力、眩晕、耳鸣、潮热、盗汗、肢体麻木、尿频量多等;②客观资料中的异常,包括血压异常、血糖升高、精神不振,面色微暗,生理反射减弱;检查及化验的异常情况,包括心电图异常、尿常规异常、尿酮体等;③其他方面,如自我管理方面,对异常情况的监测和判断能力不强、自行停药、担心药物副作用。患者出现问题的主要原因①对有效控制血糖的治疗方案不了解,对治疗效果没有信心;②药物的副作用影响患者对治疗的信心;③对糖尿病并发症的认识不足;④患者缺乏有效的自我管理方面的知识和技能等。

(2)明确需要何种帮助:在护士与患者和(或)家属交谈时,需共同确定需要的帮助。围绕患者存在的问题,确定需要帮助的主要内容:①对糖尿病的认识:包括治疗原则、药物治疗、并发症预防、生活方式干预等;②行为管理:治疗依从性,包括药物治疗、饮食管理、运动调节、血糖监测,并建议定期复诊等。

(3)明确提供帮助的资源:护士作为资源,可以直接与患者和家属合作;也可指导患者及家属去寻求其他资源帮助。如可以推荐内分泌专科医师、心血管专科医师、中西医结合医师、营养师、运动康复指导师等。

2. 确认期　此期护士可以通过观察患者反应来制定针对患者的具体计划和实施方案。例如根据患者目前状况,要达到糖尿病二级预防的目标,首先要控制患者血糖。建议具体实施方案是:

(1)具体目标:空腹血糖控制≤7.0mmol/L(亚洲 - 太平洋地区 2 型糖尿病政策组控制目标)。

(2)措施:①强调治疗的综合性;②教育患者按照医嘱服药,不得随意自行停药;③有计划进行饮食摄入,将体重控制在正常范围内;④运动治疗,适量和个体化,注意运动的安全性;⑤血糖监测,根据条件采用自我监测和医院监测相结合;⑥其他方面的自我管理以及并发症的监测。

制定计划的过程中,强调护患之间的互动,调动患者的主动性,达到双方所认可的目标。例如患者在最初可能急于使血糖下降到 4.4～6.1mmol/L 的理想范围内,但护士和医生根据其目前的状况认为在 1 个月内控制在≤7.0mmol/L 比较合适,双方通过沟通之后同意确定这一目标。

3. 进展期　在进展期,护士与患者应根据计划合理地制定实施措施,护士和患者在解决问题的过程中要互相交流,表达内心感受,确保措施的有效性;护士要定期进行随访,利用专业知识为患者提供进一步的专业帮助。例如,在帮助患者控制血糖的过程中,可指导患者和家属记录日常摄入的食物,护士可相应地根据患者血糖监测结果对患者饮食结构和饮食量进行计算和分析,对患者饮食进行调整,并通过不断地交流与互动促使患者自主参与控制血糖的护理过程中。

4. 解决期　患者坚持按医嘱服药、控制饮食,坚持适当运动,规律作息,定期复查等,没有产生任何并发症,空腹血糖和餐后血糖控制在正常范围内,已经恢复正常的工作和生活。此时,患者恢复自身的独立性,护患治疗性关系结束。

七、主要著作和文献

1. Peplau, H.E.. Interpersonal relations in nursing. New York: G.P. Putnam & Sons, 1952.

2. Peplau, H.E.. Basic principles of patient counselling. Philadelphia: Smith Kline & French Laboratories, 1964.

3. Peplau, H.E.. Interpersonal relations in nursing: A conceptual framework of reference for psychodynamic nursing. New York: Springer Publishing Co, Inc, 1991.

【思考题】

1. 在护理过程中,护士如何体现护理是具有治疗性的、教育性的工具这一功能?

阅读笔记

2．根据 Peplau 人际关系理论，护患关系发展的核心之一是调动患者主动性，护士需要具备哪些技能可以调动患者的主动性？

3．在护患关系发展的进展期，不同患者反应层次所对应的是哪些类型的患者？

（屈清荣）

阅读笔记

第十四章 玛格瑞特·A·纽曼的健康意识扩展理论

【关键术语】

健康范式（paradigm of health）

整体模式（pattern of the whole）

意识（consciousness）

意识扩展（expanding consciousness）

移动 - 空间 - 时间（movement-space-time）

节律（rhythm）

多样性（diversity）

模式（pattern）

模式识别（pattern recognition）

Margaret A. Newman（玛格瑞特·A·纽曼）的健康意识扩展理论（Health as Expanding Consciousness）从全新的视角阐述健康与疾病的关系，有别于传统的健康观念，认为健康与疾病是一个整体，都是意识扩展过程——人的生命是向着更高层次的意识进化。此理论创新之处在于健康不仅针对患有疾病的人，同时包含未患疾病的人。该理论还认为每个人在任何环境里，无论看起来是病态或者绝望，都是意识扩展整体过程中的一部分，意识扩展过程使人变得更加独特，并主动找寻更有意义的生活，从而使其与他人和世界的联接达到新的层面。当人经历疾病、灾难等情况时，会使原有的平衡进入一个混乱的状态，疾病就是其中一种表现形式，这时护士与患者确认旧模式 - 进行选择 - 找到新模式 - 进入新的平衡，护士的任务是帮助患者发现自己的潜能，从而进化到更高的意识层次。理论具备丰富的哲学、心理学、物理学及量子力学的思想基础，在欧美及亚洲国家得到广泛应用。

一、理论家简介

Newman 1933 年 10 月 10 日出生于美国田纳西州孟菲斯市（Memphis）。1954 年获得克萨

阅读笔记

斯州贝勒南方浸信会大学(Baylor Southern Baptist University)学士学位,主修家庭经济学及英文。1962 年获田纳西大学(University of Tennessee)护理学士学位。1964 年获加利福尼亚大学(University of California, San Francisco)护理硕士学位。1971 年获纽约大学(New York University)护理博士学位。曾在田纳西大学、纽约大学、宾夕法尼亚州立大学任教,1996 年在明尼苏达大学(University of Minnesota)退休。此外,Newman 还担任过多本护理专业杂志的编委(《Advances in Nursing Science》《Journal of Professional nursing》《Nursing and Health Care》《Nursing Research》《Nursing Science Quarterly》和《Western Journal of Nursing Research》),还应邀在国内外许多大学演讲及教学。

1979 年至 1994 年分别发表《护理的理论发展(Theory Development in Nursing)》《Newman 的健康理论(Newman's Health Theory)》《健康是意识扩展(Health as Expanding Consciousness)》及《健康是意识扩展(Health as Expanding Consciousness)》(第 2 版)四部著作。

二、理论的来源

Newman 高中刚毕业时,母亲出现肌萎缩性脊髓侧索硬化症(amyotrophic lateral sclerosis)的早期症状。大学期间,母亲的疾病发展到身体局部失能,她看到母亲必须依赖哥哥嫂嫂和自己,这让她受到了道德良心的困扰,因此价值观发生了改变:从立志成为一名有责任和忠实的妻子,到感知某种力量在召唤她成为一名护士,虽然这并不是她最喜欢的专业。母亲生病的 9 年中,Newman 在没有任何护理专业知识的背景下,凭着自己的生活经验照料她。在此过程中 Newman 认识到,虽然母亲的身体丧失行动能力,但仍然像其他人一样是一个完整的人。母亲去世前的 5 年充满困难和折磨,但却在爱和其他方面有了扩展。母亲过世后,她跟随内心的指引来到田纳西大学学习护理,很快她发现自己的选择是正确的。护理本科毕业后,Newman 直接进入研究生阶段的学习,开始把自己早期疾病照护中的护理经验整合起来。本科和研究生的学习让她意识到疾病反映了人的生活模式,需要我们去识别并了解这种生活模式对人的影响。

Newman 没有特意创建一种理论,她进入护理的动力是想去理解健康与疾病的关系,正如她自己所述:"在进入护理专业以前,我的生活经历来源于对母亲的照料,这奠定了我关于护理理论的基础"。她长时间关注疾病与护理实践的意义,把部分瘫痪患者的移动、时间和空间与最终意识作为健康参数进行研究。Newman 一直坚持护理理论需要有哲学的指导,因此她阅读许多有关哲学、心理学、物理学及量子力学的文献。

读书期间,Newman 参加一次罗杰斯(Martha E.Rogers)的研讨会,对其提出的整体人科学模式感兴趣,但也有所困惑,直到她知道"节律现象"(rhythmic phenomena),突然意识到健康与疾病过程像节律现象是一个整体过程,有起伏的表现。因此,Newman 意识到辅助学科可以帮助她理解健康和形成理论。

随后,Newman 与班托弗(Itzhk Bentov)一起工作,班托弗的"生活是意识扩展理论"为她提供了自己观点的逻辑解释。同时,德日进(Pierre Teilhard de Chardin)认为一个人的意识会超过他的实际寿命继续发展,成为整体意识的一部分,启发了 Newman 对健康的深入理解。波姆(David Bohm)提出的"隐卷序理论"帮助 Newman 把想法与经验转变为理论观点,并开始理解、发现人们生活中没有被看到的模式,如疾病。

伊里亚·普里戈金(Ilya Prigogine)的耗散结构理论促使 Newman 理解意识进化(图 14-1)。耗散结构理论适用于开放的系统,这个系统通过不断与环境进行能量和物质交换,使系统内部某个参量的变化达到阈值,通过涨落,系统可能发生突变,由原来的混沌无序状态转变为一种规律有序状态,而正常人体正是一个开放的系统,人既有生物属性也有社会属性,所以人体能够形成和保持耗散结构,从混乱无序状态转变为规律有序状态。

阅读笔记

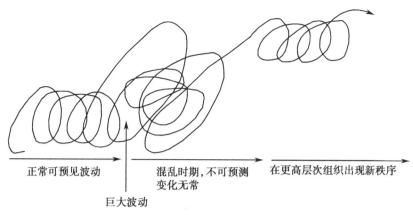

正常可预见波动　　　　混乱时期,不可预测　　　在更高层次组织出现新秩序
　　　　　　　　　　　　变化无常

巨大波动

图14-1　普里戈金耗散结构理论

阿瑟·M·扬(Arthur M.Young)的人类进化理论(Theory of Human Evolution)(图 14-2)是 Newman 理论基本概念成形的动力,以该理论为基础,Newman 整合自己理论的基本概念——意识的三大表现(移动 - 空间 - 时间)——到一个生命和健康的动态描述。

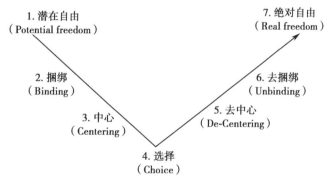

1. 潜在自由
(Potential freedom)

7. 绝对自由
(Real freedom)

2. 捆绑
(Binding)

6. 去捆绑
(Unbinding)

3. 中心
(Centering)

5. 去中心
(De-Centering)

4. 选择
(Choice)

图14-2　阿瑟·M·扬人类进化排序

莫斯(Richard Moss)关于"爱是最高层级意识的经验(experience of love as the highest level of consciousness)"为 Newman 提供肯定并细化她关于健康和护理本质的直觉。Newman 把意识扩展过程与健康过程等同起来,也把意识进化过程的最后阶段——绝对意识与爱等同起来。

此外,Newman 在研究中还引用米歇尔(Merle H. Mishel)的不确定感理论、鲁伯特·谢德瑞克(Rupert Sheldrake)造型因果关系理论、赫伦(Heron)等人的理论来助于健康是意识扩展理论研究方法的思考。

Newman 理论的第一次构思与提出是在 1978 年末,她在准备一篇护理教育者工作会的论文时开始成型她的观点,并在 1979 年《Theory Development in Nursing》一书中第一次提出她的理论。这个理论逐渐发展并成为大家所知晓的健康是意识扩展理论,Newman 在 1986 年出版《Health as Expanding Consciousness》一书中阐述了该理论。后来逐渐对理论进行持续改进并发展其研究 / 实践方法,在 1994 年出版的《Health as Expanding Consciousness》第 2 版及后续出版的论文中将这一理论推向顶峰。

三、理论的基本内容

Newman 的健康是意识扩展理论是以哲学主张为基础,植根于相对论和量子理论、神秘主义和早期希腊哲学。因此理解这一理论需要一定的哲学、物理学基础。Newman 坚持理解自己的健康观点"需要一个非零碎的世界观"。更具体地说,该理论反映了"模式化的、不可预测的、统一的、直观和创新的"世界观。

阅读笔记

（一）理论的基本假说

1．健康包括被描述为疾病或者在医学专业上的病理状态。

2．这种病理状态可以看作是个人整体模式的表现。

3．当个人模式呈现为疾病时，是一种初始表现，它先于结构和功能的改变。

4．这种病理状态本身的移除并不会改变个人模式。

5．如果疾病是个人模式表现出来的唯一方式，那么疾病就是健康。

6．健康是意识的扩展。

（二）理论中的主要概念

1．健康范式（paradigm of health）　疾病是健康的表现，这是一个革命性的观点。健康与疾病是一个整体进化模式，正如硬币的两面，没有哪一面比另一面更重要，健康与疾病同时存在，只是在不同时间有不同表现。为了说明这个观点，Newman用波姆的"隐卷序理论"进行解释，这一理论提出内隐和外显两个秩序，内隐秩序看不见，外显秩序是可见的。Newman认为健康范式是一个动态的过程，我们平常所见事物的秩序，是一种显现（explicate），或者说揭开的秩序；同时我们不能忽略另一个潜藏的秩序，就是波姆所称的暗含的（implicate），或者说覆盖的秩序。这种覆盖的秩序包含我们的实在界，就好比细胞核的DNA包含潜在的生命，主导这潜在生命呈现时的本质。她提出，健康与疾病看上去是两个不同的状态，实则是因为我们没有看到更大的整体。因此，健康和疾病就是同一个情形的不同状态。

Newman在健康范式中还引用了弗格森（Ferguson）的范式转换理论，提出健康范式转换发生在4个方面：①从治疗症状到转变模式；②从把疼痛、疾病当作消极负面体验到看成是一种信息；③从把人作为"能修好"或"不能修好"的机器到把人体看作是与更大能量场连续不断动态交互的能量场；④从把疾病看作一个实体到看成一个过程。过去健康范式基础是医疗模式，新健康模式基础是护理模式，根植于整体模式。这种健康范式，包含着一个内在关系不断变化的整体模式，对护理专业发展有重要影响。

2．整体模式（pattern of the whole）　理解Newman的健康是意识扩展理论，首先要接受健康与疾病是一个整体的观点，放弃把健康与疾病分析成相对独立的部分，两者有可分割的整体性，疾病不是独立实体入侵我们的身体，而是人与环境相互作用进化模式的表现。整体模式通过疾病（没有疾病）表现出来。生理上的疾病或内在情绪活动可以被认为是超出我们认知的能量被阻碍的表现，尽管我们看不见能量，但也要接受它是人类领域的一大特征。疾病不是必需的过程，疾病是能量的不同模式表现，如：高血压暗示能量抑制、甲亢是能量向多方向扩散、糖尿病是不能有效使用能量。每个人都有独特的结构，因此人与环境相互作用的情况也不同。通过疾病，人们可以看到自己与环境（包含家庭社区）相互作用的模式，从而做出改变。如甲亢患者，生活中从事耗能事情太多（照顾多个孩子、工作、社交、大量运动等）应建议其减少活动保存能量促进疾病好转。健康与疾病的整体模式就如：海上有一座岛屿，岛上有两座山，当海水涨潮时，小岛被淹没，只剩下两座山尖在海上，我们会认为这里有两座岛屿。时间、空间的改变会引起我们对同一物体的不同看法，岛上的两座山正是我们平常所说的健康与疾病，因此我们在关注患者异常状态参数（生命体征、检验结果等）时，也应该关注其他方面的健康状态参数。又比如：思想和物质都是同样材料构成的，但是材料的能量波在速度和剧烈程度上不同，因此呈现不同形式（表象）。思想呈现更快更高能量波，物质呈现更慢更低能量波，就如冰和蒸汽，一个固体，一个汽体，只是水的不同表现形式。

Newman指出护理任务不是试图把一个模式改变成另一个模式，而是把模式看成是体现整体的信息，尽量去了解个体的不同模式。

3．意识（consciousness）　理解Newman对意识的定义对理解她的整个理论非常重要。理论中的意识被定义为系统的信息，是系统与环境相互作用的能力。在人类系统中信息能力不仅包括通常提到的认知和情感信息，也包括神经系统、内分泌系统、免疫系统和基因编码等包含的信息。意识的概念中可以看到人类系统信息与环境系统信息相互作用的数量和质量。从无生命的岩石、植物、星际到有生命的动物、人类，任何物种都有意识，物种越高级，与环境相互作用的能力越强。意识是能量的一种形式，这种能量围绕弥漫并联系着所有的生命物质。意识在不断进化，所有物质都在往更高层次意识进化，当所有事物从对立面到最后的融合，如：爱与恨、疼痛与愉悦、失败与成功、丑陋与美丽、疾病与没有疾病，达到绝对意识层面，就是爱。Newman 强调，个人在向更高层次的意识进化过程中，疾病不是必须呈现的阶段。如Newman 所述，"护士在操作时，如果仅有机械的执行而没有爱，护理是无效的"。

Newman 对意识进化的理解运用普里戈金的耗散结构理论，认为这是一个不断变化的过程。在这个过程中，护士与患者一起建立从混沌到秩序的状态，在这一过程中患者需要一个伙伴，就是护士。当患者在无法掌控或需要选择时，会注意到对护士的需求。每一个人在生活中都会遇到某个"点"（如：变故、灾难、结婚、生育等），这时"旧规则"不再起作用，所有的事情都不再有进展，我们想把事情做好，但事与愿违。这个过程的到来是生命的关键，需要我们通过与外在环境进行物质和能量的不断交互，学习"新规则"，学习可以超越一个看上去不可能的情形，找到一个新的事物关系，发现自由与超越旧的限制，再建立一种新的秩序，从而达到新的（更高）意识层面。在混乱局势的不确定性和模糊性中，"存在那里的必要性"是治疗过程中的一个重要因素。不能认为有序的部分就好，无序的部分就不好。它们都是意识扩展同一过程的组成部分。哪怕"它（点）"呈现的是灾难或疾病等不和谐形式，护士融入患者的过程应与"它"共在、共情和参与。因此，个体越开放，就有更多的能量和环境进行交互，有更强的应变能力，在遇到突发应激状况等负面事件时，自身可调节性更好。对护理工作来说，患者往往就是处于一个混沌状态，表现为疾病，因此护士要帮助患者与环境不断交互，让患者自身潜能得到发挥，从而主动进入新的健康意识层面。

4. 意识扩展（expanding consciousness） 健康是意识扩展理论中的意识扩展过程与阿瑟·M·扬的人类进化理论过程是平行的（表 14-1）。阿瑟·M·扬指出人需要经过几个阶段牺牲一部分自由才能来到确定的物理世界（图 14-2）。从第一阶段潜在的自由，到第二阶段捆绑，人被捆绑在一个整体网络世界中，在这里，每样东西都是有规律的，一切都被很好的规划，个体不需要主动积极性；此外，集体性高于个人，人为了更好的整体性，愿意牺牲自己，因此个人几乎没有特征或者选择。第三阶段：中心化。个体打破第一阶段的权威，开始建立自我特征、身份、特征、意识。这是一个竞争阶段，个人寻求获得凌驾于他们及自我之上的权利，这个阶段的转折点是第四阶段的选择，当过去的规则不再有效，曾经认为的进步不再进步，此阶段的任务是认识自我缺陷，通过科学的方式学习新规则，在启用新规则后，个人进入第五阶段的去中心，在这一阶段，个人将重心转移，从自我发展转向高于个体的事物，能量是主要的特征，个体努力创造属于自己的生活，这种体验是一种无限发展的体验。第六阶段：去捆绑，包括不断增长的不受时间约束的自由。最终回到第七阶段的完全自由的旅程。绝大多数的人停留在第五阶段，很少有人进入第六、七阶段。Newman 理解人意识扩展阶段为：人最初存在一种潜意识的状态，但受到时间限制，于是在空间中寻找独特的自己，当空间也受到限制时，以前的规则对解除时间空间限制都无效时，个人开始通过移动来进行选择，最终使自己超越时间和空间，达到一种完全不受限制的绝对意识状态。

Newman 认为意识不是一个静态的实体而是一个不断扩展的过程。她将意识扩展过程描述为"变得更加自我的过程。在这一过程中，人们找到更多的人生意义，让自己的生活与他人和世界的联通性达到更高的高度"。比如，虽然疾病让许多人失去了斗志，但是通过意识扩展，人们从失去、死亡和依赖的恐惧中解放出来，在生命过程中去拥抱老去和死亡，在苦难中体会平静和人生意义。意识扩展有三个表现形式：移动、时间、空间（图 14-3）。

阅读笔记

表 14-1 阿瑟·M·扬的人类进化阶段与 Newman 的意识扩展阶段比较

阶段 Stage	阿瑟·M·扬：人类进化阶段 Young: evolution of human being	Newman：意识扩展阶段 Newman: expanding consciousness
1	潜在自由（potential freedom）	潜在意识（potential consciousness）
2	捆绑（binding）	时间（time）
3	中心化（centering）	空间（space）
4	选择（choice）	移动（movement）
5	去中心化（decentering）	无限的空间或无边界（infinite space or boundarylessness）
6	去捆绑（unbinding）	永恒（timelessness）
7	真正的自由（real freedom）	绝对意识（absolute consciousness）

（来源：Newman，M.A. Newman's theory of health as praxis. Nursing Science Quarterly, 1990a, 3: 37-41.）

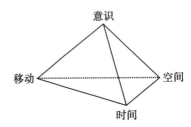

图 14-3 Newman 的健康是意识拓展理论的概念关系示意图

（1）移动（movement）：作为意识扩展有两个方面的表现：①空间上的移动。当失能患者被限制活动范围，可以通过电动轮椅来扩展其活动区域。②时间上的移动。身体虽然没有在空间上移动，但因为时间在不断流动。所以，从时间维度来说，人也在移动。

（2）时间（time）：作为意识扩展有两个方面的表现：① Newman 强调护理措施的安排要打破传统的时间安排，遵从（考虑）患者的生命节律。护士可以根据患者的要求和最优治疗方案来安排时间，以取得最佳治疗效果。如，一位高血压患者，住院前自行服药血压控制尚可，但入院后服用同样药物却无法控制血压。随后责任护士发现，患者在家的习惯是 7 点起床后服药，但是入院后医院都是安排早上 9 点统一发药，因此错过最佳服药时间。②时间是测量意识的工具。班托弗在 1977 年提出意识指数 = 主观时间 / 客观时间，当这个指数应用于表达人的寿命时，就可以解释意识随着年龄增长而扩展。主观时间由人的感知决定，而客观时间不会改变，如果希望一个人的寿命延长，那么就增加他的主观时间。Newman 受到班托弗"时间是意识指数理论"的鼓励，用这种意识测量方法来分析她研究中收集的主观资料和客观资料，从而论证意识随着年龄增长有所扩展，为此，她做了一个有关"抑郁是老年人主观时间减少原因"的研究，解释随着年龄增长人的主观时间会不一致的原因，提出感知时间的相对稳定，对评估一个人的健康很有帮助；此外，这也论证了她所支持的另一观点，即生命过程是不断向着意识扩展方向进展的。

（3）空间（space）：不同人对空间感知是不同的，空间有多个维度，人对空间的感知存在于自己脑中已定义的空间概念，意识扩展需要人打破自己在空间中给自己原有的定位 / 束缚，从而进入一个更高层次的意识。时间和空间之间有一种互补关系，当一个人的生活空间减少时（可以是生理层面，也可以是社会层面），他的时间会增加。

Newman 理论的重点在于"选择点"。这个点往往开始于旧规则不再发挥作用，需要寻找新的规则时。这是一种断裂分离的体验，个人熟知的事物不再按照预期的方式运转，人们陷入一种混沌状态，这种状态预示着个体需要一种向着更高层次意识的转变。她早期一直在研究2、3 阶段的失去自由和 4 阶段如何选择的问题。人自我发展必然被时间、空间制约，移动让人们可以控制所处的环境；如当身体失能，导致一个人身体活动受限，但随着科学的发展，如电动轮椅、移动电话、飞机、互联网的出现，让人可以借由工具在空间和时间上扩展自己的移动范围，从而脱离对时间、空间的束缚。当人们身体受限必然会迫使人超越物理自我的限制而实现意识超越，达到一个更高层次的意识，绝对意识。

5. 模式（pattern）　模式是人所呈现出来的整体表现，是单向发展的，向着越来越复杂、多样性和更高层次意识方向发展。模式包括三个维度：移动 - 空间 - 时间、节律和多样性。

（1）移动 - 空间 - 时间（movement-space-time）：可以看作整体模式发展的一个维度。移动是生活的本质、是物质的基本属性，是感知现实、意识到自我的一种手段。通过移动，人与环境相互作用，并且控制它们之间的相互作用。移动是让空间和时间成为现实的手段，通过移动，个人发现空间 - 时间的世界，并且建立个人领域。当移动停止，暗示人与生活发生脱离。时间也是移动的功能。世界包含时间相和空间相。时间和空间有一个互补的关系，如，当一个人的生活空间减小时，时间就会增加。空间与时间密不可分，主观时间被认为传递时间的数量，客观时间是时钟时间。主观时间、客观时间和使用时间，与个人空间、内部空间和生活空间都相关。

（2）节律（rhythm）：节律是移动的基础，移动的节律是一种经验集成。节律对人际关系有强大的影响，人与人之间交流是否满意的一个重要方面是两个人是否有一个和谐的节律，如果没有这样的节律，很难沟通。说话声音的节律和停顿，语言和沉默都影响着人际关系。

（3）多样性（diversity）：模式在不断移动或变化，对每个人来说，模式具有多样性，移动具有节律性。

6. 模式识别（pattern recognition）　模式识别是意识进化的转折点，是向更高层次意识进化的关键。通过模式识别，可以发现下一步可能的动作。然而在日常生活中，模式识别是困难的。因为模式具有多样性，处于不断变化中。例如，当我们看到 4、8、12、16……这样一组数字时，你可能会推测下一个数字是 20，然而事实上真正的数字是 4、8、12、16、18、24、28……此外，模式识别的困难在于我们看到的只是整体事实的一个部分，还应注意每一个模式都可能潜藏于另一个模式中。比如，个体模式潜藏于家庭模式中，家庭模式潜藏于社区模式中。因此，局部理解促进整体理解，整体理解丰富局部理解。护理促进模式识别的发生，通过护士与患者有节奏地连接，用真实的方式来阐明模式并发现更高组织层次的新规则。

Newman 坚持认为模式识别是区分医学和护理的方法，医学范式的焦点是疾病的诊断和治疗，护理范式的焦点是模式识别。护士和患者在模式识别中放弃传统的护患角色，成为合作伙伴，护理被看作护士与患者间的合作关系。

（三）主要概念间的关系

1. 意识是人与环境相互作用进化模式的表现。

2. 人与环境进化模式能够在意识扩展过程中被观察到。

3. 在人类意识进化过程中移动是一个关键选择点。

4. 当我们到达选择点，移动（包括身体和社会）不再是一个选项，我们必须学会超越局限性达到意识的更高层面。

5. 时间是移动的功能，Newman 对不同人群进行研究，发现一个人对时间的感觉与他的移动和步态节奏有关。当个体越是缓慢行走，他感觉到的主观时间就越多，但时钟代表的客观时间并没有这么多；当个体越是快速行走，他感觉到的主观时间就越少，但判断的时间比时钟代表的客观时间长。

6. 移动是意识的反应，移动不仅是体验真实的途径，而且也是个体表达自己思想观点和对真实体验的感受途径，个体通过移动来传达自我意识。移动包括语言、姿势或身体在空间、时间的移动等。移动中呈现出来的模式和节律表达个体对世界的观点和感觉。移动提供了一种超越语言传达范畴的信息沟通方式。

阅读笔记

7. 时间是测量意识的工具。

8. 移动 - 空间 - 时间的表现是意识的指示器,理解以人的意识为中心的移动 - 空间 - 时间相互模式(图14-4),最重要的是理解移动 - 空间 - 时间相互作用的概念,并把它们作为意识进展的整体模式来理解。图中纵横斜线的交叉点代表人即意识的中心,而且因人而异,因地而异,因时而异。

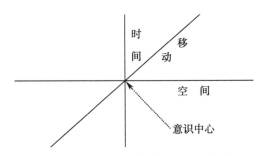

图14-4　以人的意识为中心的移动 - 空间 - 时间相互关系模式

9. 一个人在身体失去自由时必然在时间和空间找到另一个自己,通过移动发现时空的世界和建立个人领地。当移动受限制,人们就会意识到个人的局限性和旧规则不再有效。当一个人没有移动的力量(物理或社会层面),就有超越自我的必要。当一个人能够认识人类在空间和时间的永恒,他就获得回到意识的自由。

10. 节律存在于生活现象中,并在时空中生动刻画融入于物质(意识)中。

(四)对护理学元范式中核心概念的诠释

1. 人　是一个开放的系统,与环境有持续不断的互动关系,并从整体中演化出个体模式,这个模式也在不断改变。人是一个整体,不能被分割为几部分,也不能从更大的整体领域中被分割出来;人无论作为个体还是作为一个物种来说都能被他们的意识模式所识别;人不能掌控意识,人就是意识;在意识扩展的整体模式中,人就是"意识的中心",意识扩展就是模式识别。

2. 环境　是所有与人互动的事、物及情景,是"宇宙的开放系统"。它的优势是可以应用于任何情景,形成护理干预;它的劣势在于其本身是抽象的、多维的、定性的。

3. 健康　是健康与疾病状态的综合——融合在一种(疾病)状态和与之相反(非疾病)状态的结果中,可以被视为健康。

4. 护理　Newman 把护理定义为"对人类健康体验的关怀照护","没有关怀,就没有护理",关怀或者说爱是护理的基本道德精神。关怀需要开放的心态,而开放容易让人受影响和伤害,也就意味着需要承受痛苦,因此人倾向于逃避,这也促使人努力向更高层次意识扩展。她提出护理的目的不是让人好转,或预防生病,而是护士在护患关系中协助人们意识到他们自己潜在的力量,并利用这份力量,主动向更高层次的意识扩展。护士在协助对方向着较高层次意识共同发展的过程中,自己的意识也得到扩展。他们从相互作用中共同经历意识扩展过程,这种关系不仅是在解决问题,也是在显示整个意识进展。

同时,Newman 认为护理是一个专业,该专业的发展呈现 3 个阶段:第 1 阶段即形成期:护理着重于确立其专业特征,每个护理实践者都对自己的实践负责。第 2 阶段为规范化阶段:护理失去了自身的一些权力,与环境的联系更具竞争性和说服性,在这个阶段,护理主要向医院环境转移,护士成为医院员工。第 3 阶段是整合阶段:护理与其他卫生保健人员以及患者之间的关系将是相互联系、相互影响的合作伙伴关系。Newman 在 1990 年曾指出,对整合模式来说,有 3 种护理角色功能是必不可少的,即护理专家、团队护理领导者和团队护理成员。护理专家角色是整合性护理中最重要的角色,Newman 称之为临床护理专家(nursing clinician)/ 个案管理者(case manager),该角色功能涵盖了所有的护理范式。团队护理成员角色主要在医

阅读笔记

疗模式或以疾病为中心的范式指导下发挥功能。团队护理领导者充当着护理专家和团队护理成员之间的联络者角色，使各个方面有机结合、互相协调，从而为每一位患者提供个体化的护理。

研究历史

Newman 健康观点来源

随着近年来，越来越多的护理学者在护理学中加入哲学思想，对健康的理解有了质的不同，首先是罗杰斯 1985 年提出护理是人性化科学，并坚持健康和疾病都是生命过程有节奏的波动，让 Newman 考虑健康和疾病是有序——无序变化的统一过程。Newman 1990 年指出健康是个人摆脱特定时空束缚，迈向意识扩展的过程。从这个角度来看，人们可以不再认为健康和疾病是医学领域的二分法，健康不是缺少疾病，而是从健康到生病的连续统一体，健康是个人与环境相互作用，迈向无限延展的过程。人与环境是不断互创共变的动态过程，健康是个人在其所属世界中不断改变的生活经验。这种观念与中国"天人合一"的哲学思想不谋而合。

（来源：刘淑娟. 台湾社区老人的健康观念与健康行为 [J]. 护理杂志, 1998, 45（6）: 22-28.）

（五）健康是意识扩展理论的护理程序

Newman 认为在护理过程中，护士不是去关注患者的问题进行专业辨认，或是制定计划，采取措施去解决问题，而是应当倾入关怀之心，与患者建立一种可信、可靠的合作伙伴关系。患者往往在一个平衡被打破时出现疾病的特征，这时他们是混乱的，必须学习新规则来建立新的平衡，但他们不知道如何表达，也不知道如何来学习，此时他们需要一个伙伴，护士担任了这一角色，为患者提供信息和支持，与患者共同进行模式识别，患者在护士协助下获得自己的模式并确认，这是非常关键的一步。因此护士的介入就是帮助患者理清自己、确认模式、做出选择、建立新规则、达到新的有序状态。当患者生活重新进入更高层次意识层面平衡时，护士便离开他们，经历这个过程，护患双方均有望达到一个更高层次的意识。

在这一过程中，护士与患者之间有五个逐渐递进的步骤：①护士与患者结合的关键点是在患者生活中关于意识扩展过程的选择点；②关系中的节奏和时间；③寻找关系中的直接需求；④过程中的基本要素是模式识别；⑤个体转变。Newman 强调护理的焦点不是更正患者的错误，而是参与意识扩展的过程，与患者在一起。这是哲学观"与患者在一起（being with）"，而不是"为患者做什么（doing for）"。

Newman 在描述护士与患者之间的关系时，引用了全息模型（Holographic Model）。全息模型是研究事物间所具有的全息关系的特性和规律的学说，它具有部分是整体的缩影规律，任一部分都包含着整体的全部信息，它本质上是事物之间的相互联系性，例如：患者表现的各种疾病体征，如发热、高血压、高血糖等都是其整体模式的反应。当护士与患者接触时，两者的行为模式对彼此有一定的关联，Newman 用南非生物学家瓦成（Lyall Watson）用两颗鹅卵石投入一个水池的描述来解释这种关联。往池塘里丢一颗鹅卵石，会引发一连串规则的波，成同心圆向外扩展。如果是向两点各丢一颗鹅卵石，就会引发两组这种波，向彼此前进。这两组波相遇的时候会互相干涉。如果其中一组的波峰和另一组的波峰相遇，两者就会并合起来，产生一个两倍高的波。如果是波峰和波谷相遇，两者就会互相抵消，相遇的地方水面就很平静。事实上这其中会发生所有可能的组合，所以到最后就产生一片复杂的漪，称为干涉型（interference pattern）（图 14-5）。可以将两颗鹅卵石转换为护士和患者，两者从接触开始，相互的行为都会干涉对方。护士需要在部分中看到整体，也要更多认知自己，才能更清楚的表达我们的真理和认知患者。认知的最高形式是爱,所以我们经常被告诫要爱自己,从而更好地传递爱的信息给患者。在医疗范式中,实践被分成独立的部分:评估、诊断、干预。在护理范式中,护理过程是一个整体,没有单独的部分。

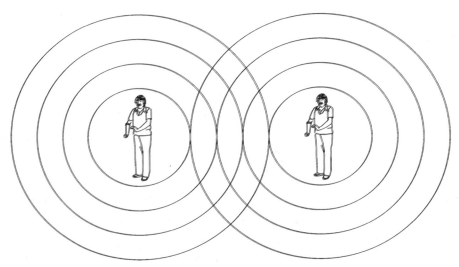

图 14-5　人与人之间干涉的模式图

意识扩展理论包括六个阶段:

1. 确定移动、空间、时间及意识之间的基本假设、核心概念及理论关系;

2. 从个体的整体模式中识别出隐含的相关概念;

3. 初始阶段要完成对患者的模式识别,也是就人和环境互动中显现(翻开)和隐藏(折进)的模式;

4. 协助患者做出选择,并看到内在变化;

5. 参与患者意识扩展过程,建立新的模式;

6. 开始新的模式。

将意识扩展理论用在临床护理工作中,基于健康疾病整体性,研究者与参与者的整体性,Newman 提出健康是意识扩展理论的护理程序为:

1. 建立调查双方的相互关系;

2. 专注于被访问者生活中最有意义的人和事情;

3. 按照时间顺序,组织叙述性数据,排列序列模式;

4. 与面谈者共享访谈信息,获得被访者的意见修改和最终确认。

Newman 认为个体所表现出来的疾病现象是一个动态的能量模式,它揭示了该环境下患者在系统中的自然能量流动,因此,护士在关注患者当下表现出的疾病现象时,应同时注意隐藏的健康现象(如:一名 37 岁男性患者有高脂血症,但他一直认为自己早餐吃两个煎蛋是健康的生活方式,因此没有将此信息作为疾病相关因素告诉护士,而护士也没有主动询问患者的早餐情况,只是询问患者有没有过多进食肉类),护士不应该只关注于患者表现出来的方面,而应该关注患者认为生活中"有意义"的人与事情。

四、理论的应用

阅读笔记

健康是意识扩展理论离开了传统的健康概念,有 180 度的转变,因此被称作一种改革。Newman 对健康的描述以及对这个理论概念的定义和命题都在一个相对抽象的阶段,因此比较难找到具体的测量工具,以达到实证科学的要求直接测试,导致护理学界把她的理论纳入广域理论。

学科前沿

广域理论

由于范围广博，在护理实践应用中比较困难。概念的抽象性和范围的广博性，让读者往往有难以了解和摸不着边际的感觉，当认真阅读并结合相关哲学、物理学、心理学等知识进行思考后，可以感觉到理论内容的丰富性和可扩展性，藉由这样的理论可以派生出许多的中域理论和微域理论。研究生阶段学习广域理论，可以结合自己研究的专业方向，在临床实践中进一步研究，派生出更具有操作性的中域、微域理论。

（一）在临床护理中的应用

Newman 的健康是意识扩展理论被广泛地应用于临床和社区护理实践领域，由于理论中的护理过程需要对患者进行模式识别，这个过程需要花费较多时间，所以人们通常会认为该理论仅适用于一些"非传统"的护理领域，如：社区护理、家庭护理等，在这些领域，护士有较多的时间与患者进行交流。但情况并非如此，该理论在护理实践各方面都有许多成功案例，其中包括癌症患者、经历暴力体验的青少年、HIV 及人格障碍患者等的护理。

（二）在护理教育中的应用

Newman 指出研究即实践或练习。实践就是朝着改变世界的方向而进行的深入思考和同时采取的行动。这样，教育护理学生和临床医生运用 Newman 的研究 / 实践方法论不仅教会他们一种方法，即研究意识发展的模式，又用理论内容进行护理实践，这一过程无论是研究者还是被研究者均有成长。她强调研究必须关注实践本身，而不应该只看重结果。计划使用健康是意识扩展理论的学生 / 参与者要有个人转变的准备，实际上在这一理论中，学生 / 参与者的个人成长非常重要。

Newman 评论："我现在看到的理论、研究和实践是一个过程——不是单独的实体"。后来她宣布："护理整合理论、研究和实践，这是艺术、科学和实践"。Newman 坚持专业的博士学位——护理博士（Ph.D）——要有专业护理教育。她解释博士学位"在专业教育前对学生要求很强的艺术和科学背景，提供专业教育与健康领域的主要参与者，给学生增加成熟的人格"。她继续指出："博士课程不是典型的学士学位护理程序转移到研究生水平而是基于有改变世界观能力的新课程。"

运用健康是意识扩展理论的教育要求一个特殊的课程，这个课程需要反映对健康观念思想的转变，从传统对健康和疾病一分为二的看法，到综合看待疾病和健康是一个整体，疾病也是健康的一种表现形式。此外，护士需要学习控制局势，去尊重和支持患者的选择，甚至当患者的选择与护士个人利益冲突时也要去尊重。Newman 推荐使用简德琳（Eugene T. Gendlin）的聚焦疗法（focusing oriented therapy）作为模式识别的方法。

（三）在护理科研中的应用

Newman 强调：护理理论要有哲学的引导，同时需要多学科融合的视角来理解护理专业，当我们从事研究行动、思考和解释，不是简单地参与其中获取知识，而是在过程中重塑了自己，研究即实践。Newman 创立一项特定但动态的研究 / 实践方法论（research/practice methodology），以产生中域理论来解决意识扩展过程在生活模式中的表达，近年来许多研究者在临床上广泛使用这一方法论。

五、理论的分析与评判

从理论构建的角度分析 Newman 健康是意识扩展理论。

阅读笔记

清晰度：理论中的定义、描述以及概念的维度介绍语义清晰显而易见，然而因涵盖的概念范围广，加之部分概念比较抽象，也不是护理学常用概念，所以其理论不容易立刻被理解。

简明性：理论包含两个概念：健康疾病的整体性及意识扩展过程，对概念描述简洁明了，然而该理论是以现象学为哲学基础，由于护理人员缺乏相应知识，所以在运用时会有所困难，同时，对该理论的理解需要有一个整体观。

通用性：该理论与其他理论的观点是一致的，已经应用到不同的社会文化中，它适用于一系列护理照护情况。

实证精准性：定量方法不足以描述这个理论动态、变化的性质，该理论更适用于定性方法研究。

结论的可推导性：该理论丰富了护理学科的知识体系，为所有健康相关学科提供了一个发展指南，作为一个广域理论，可指导构建各健康照护领域的中、微域理论。

可测试性：随着定性研究方法的发展，健康是意识扩展理论得到测试。许多学者也运用Newman 的研究／实践方法论进行临床研究。

六、理论的应用实例

Newman 健康是意识扩展理论在临床的应用程序如前所述，一共有 4 个步骤，护士应首先与患者建立一种相互信任的伙伴关系；并关注患者认为生活中最有意义的人和事情；按照时间顺序，将患者的叙述性数据排序成序列模式；再次与患者共享访谈信息，得到他们的确认，并共同找出造成目前混乱（疾病）状态的原因，找出"选择点"，护士与患者互动，帮助患者建立一种新的规律和秩序，双方均达到一个更高层次的意识水平。以下通过一个临床案例介绍如何具体运用健康是意识扩展理论。

（一）个案介绍

患者王女士，59 岁，主诉：心悸不适 1 个多月，突发晕厥 2 小时被送入急诊。该患者育有 3 个子女，均已成年。

（二）护理过程

王女士经过抢救生命体征恢复正常，转入普通病房择期做心脏搭桥手术。护士小刘作为责任护士，接诊王女士的整个转诊过程，并在第一时间向王女士亲切介绍了自己以及病区环境，告知王女士有任何需要都可以通过呼叫铃找到她，她也会每小时不定时来病房看她。接着刘护士做了一系列常规的入科相关登记和生命体征监测，在操作中，刘护士发现王女士不太担心疾病的危重，然而整个人情绪却异常消沉；同时得知王女士被家人送住院后，家人因工作的原因离开，白天没有人照护，晚上家人才来医院，于是刘护士很主动询问王女士的饮食需求，并照料其白天饮食、起居。

刘护士没有在第一天立刻开展访谈，而是首先建立一种相互信任的关系，解决王女士最急需的生活照料，并观察王女士的性格、家庭关系等情况。

第二天，刘护士再次来看王女士，开始询问其工作、家庭、病情等情况，刘护士关切的态度让王女士渐渐敞开心扉，主动述说其自己的故事：王女士是 3 个成年孩子的母亲，回忆童年时父母在外工作，一直感到孤独。她需要承担很多家务，但她感到自己的母亲仍然不满意，对她非常严格。她结婚较早，没有工作，一直承担妻子和母亲的角色。当成年孩子们的生活行为违反她的原则时，她逐渐与孩子们疏远了，而与工作忙碌的丈夫之间也渐渐产生沟通障碍。王女士有多年心肌梗死的病史，偶尔会发生短暂眩晕的情况，但没有对自己的身体状况引起重视，她明白本次入院为何将进行心脏搭桥手术，但却说"做不做手术都可以"。

刘护士感受到王女士并不关切自己的身体状况，因此，她的消极状态不是疾病导致。刘护士问她"觉得目前生命中最有意义的是什么"？王女士回答："我的丈夫和我的家庭"，但很快又转移到她自己,说她感知自己没有时间完成一些事。刘护士很有兴趣的请她说说自己有什么没有完成的事情,王女士说,自己从 20 多岁在银行上班,一直到 55 岁退休,她不喜欢财务工作,她喜欢文艺活动,但是家里人都说她年纪大了,不适合。小时候父母一直都是把她培养成学校的艺术生,毕业后却因为生活压力,不得不选择一份稳定的工作,偶尔在单位里参加文艺活动,丈夫也会指责两句,孩子出生后,生活更加忙碌,也就放弃了这份爱好。

刘护士接着问王女士,还记得自己最有成就的一次文艺演出是什么时候?她突然欣喜地握住刘护士的手,笑了起来,刘护士发现文艺的话题,能勾起王女士的美好回忆,并表现出开心的另一面,刘护士接着与她聊到退休生活,王女士表示,退休后,自己长时间在家,总觉得家里都没有人,孩子、丈夫不喜欢她经常电话催促他们回家吃饭,她感觉家里没有人需要她。

第三天刘护士带着自己整理的叙述性资料,来看王女士,将资料展示给王女士,复述一遍昨天王女士叙述的生活过程,王女士听完后补充说"她看到自己一直受到家庭义务的限制,而没有实现自己的愿望,没有为自己做任何事情。孩子反对她的教育方式让她觉得自己很失败,她看到自己是一只在"笼子里的松鼠"。刘护士鼓励王女士在照顾好家人的同时去实现自己的愿望,家人最想看到的是彼此的开心,幸福是会传递的。王女士有了信心,表示认真配合手术,出院后报名老年大学,希望刘护士能监督她,以后会给刘护士发表演照片。

通过访谈,刘护士将王女士的情况与阿瑟·M·扬的进化理论对照,她此刻正处于"捆绑"阶段,她的潜在行为是尝试满足外部(社会、丈夫、孩子)的要求(期望),希望借"牺牲"自己能成功控制孩子和丈夫。因此整个过程中没有自我,最后不但没有"成功控制别人",反而"失去自我",刘护士在这个过程中,协助其认识到现在最需要的是完成自己的愿望,实现自己,于是发掘王女士最想做的事情,认识到自己现在处于"选择点",帮助其主动作出选择,重新建立一种规律有序的生活。刘护士在此过程中,因自己的努力让王女士重拾信心,也增强了自己的工作信念,双方都达到一个新的意识水平(图 14-6)。

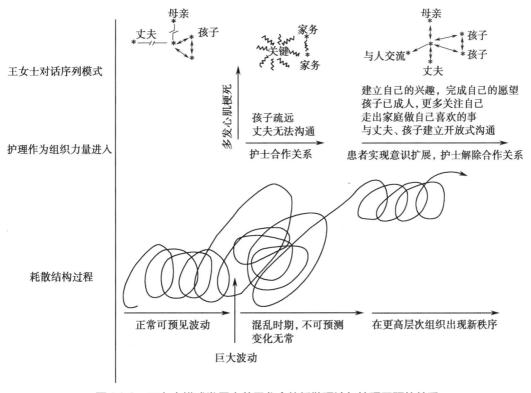

图14-6　王女士模式发展中普里戈金的耗散理论与护理干预的关系

七、主要著作和文献

1．Newman MA. An investigation of the relationship between gait tempo and time perception. Unpublished doctoral dissertation. New York：New York University，1971.

2．Newman MA. Time estimation in relation to gait tempo. Perceptual and Motor Skills，1972，34（2）：359-366.

3．Newman MA. Theory development in nursing. Philadelphia：F. A. Davis，1979.

4．Newman MA. Time as an index of expanding consciousness with age. Nursing Research，1982，31（5）：290-293.

5．Newman MA. Newman's health theory. //L. W. Clements & F. B. Roberts（Eds）. Family health：A theoretical approach to nursing care. New York：John Wiley & Sons，1983.

6．Newman MA. Health as expanding consciousness. St. Louis：Mosby，1986.

7．Newman MA. Aging as increasing complexity. Journal of Gerontological Nursing，1987a，13（9）：16-18.

8．Newman MA. Patterning in M. Duff & N. J. Pender（Eds）. Conceptual issues in health promotion. //Racine，WI. A report of proceedings of a wingspread conference. Indianapolis：Sigma Theta Tau，1987.

9．Newman MA. The spirit of nursing. Holistic Nursing Practice，1989，3（3）：1-6.

10．Newman MA. Newman's theory of health as praxis. Nursing Science Quarterly，1990a，3（1）：37-41.

11．Newman MA. Shifting to higher consciousness. //M. Parker（Ed）. Nursing theories in practice. New York：National League for Nursing，1990c. 129-139.

12．Newman MA. Health conceptualizations. //Fitzpatrick JJ，Taunton RL，Jacox AK（Eds.）. Annual review of nursing research. New York：Springer，1991.

13．Newman MA. Nightingale's vision of nursing theory and health. //Nightingale F. Notes on nursing：What it is, and what it is not（commemorative edition）. Philadelphia：Lippincott Williams & Wilkins，1992. 44-47.

14．Newman MA. Health as expanding consciousness. 2nd ed. New York：National League for Nursing Press，1994.

15．Newman MA. Theory for nursing practice. Nursing Science Quarterly，1994，7（4）：153-157.

16．Newman MA. Dialogue：Margaret Newman and the rhetoric of nursing theory. Image：The Journal of Nursing Scholarship，1995，27（4）：261-262.

17．Newman MA. Recongnizing a pattern of expanding consciousness if persons with cancer. //Newman MA. A developing discipline：Selected works of Margaret Newman. New York：National League for Nursing Press，1995. 159-171.

18．Newman MA. Evolution of the theory of health as expanding consciousness. Nursing Science Quarterly，1997，10（1）：22-25.

19．Newman MA. Experiencing the whole. ANS Advances in Nursing Science，1997，20（1）：34-39.

20．Newman MA. Letters to the editor，a commentary on Newman's theory of health as expanding consciousness. ANS Advances in Nursing Science，1999，21（3）：8-9.

21．Newman MA. The rhythm of relating in a paradigm of wholeness. Image：The Journal of Nursing Scholarship，1999，31：227（3）-230.

22．Newman MA. Caring in the human health experience. International Journal for Human Caring，2002，6（2）：8-12.

23．Newman MA. A world of no boundaries. ANS Advances in Nursing Science，2003，26（4）：240-245.

24. Newman MA. Foreword. //Picard C& Jones D（Eds）. Giving voice to what we know: Margaret Newman's theory of health as expanding consciousness. Sudbury，MA: Jones & Barlett，2005. 12-15.

25. Newman MA. Transforming presence: The difference that nursing makes. Philadelphia: F. A. Davis company，2008.

26. Newman MA，Autio S. Nursing in a prospective payment system health care environment. Minneapolis: University of Minnesota，1986.

27. Newman MA，Gaudiano JK. Depression as an explanation for decreased subjective time in the elderly. Nursing Research，1984，33（3）: 137-139.

28. Newman MA，Lamb GS，Michaels C. Nurse case management: The coming together of theory and practice. Nursing and Health Care，1991，12（8）: 404-408.

29. Newman MA，Moch SD. Life patterns of persons with coronary heart disease. Nursing Science Quarterly，1991，4（4）: 161-167.

30. Newman MA，Sime AM，Corcoran-Perry SA. The forces of the discipline of nursing. ANS Advances in Nursing Science，1991，14（1）: 1-6.

【思考题】

1. Newman 健康是意识扩展理论如何在养老院、社区进行运用。
2. 请解释 Newman 健康是意识扩展理论中的健康范式。
3. 请阐述 Newman 健康是意识扩展理论中意识扩展的 7 个阶段。
4. 请阐述 Newman 健康是意识扩展理论在临床护理应用的 4 个步骤。

（赵庆华）

阅读笔记

第十五章 艾达·J·奥兰多的护理程序理论

【关键术语】

专业护理功能（professional nursing function）

患者的当前行为（the patient's present behavior）

即时反应（immediate reaction）

感知（perception）

想法（thought）

情绪（feeling）

审慎的护理程序（deliberative nursing process）

机械的反应（automatic response）

审慎的反应（deliberative response）

规范的专业反应（discipline professional response）

改善（improvement）

Ida Jean Orlando（艾达·J·奥兰多）审慎的护理程序理论（deliberative nursing process theory）关注的是护士与患者的互动关系，她强调在护理程序中患者参与的重要意义。在她看来，护理是一个特殊的、独立的专业，护理的功能是通过观察患者的行为、发现并满足患者的即时需要。护士对患者行为的即时反应（包括感知、想法和情绪）应与患者分享以确认反应是否正确或需要纠正，通过这个审慎的护理程序才能满足患者的即时需要。护士应主动了解患者行为含义的意识，能够真正理解患者行为的含义，学会与患者沟通，减少彼此间的误解。护士还要学会把护患间的解释和求证行为模式化，促进护理程序的应用，提高护士理解自身和患者行为与反应的能力。

一、理论家简介

Orlando 为意大利裔美国人，1926 年 8 月 12 日生于纽约。她一生拥有丰富的职业经历，做过临床实践者、教育者、研究者和顾问，在临床工作期间，她在产科、内科、外科和手术室等多个领域工作过，曾担任过临床督导和护理主管。1947年毕业于纽约医学院 Lower 第五大道医院（Lower Fifth Avenue Hospital）护理学院。1951年于纽约布鲁克林圣约翰大学（St. John's University）获得公共卫生护理学士学位。1954年从纽约哥伦比亚大学师范学院获得精神卫生咨询硕士学位。此后，Orlando 就职于耶鲁大学护理学院，担任精神卫生和精神病护理学的副教授和研究生教育项目主任。当时耶鲁大学护理学院正由本科教育转向研究生教育，开始将精神卫生的基本概念引入到课程体系中，Orlando 负责了一项由美国国家精神卫生研究所（National Institute of Mental Health）资助的研究项目——"精神卫生原则在护理学基础课程中的整合"。正是在这个研究项目的实施过程中，Orlando 发展了她的理论，并于1961年出版了第一本著作《动态的护-患关系：功能、程序和基本原则》（The Dynamic Nurse-Patient Relationship: Function, Process, and Principles）。该书多次印刷，有至少5种语言版本，1990年由美国护理联盟再版。该书的出版标志着 Orlando 护理程序理论的形成。

1962年，Orlando 与 Pelletier R 结婚并移居马萨诸塞州，受聘于巴尔的摩一家精神科医院——麦可林医院（McLean Hospital）和一家老兵医院，担任精神卫生的临床护理顾问。在麦可林医院，她将自己的理论作为护理实践框架，制订了护士训练计划，并依照理论重新调整了医院的护理服务模式。她还获得了心理卫生学会的基金资助对该护士训练项目进行评估。1972年她的第二本著作《护理程序的规范和教学：评价性研究》（The Discipline and Teaching of Nursing Process: An Evaluative Study）公布了这一阶段的研究成果。

Orlando 还担任多种学术职务，如在波士顿大学护理学院讲授护理理论和指导研究生，担任新英格兰高等教育管理委员会（The New England Board of Higher Education）项目顾问，马萨诸塞州沃尔瑟姆（Waltham）地区州医院（Metropolitan State Hospital）主管教育和科研的护理主任。她还为多家护理学院、卫生部门担任护理管理和护理教育方面的顾问，包括马萨诸塞州护士协会、哈佛社区健康计划管理委员会（The Harvard Community Health Plan）的委员等。

二、理论的来源

在 Orlando 之前已有多位学者提出自己的护理理论，但这些理论往往源于其他专业领域，Orlando 声称自己的理论是在观察和分析本人所记录的护士与患者互动活动的基础上形成并发展起来的，她是第一位基于护理实践总结归纳提出护理理论的学者。她在负责耶鲁大学的研究项目时，用了3年时间观察和记录了2000次护患沟通过程，在分析护患双方的活动时，Orlando 尝试为所记录的护理活动分类，但她发现最终只能将其分为"好的"护理或"不好的"护理。她对这两类行为进行了定义，然后随机抽取了记录样本，请具有不同经历和教育背景的护士按她的定义对样本进行分类，结果这些护士的分类结果与她自己的结果相同。Orlando 进一步思考，是什么促成了好的或不好的护理行为的发生呢？她在此基础进行分析，最终提出了审慎的护理程序理论。

尽管 Orlando 声称其理论的形成和发展并未受到任何前人理论的启发或影响，但是很多学者认为 Peplau 的人际关系理论影响了 Orlando 的思想，尽管她本人曾声明这是一种误传。Peplau 是 Orlando 的同事，于1952年提出了护理中的人际关系理论，她认为护理是一种需要帮助的人和护士的关系，护士能够识别他们的需要，两人的理论确实具有共同特点。

Orlando 理论中的一些主要概念，如感知、意图和对意图的评价等，也是20世纪50年代产生于美国实用主义学派的符号互动论（symbolic interactionism）的主要概念，因此可以说 Orlando 运用了符号互动论的有关研究方法。此外，有学者提出美国实用主义哲学家 Dewey 的理论和美国科学哲学家 Kuhn 的科学理论都是 Orlando 的理论范式来源。

阅读笔记

三、理论的基本内容

（一）理论的基本假说

作为早期的理论家，Orlando 在理论中对假设、概念和命题都缺乏系统阐述，因此她的理论只有隐含假设。

1. 关于护理的假设

（1）护理是不同于其他学科的独立的专业：当时的护理学之所以还没有成功确立自己的独立性，是因为护理学与医学及其他学科功能上的区别不够明晰。

（2）专业的护理具有独特的功能并产生独特的效果：护理所特有的功能是所有护理活动共有的特性。专业的护理的核心问题是患者的"即时"体验，当护士执行了护理的特有功能后，会产生其特有的结果，而这些结果是患者本人或非专业人员所无法达到的。

（3）非专业的护理与专业的护理是不同的：非专业的护理是一种社会行为，是常识性的，存在于各类人群中，如照顾婴儿、饮食调理、某些保护性措施等。专业的护理是专业的护理人员通过专业性的评估，寻找患者不适的原因，确定缓解这些不适所需要的帮助，设计满足患者需要的护理方案。护理的效果可通过患者的语言和非语言行为表现出来。区分专业的护理和非专业的护理，有利于阐明护理的社会责任。

（4）护理与医疗是合作的关系：早期，Orlando 认为医疗和护理是密切合作的，但二者有区别，医生的职责是预防和治疗疾病，而护士的职责在于帮助患者在接受治疗的过程中保持身心的舒适。后期她则明确指出，护理服务的对象既包括患者，也包括健康人；护理行为可存在于医疗机构，也可以存在于其他任何地方，即有护理需要的地方就有护理实践。

2. 关于患者的假设

（1）每位患者对帮助的需要都是独特的：因为每位患者都是特殊的、个性化的，护士应针对每一位患者的"即时"需要提供帮助。

（2）患者并不天生具备表达自身需要的能力：护士应明白除非有护士的帮助，或者事先已经建立了一种良好的沟通模式，患者很难说清楚自身不适的实质、这些不适对其产生的影响以及需要什么样的帮助。若不能理解这些，护士也就不能及时给予患者有效的帮助，而这又会进一步加重患者的不适。因此护士必须学会根据患者的行为来发现他们的不适或需要。

（3）当患者不能独立地满足自身需要时，他们会感到不适并依赖护士的帮助：换言之，若患者能够独立完成医生指定的行为并能够满足自身的所有需要，他们并不需要护士的帮助。因此护士要能够准确判断患者是否需要帮助。

（4）患者的行为是有"深层含义"的：患者行为的内涵往往与其外在表现不同，护士在观察到患者的行为后，需要进一步的沟通才能理解这些行为的真正含义。

（5）患者能够并且愿意与护士进行语言或非语言沟通：Orlando 认为，与能够进行语言沟通的患者的沟通是最有效的。对无法进行语言沟通的患者，如幼儿、昏迷或无法讲话的患者，可鼓励患者家属参与，或者根据患者有声的非语言行为，如抽泣、笑、喊、叹息及其他表现做出判断。

3. 关于护士的假设

（1）护士对每位患者的反应都是独特的：护士对患者行为的反应有赖于本人的护理经验。护士对自己每一次的反应和采取的护理措施都应审慎思考，以确定这些护理措施对患者的独特意义。

（2）护士有责任帮助患者避免和缓解不适：护士必须致力于消除那些对患者生理和心理舒适感产生不良影响的因素，而且不能增加患者的痛苦。

（3）护士的思维能力是帮助患者的主要工具：在临床护理情境中，护士潜意识里的感知和想法并不重要，护士的语言和行为才是护士反应的结果，对患者而言是最重要的。而护士把自身的感知、想法转化为护理行为的过程中，主要的工具就是自己的思维。

（4）护士对患者行为产生的机械性反应达不到预期的护理效果：如果护士没有预先与患者沟通，所实施的护理往往是无效的，因为患者的感受未受到关注。

（5）护士通过自省来提高护理水平：护士要想提高自身的知识和技术水平，需要不断反思自己说了什么、做了什么，以及这些言行如何影响了患者，为什么有效，为什么无效等。

4. 关于护患关系的假设

（1）护患关系是一个动态的整体：在护-患互动的过程中，护士的言行会对患者产生影响，患者的言行反过来也会影响护士。如果护士主动与患者探讨其行为的意义，患者更愿意说出自己关心的问题。而一旦患者获得了帮助，并开始信任护士，护患之间的沟通会变得更加主动和坦率。

（2）通过感官所获得的信息是护理资料的主要来源：护士主要通过自己的直接体验收集主观和客观资料，这些资料包括护士对患者行为的感知，以及继而产生的想法和情绪。

（二）理论中的主要概念

1. 专业护理功能（professional nursing function）——组织原则　Orlando 认为专业护理功能是"发现并提供帮助满足患者的即时需要"，护理是对正在经受或将要经受无助感的个体的反应，护理聚焦于提供满足即时体验的照护过程，护士可为处于任何环境中的个体提供直接的帮助，以避免、缓解、消除或治愈个体的无助感。患者的无助感、压力或需要可源于躯体不适、对环境的不适应及某种需要无法满足的体验。护士的职责就是通过直接提供护理或（和）向患者转介其他服务，以帮助患者满足其即时需要。专业护理实践的核心就是理解在护士与患者之间发生了什么，并为护士提供一个帮助患者满足即时需要的组织原则和框架。

2. 患者的当前行为（patient's present behavior）——问题情境　Orlando 认为，护士要想能够及时发现患者寻求帮助的即时需要，必须首先确认问题情境。患者的当前行为和即时体验的痛苦（或即时需要）是有关系的，通过观察和分析患者的当前行为，护士可以判断患者是否处于问题情境。患者的当前行为可以是语言的，如提出问题、提出要求或表明某件事情；可以是非语言的声音，如呻吟、哭泣、咳嗽、喘息等；还可以是非语言行为，如眼含泪水、肤色变化、步态变化、涨红的脸、紧握的拳头以及血压、脉搏等生理表现。无论患者的当前行为的表现形式如何，都可能提示患者渴望得到帮助。

患者的这些当前行为会引起护士的注意，这些行为代表患者正在遭受痛苦吗？或者能够明确患者遭受痛苦的实质是什么吗？要回答这些问题，护士必须对这些行为所提供的线索做进一步的探究，找出行为背后的真正含义，从而确定患者的即时需要。而在寻找问题和解决问题的过程中，护士和患者双方都必须参与其中。护士必须主动帮助患者表达其行为特定的含义，以确定患者遭受的痛苦究竟是什么；其次，护士必须与患者探讨这些痛苦的原因、影响等，以确定患者所需要的帮助。护士对护理功能的理解和掌握，与其对护理中问题情境的判断能力是有关的，即通过及时发现患者的当前行为并探索患者当前行为意义的判断能力。

3. 即时反应（immediate reaction）——内部反应　Orlando 在她的理论中非常强调"即时性"（immediacy）。她认为，护士应对患者的当前行为做出即时反应，护士的即时反应是一种内部反应，即护士对患者当前行为的感知（perception）、随之而来的想法（thought）和情绪（feeling）。护士若能够观察并判断出患者的即时需要，并提供帮助满足患者在"即时性"体验下的即时需要，若所提供的护理是有效的，则可看到患者的行为发生"即时性"好转，患者能更好地照顾自己，增进健康感。

Orlando 认为，个体对事物的感知和行动过程分为 4 个阶段：①个体通过五官"感知"一个或多个客体；②这些"感知"自动地引发一些"想法"；③每个想法会自动地引起某种"情绪"；④个体采取行动。这些阶段是在瞬间、自动地（或机械地）按一定次序完成的，其中前 3 个步骤就是个体的即时反应（immediate reaction）。

对于每一个问题情境而言，护士的即时反应都是独一无二的。护士对患者当前行为的观察是其即时反应的基础。Orlando 指出，护士对患者行为的"感知"所引起的"想法"，反映了护士对这些"感知"的理解。这种理解可能正确，也可能不正确。护士应批判性地看待自己的即时反应，这样有助于理解患者行为的真正含义。护士区分自身感知、想法和情绪的能力越强，越容易发现患者痛苦的实质。为此 Orlando 提出了审慎的护理，以帮助护士合理运用自己的即时反应。

4. 审慎的护理程序（deliberative nursing process）——反思探究　Orlando 将护理行为分为两类，产生良好结果的护理行为称为审慎的护理程序或审慎的反应（deliberative response），产生不良结果的护理行为称为机械的反应（automatic response）。机械的反应是指护士无视患者的感受和需要，按以往惯例、常规等做出决定；审慎的反应则是护士和患者经过一个共同参与的沟通过程，确定患者的需要后进行的规范的专业反应（discipline professional response）。Orlando 认为，通过审慎的护理程序才能产生良好的护理效果，这是因为，护患关系是一个动态的过程，护士和患者的行为相互影响。理解患者的行为是一个复杂的过程，护士必须要关注于患者行为背后的意义而非自己的假设。

在沟通过程中，每一方都会产生即时反应，如果不能清晰表达自己的感知、想法和情绪，对方是无法了解的，这就是隐晦的人际交往（图 15-1）。如果护士不对患者说出自己的感知、想法和情绪，患者就不会了解护士为什么要这样做或那样做。如果护士未与患者确证自己的感知、想法和情绪，就无法确定所提供的护理行为对患者来说是否是正确的、有帮助的或合适的。Orlando 认为在护患双方没有进行良好沟通的情况下采取护理行动是导致护患冲突的重要原因，因为护士给予的护理未必是患者需要的。反之，如果护患之间建立起一种动态的、"外显"的关系（图 15-2），患者就更容易表达自己的需要。如果护士在观察到患者的当前行为后，能够与患者探讨自己的即时反应，将自己的感知、想法和情绪与患者交流并确证，患者的痛苦就可以减轻，对患者提供帮助的护理措施就能够为患者所接受，不易引起护患冲突。因此 Orlando 认为护士应用审慎的护理程序比机械的个人反应节约成本。

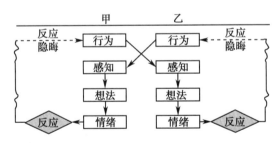

图 15-1　隐晦的人际交往

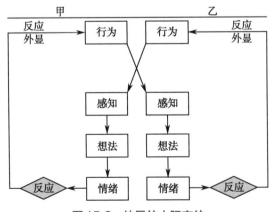

图 15-2　外显的人际交往

5. 改善（improvement）——问题解决　Orlando 强调要重视对所采取护理措施效果的评价，但并不是评价护理活动本身，而是评价护士自己的行动如何对患者产生了影响，在提供护理措施后，患者是否真正得到了帮助，患者情境中的问题是否得到了解决。如果患者的即时需要得到了满足，护士减轻或彻底消除了患者的无助感，患者就会出现语言性或非语言性行为的改变，护患情境中的问题就会消失，护患关系变得和谐、统一。Orlando 认为审慎的护理可使患者的行为不断得到改善，并产生积极的累积效应。

（三）对护理学科元范式中核心概念的诠释

1．人　Orlando 认为人是具有需要的发展的生物，具有自我的主观感觉和情绪的个体，而这些主观的感觉和情绪未必能直接观察到。

2．健康　Orlando 并未对健康的概念进行界定，但从她的理论可看出她认同"健康是一种安适感，需要得到满足，舒适感"。

3．环境　Orlando 的理论也并未定义环境，理论只关注患者个体的即时需要，未提及患者家属及其他群体，也未阐述环境对个体的影响。

4．护理　Orlando 认为护理是对那些有或将有无助感的人做出的反应。护理的核心是患者"即时性"体验下的照护过程，以避免、缓解、减轻或消除个体的无助感。护士通过自己的反应（包括感知、想法和情绪）发现并帮助患者满足即时需要。护理的目标是增加患者的安适感、自我照护能力和行为的改善。

（四）审慎的护理程序理论

Orlando 提出的审慎的护理程序与现代护理学的护理程序有所不同，如图 15-3 所示，她的护理程序阐述的是护士了解患者当前行为的含义、发现患者的即时需要并提供帮助满足患者即时需要的基本过程。对应于现代护理学的护理程序，护士对患者行为的反应相当于评估步骤，对患者问题情境的确证即判断患者需要帮助相当于诊断步骤，而护士的行动即为实施步骤。但总的来说，两种护理程序的总体特征是相似的，都是关于护士与患者交互的过程，都强调护患之间的互动，且将患者视为一个整体，虽然 Orlando 在理论中并未提到"整体"（holistic），但她强调为患者提供整体的护理。这两种护理程序都被用于指导和评估护理实践，并且它们描述的都是审慎的专业护理过程。

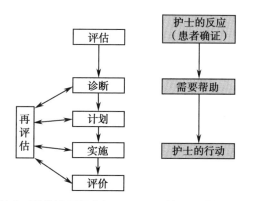

图 15-3　现代护理程序与 Orlando 护理程序的对应关系

1．评估——护士的反应　在 Orlando 的护理程序中，评估始于患者的当前行为，患者的当前行为刺激护士做出即时反应，此时护理程序即开始。护士的反应包括 4 个连续部分，即护士正确感知患者的行为、思考所感知的事物、产生相应的情绪并与患者沟通，确认自己的感知、想法和情绪是正确的。评估基于直接的和间接的资料，直接资料包括患者的当前行为（语言或非语言的行为表现），以及该患者或其他患者以往出现过的相似问题情境；间接资料包括患者

阅读笔记

的医疗护理记录、其他健康保健人员的信息等。Orlando 认为，护士通过感官感知到的患者的任何情况，以及随之产生的想法和情绪（如关心、焦虑等），都应该通过语言或至少部分通过语言对患者表达出来，而且是以一种"我认为……"的方式表达，并向患者询问以确定自己的即时反应正确与否。例如，"我看到你眼中有泪，我认为你……对吗？"。又如，"我在给你换造口袋时，看到你闭上了眼睛，我想你可能是在担心自己学起来有困难，是吗？"。在询问之后，要求患者给予证实或纠正，以判断患者是否处于问题情境。

2．诊断——需要帮助　Orlando 理论中与护理诊断相对应的步骤是确定患者需要帮助，护士经过与患者沟通后，确认患者需要帮助，当然护理诊断的内容不仅仅是列出需要帮助，还要有帮助的具体指向，并根据患者对需要满足的迫切性确定提供帮助的优先顺序。

3．实施——护士的行动　护士一旦确认了患者需要即时帮助，就可以通过护理活动完成护理程序。护士的行动有两种方式，一种是机械的行动，例如护士遵医嘱给患者口服安眠药，执行医嘱是活动的目标，而非满足患者即时需要的目的。Orlando 认为在制订护理活动的计划时，患者是一个积极的参与者，因此护士应采取第二类方式，即审慎的行动。审慎的护理活动的判断标准是：①护理活动是在证实了护士对患者当前行为的反应是正确的基础上采取的；②所采取的护理活动是与满足患者的即时需要相关联的；③护士在完成护理活动后立即能证实活动是有效的；④护士行动时避免采取与满足患者需要无关的活动。

Orlando 在理论中并未提及计划和目标，但从她的阐述中可看出审慎的护理程序的目标就是满足患者的即时需要，避免、缓解、消除或治愈个体的无助感，患者的行为得以改善。

临床情境

用 Orlando 审慎的护理程序指导护患沟通

刘女士，29 岁，昨天 12 时刚经历了一次经腹子宫切除术。现在是下午 3 时，患者生命体征稳定。因为患者曾表示怕冷，护士在午休前帮她将窗户关上了。1 小时前她所在病室收入 1 名新患者，该患者是一位 70 岁妇女，有 2 位家属陪同帮她安排入院的相关事项，这家人说话声音有些大，进来后觉得病室内太热，就将窗户打开了。此时，护士小李走入这间病室。

【患者的当前行为】　刘女士已经睡醒，但看上去有些烦躁。

【护士的即时反应】　小李察觉到刘女士的烦躁，思索是什么造成患者行为的改变。小李想到的第一个可能是术后疼痛，于是问刘女士，"你看上去很不舒服，是因为疼痛吗？"患者说，"不，我不疼，我就是想睡觉。"这时，小李听到旁边的那位新住院患者大声说房间里太热了。小李又问，"那你是不是觉得冷？"刘女士又摇头否认。小李再次低声问刘女士，是不是旁边这家人的喧闹声吵得她睡不了觉，刘女士点头称是。小李检查了刘女士的止痛药记录，发现护士 1 小时前刚给她用过止痛药。因此确认刘女士的烦躁是因为室友声音过大造成的。

【护士的行为】　小李对新入院患者及家属解释刘女士是术后第一天的患者，需要安静的环境以利于休息，请这家人到病区的公共休息区交流入院事项。30 分钟后，小李再次巡视，发现刘女士已经重新入睡，确定审慎的护理行为起效。

四、理论的应用

（一）在临床护理中的应用

Orlando 理论提出后，在她本人及其学生对理论的积极推广与应用后，很快被用于多个护理实践领域。早期主要是用在精神卫生护理领域,如美国中密苏里州精神卫生中心(the Mid-Missouri Mental Health Center)和加拿大新斯科舍(Nova Scotia)省一家综合医院的精神科。Orlando 的学生 Mimi 在前波士顿贝丝以色列医院(Boston's Beth Israel Hospital)担任项目顾问,推广 Orlando 理论在护理实践中的应用,该院护理部门声称其护理理念是基于 Henderson、Wiedenbach 和 Orlando 的理论提出的,在患者照护、管理中将 Orlando 理论作为服务框架。1994 年,新汉普郡医院(the New Hampshire Hospital)护理部将 Orlando 理论用于护理实践和护理管理。在这些医院中,Orlando 理论被用作指导护理实践的框架,但最主要的应用目的是促进即时的护患沟通,如 1996 年 Rosenthal 将 Orlando 理论用于围手术期护理,通过个案研究提出 Orlando 理论适用于手术室护士与患者之间建立良好的动态关系。

（二）在护理教育中的应用

Orlando 在她的第一本著作中提及她发展理论的目的是"给护理专业的学生提供一个有效实践的理论",自 1961 年以来,她的护理程序理论确实为护理教学和培训提供了有用的概念框架。Orlando 发现为护士提供培训促进其对患者行为的理解,对改善护理效果有益,因此她开发了一个护理过程记录单,用于帮助护士判断自己的行为是否属于审慎的护理程序。她将这个工具用于对护生的教学中,发现可促进护生对患者行为的即时反应的表达、对自己即时反应正确与否的确证或纠正。这个工具目前仍然在护理教育中广泛应用。Orlando 理论在美国、加拿大、瑞典、英国、德国、澳大利亚、日本、巴西等国家的护理院校中广泛应用,对护理教育的发展产生着积极的影响。美国南达科塔州立大学(South Dakota State University)应用 Haggerty 基于 Orlando 理论提出的沟通模式培养新生,该校教师还将 Orlando 理论用于提高高年级护生的沟通能力。Haggerty(1987 年)和 Abdoli 等(2010 年)等探索了护生对于处于不同类型困难情境下患者的即时反应,提出在教学中仅强调沟通和心理社会能力并不能有效提高护生的探究能力,建议以 Orlando 理论为框架帮助护生深入理解护患交流的过程及目的,以促进护生的沟通能力。

学科前沿

——— 护生对处于问题情境的患者的即时反应的研究 ———

伊朗学者 Abdoli 和 Safavi(2010)基于 Orlando 理论设计了一个调查问卷,模拟了 4 个临床情境,分别与躯体不适和心理不适有关,包括患者的一般资料、语言行为和非语言行为的描述。研究对象是 60 名本科护生,被要求在阅读模拟情境后回答 4 个开放性问题,分别考察其感知、想法、情绪和即时反应。对护生反馈的内容分析发现,护生对处于问题情境中的患者的即时反应可分为 6 类,即躯体护理、保证、建议、不确定、询问信息和解释,前 3 种是护生最常见的即时反应,而大多数护生对患者的心理不适不能做出反应。研究结果提示护生在做出反应时并未考虑患者在决策中的作用,护理教育者可基于 Orlando 理论训练护生的沟通能力。

（来源:Abdoli S,Safavi SS. Nursing students' immediate responses to distressed clients based on Orlando's theory. Iran J Nurs Midwifery Res,2010,15(4):178-184.)

（三）在护理管理中的应用

在 20 世纪 70 年代初,护理学者 Schmieding 将 Orlando 理论引入到护理管理及护理领导力领域。她将 Orlando 理论作为分析框架,进行了一系列的研究,以了解护理管理者面对护理工作中的问题情境时的反应过程。她发现大部分护理管理者并不认为护士所提出的情况属于问题情境,在与护士的交互过程中,管理者的情绪往往是负面的,并且未经审慎的探究就采

阅读笔记

取行动。她理论性地分析了管理者与护士的互动、管理者决策和采取行动过程的实质，认为Orlando 理论有助于改善护理管理效果。

（四）在护理研究中的应用

Orlando 理论在护理研究领域接受度也较高，已有多项实证研究证实其理论的有效性。护理研究者发现护士应用审慎的护理程序可帮助患者应对疼痛、减轻焦虑、减轻入院初期或术前的应激，帮助母亲掌握更多疾病治疗知识，促进儿科手术患儿的配合和减轻术后并发症，可以促进急诊科护士克服与家庭暴力受害者沟通的障碍。许多研究将 Orlando 理论作为研究的组织框架，如 Olson 和 Hanchett 应用 Orlando 理论为设计框架，探索护士表达的同理与患者感知到的同理及患者心理不适之间的关系，发现护士表达的同理、患者感知到的同理均与患者心理不适成负相关，而护士表达的同理与患者感知到的同理呈中等程度正相关。还有一些研究将包括 Orlando 理论的多个理论整合发展出新的理论或模型，如 Sheldon 等探索将社会信息加工理论与 Orlando 的理论相结合，用来解释护士对患者的反应过程，从而进一步发展了理论。

五、理论的分析与评判

1. 理论对护理学科意义重大　Orlando 的理论形成于 20 世纪 60 年代，和其他一些致力于护患关系研究的理论家一样，她的理论推动了人们对护理实践看法的转变，这是一种里程碑式的转变，人们从只注意护理的现象转向关注护患间互动的过程及可能产生的结果。学者认为Orlando 理论最大的贡献在于为评估患者即时需要和评价护理活动的结果提供了有效的程序，并提出了护理区别于其他专业的独立性特征。

2. 理论的内部一致性有待提高　Orlando 在她的两本著作中对理论的描述比较清晰，理解起来并不困难。但作为早期发展的护理理论，理论对某些护理学核心概念，如环境、健康、护理效果等，并未做出明确的界定，尤其是对有关护理结果的一些变量，如患者行为的改善、痛苦、无助感、对帮助的需要等未做解释，因此在判断护理活动的效果时，无论对机械的行动还是审慎的行动，其护理效果均难以判断。

3. 理论具有一定简洁性　Orlando 理论中所涉及的概念较少，概念间的关系相对简单，容易理解，在阐述有关人际交往的模式和审慎的护理程序时逻辑较为清晰，为临床护理实践提供了基本的思考和执行的框架。但是理论的一些重要概念使用上存在多词替代描述的现象，如对"有效的护理"的描述就包括"规范的专业护理程序""没有无助和痛苦的感觉""满足患者的需要"等，这种同义反复的情况在一定程度上影响了理论的逻辑性。

4. 理论具有一定可测试性和经验性　Orlando 本人及其他研究者已开发出基于理论的概念框架及其他测量工具，用于护生和临床护士沟通能力的培训，相关研究报告在一定程度上验证了 Orlando 提出的理论假设。

5. 理论具有一定务实性　Orlando 理论的应用主要集中于临床实践、护理管理和护理教育领域等领域，虽然系统应用的报道并不多，但理论中的一些概念和思想已广泛应用于许多护理教育和临床实践机构。Orlando 理论具有较强的实用性，对护理实践和护理研究具有较强的指导性，可用于指导护士与患者的有效互动，从本质上保证了患者得到满足其即时需要的护理。但是 Orlando 理论的普适性有待加强，Orlando 在讨论理论的应用情境时关注的是护士与患者个体间的互动，在她的理论中，护理对象是有意识的、能够沟通的并需要帮助的患者，并且护士只关注患者而不关心患者家属或其他群体的影响。在最初提出理论时，她更关注住院的患者，而后期她将护理对象的范围扩大到任何场合有即时需要的患者。另外，Orlando 理论强调的是患者的"即时性"体验，缺乏关于长期护理的内容，这是理论存在的明显不足之处。此外，理论在假设中把护理的对象限定在接受治疗和不能满足自身需要的患者身上，这也是与现代护理观念不相一致的。

六、理论的应用实例

个案介绍：曹女士，39 岁，怀孕 4 个月，因呕吐入院。患者入院后很少与人交流，只有别人和她讲话时才开口。她能够起床活动，但多数时候是躺在床上的。她对护士说她有呕吐，但没有人直接看到她呕吐的现象。

机械的反应：李护士走进病房，她看到患者躺在床上，不愿意说话（患者的当前行为），她的即时反应是未看到患者呕吐（感知），内心推测"我认为她根本没有呕吐，可能是她不想要这个孩子（想法），既然没症状不用特别关注（情绪）"。因此，她没有与患者多说话，离开了病房（护士的行动）。

审慎的护理程序：何护士走进病房，她看到患者躺在床上，不愿意说话（患者的当前行为），她的即时反应是未看到患者呕吐（感知），内心推测"我也没看到她呕吐啊，她真是不想要这个孩子吗（想法）？这挺让人吃惊的（情绪）"。她决定把自己的感受告诉患者，以确定是不是真的。于是她对患者说："我听说你不想要这个孩子，我觉得很吃惊，是这样吗？"听到这话，曹女士的眼中立刻充满了泪水，哭着说："不是真的。我想要这个孩子！我只是害怕生孩子的时候会发生意外。医生告诉我这回诊断出了糖尿病，我 15 年前生孩子的时候可没有糖尿病。"何护士听了后觉得很意外，握住患者的手问："你的医生或家里其他人知道你的想法吗？"曹女士说："没有人知道，我怕别人说我神经过敏。"（确定问题情境，诊断患者需要帮助）何护士开始劝说曹女士把自己的情况和想法与医生和家人交流，并使她相信，她会得到医生和亲人的理解并能得到专业的帮助（护士的行动）。曹女士接受了何护士的建议，决定和医生以及家人讨论这件事，心情得到平复（患者行为的改善）。

分析：护士也是人，也会产生错误的即时反应，而这些错误的反应会影响护士帮助患者的能力。护士的一些反应往往是来源于其对患者行为的假设，并加上自己的价值判断而产生的。在这个实例中，如果李护士能及时向患者说出自己的想法，就不会产生错误的推测。而何护士向患者表达了自己的想法和情绪，并向患者求证，结果发现并纠正了先前对患者行为的错误认识，并采取了审慎的护理行动，从而获得了良好的护理效果。

七、主要著作和文献

1. Orlando IJ. The dynamic nurse-patient relationship, function, process and principles. New York：G.P.Putnam，1961.

2. Orlando IJ. Function, process and principles of professional nursing practice. In Integration of mental health concepts in the human relations professions. Proceedings of a lecture series sponsored by the Bank Street College of Education as a memorial to Ruth Kolinsky. New York: Bank Street College of Education，1962：87-106.

3. Orlando IJ. The discipline and teaching of nursing process: An evaluative study. New York: G.P.Putnam，1972.

4. Orlando IJ. Nursing in the 21st century: Alternate paths. J Adv Nurs，1987，12（4）：405-412.

5. Orlando IJ, Dugan AB. Independent and dependent path: The fundamental issue for the nursing profession. Nurs Health Care，1989，10（2）：76-80.

6. Orlando IJ. The dynamic nurse-patient relationship: Function, process, and principles. New York: National League for Nursing，1990.

【思考题】

1. Orlando 在审慎的护理程序理论中并未提及环境因素对护患沟通的影响，思考一下若

阅读笔记

要考虑环境因素（如患者家属），如何应用她的理论指导护理实践。

2.Orlando 的审慎的护理程序理论与 Peplau 的人际关系理论有何区别和联系？

3.在临床实践中你是否遇到过"充满敌意的""难缠的"或"不合作的"患者？仔细思考你看到或听到了什么让你得出这种结论。如果应用审慎的护理程序，你将如何对患者的行为做出反应？

（张　静）

阅读笔记

第十六章　马德琳·M·莱宁格的跨文化护理理论

16章

【关键术语】

文化（culture）

照顾（care）

照护（caring）

文化照护（culture care）

文化照护共同性（culture care universality）

文化照护差异性（culture care diversity）

世界观（worldview）

文化和社会结构（culture and social structure dimensions）

环境背景（environment context）

一般 / 民间照护系统（generic/folk or lay/care system）

专业照护系统（professional care system）

文化照护的保存 / 维持（culture care preservation/maintenance）

文化照护的调适 / 协商（culture care accommodation/negotiation）

文化照护重整 / 重建（culture care repatterning /restructuring）

与文化一致的照护（culturally congruent care）

跨文化护理（transcultural nursing）

日出模式（sunrise model）

　　在世界政治、经济、文化日益全球化的今天，Leininger 的跨文化护理理论具有非常重要的现实意义。跨文化护理理论又称为文化照护的差异性和一致性理论。该理论认为不同文化背景下的人们是用不同的方式来感知、认识和实施照护的，即文化照护的差异性；但世界上各种文化的照护又有一些共同之处，即文化照护的共同性。跨文化护理的实质是对于护理和健康—疾病照护方面的信念、价值观及与实践有关的文化所进行的比较性研究和分析。其目的

阅读笔记

是按照人们的文化价值取向和有关健康—疾病的认识，为他们提供与其文化一致的护理照护服务。

一、理论家简介

Madeleine M. Leininger（马德琳·M·莱宁格）是跨文化护理的奠基者和领导者，也是世界跨文化护理学会的创始人。

（一）教育背景

Leininger 于 1925 年 7 月 13 日出生于美国中部内布拉斯加州克莱县的萨顿市（Sutton, Clay county, Nebraska）。1948 年，Leininger 在美国科罗拉多州丹佛市圣安东尼护士学校（St. Anthony's School of Nursing）完成初级护理教育；1950 年在堪萨斯州艾奇逊市的贝尼迪克坦学院（Benedictine College in Atchison, Kansas）获得护理学学士学位；1954 年在美国华盛顿天主教大学获精神卫生护理学硕士学位；1965 年获得华盛顿州西雅图市（Seattle）的华盛顿大学人类学博士学位。Leininger 还获得贝尼迪克坦学院、印第安纳州印第安纳波利斯大学（University of Indianapolis）和库奥皮奥大学（University of Kuopio）荣誉博士。2012 年 8 月 10 日 Leininger 卒于她的家乡内布拉斯加州奥马哈市（Omaha）。

（二）工作经历

Leininger 既是跨文化护理理论的创立者，又是一位出色的临床护理专家、护理教育家和管理者。她曾担任过多种管理和学术职务，包括护士长、护理部主任、护理学和人类学教授、西雅图华盛顿大学和盐湖城犹他大学（University of Utah in Salt Lake City）护理学院的院长和教授；底特律韦恩州立大学健康研究中心主任和跨文化护理学课程主任、《跨文化护理杂志》（Journal of Transcultural Nursing）的主编，并担任美国、澳大利亚、德国、新加坡、俄罗斯、泰国等多个国家多个大学的客座教授。

（三）学术成果和社会活动

20 世纪 40 年代，Leininger 就认识到关怀对于护理的重要性，指出患者对于护理照顾的感激使她意识到关怀的价值，并认为关怀是护理的实质和核心。20 世纪 60 年代，Leininger 首先使用了"跨文化护理"（transcultural nursing）、"人种志护理（ethnonursing）"和"交叉文化护理"（crosscultural nursing）等术语。1966 年，Leininger 在科罗拉多（University of Colorado）大学开设第一个跨文化护理课程，这个课程为其他院校开设类似的课程提供了经验。1970 年 Leininger 出版了有关跨文化护理的第一本专著《护理学与人类学：两个世界的融合》（Nursing and Anthropology: Two Worlds to Blend），书中主要介绍了护理学与人类学之间的关系。1978 年莱宁格出版了她有关跨文化护理的第二本专著《跨文化护理：概念、主题、研究和实践》（Transcultural Nursing: Concepts, Themes, Research and Practice），该书介绍了跨文化护理的核心概念、理论框架和实践。Leininger 于 1991 年出版的《文化照护的异同性：一个护理理论》（Cultural Care Diversity and University: A Theory of Nursing）详尽而系统地阐述了跨文化护理理论的主要观点。1995 年《跨文化护理：概念、主题、研究和实践》第 2 版出版，增加了对 30 多个国家文化知识研究的内容，以及由此提炼出的科研、教学、临床实践和管理办法。2002 年该书第 3 版再版，增加了各国跨文化护理学者对诸多文化的理论研究和基于跨文化护理理论基础上的实践研究，从而进一步丰富和完善了跨文化护理理论。

1974 年，在 Leininger 的倡导和组织下成立了跨文化护理学会（Transcultural Nursing Society），作为官方组织的新学科学会，跨文化护理学会为护理人员提供了学习和实践跨文化护理的机会。1983 年在跨文化护理学会下设立了"跨文化护理奖"，授予那些在跨文化护理领域做出卓越和创新贡献的学者。1989 年，莱宁格又创办了《跨文化护理杂志》，从 1989 年至 1995 年一直担任该杂志的主编，为世界各国护理人员研究和探讨跨文化护理提供了交流的平台。

阅读笔记

Leininger 在其 50 多年的护理生涯中，共出版了 28 本专著，发表论文 300 多篇，在世界 150 多个国家进行过访问和讲学，举行讲座 1100 多次，培养和指导跨文化护理、护理学和相关专业硕士和博士研究生 200 余人，对传播和推广跨文化护理做出了卓越贡献，因而也获得了许多荣誉，其中包括美国护理科学院院士、美国人类学研究院院士、杰出的护理领导人奖、诺贝尔提名奖，以及被《美国妇女名人大全》《世界妇女名人大全》《健康保健名人大全》等收录。1998 年，Leininger 被美国护理科学院提名为"传奇院士"。

二、理论的来源

Leininger 的跨文化护理理论是基于她对文化和护理的精心研究，通过创造性思维和对自己过去作为护理专业人员的经验总结，以及对人类学的相关知识的洞察而提出的。

（一）理论家个人的专业经历及思考

20 世纪 50 年代中期，Leininger 作为一名临床护理专家在美国中西部的一个"儿童指导之家"工作期间，通过与患病儿童及其父母的接触，发现不同文化背景下的儿童对护理人员的干预有不同的反应，最终发现这些差异主要是基于文化的不同，缺乏对儿童当地文化知识的了解就会迷失照护对象的许多需求。正是 Leininger 的跨文化的专业实践，使她发现护士在面对不同文化背景的对象时，仅依赖于护理学的知识是不够的，还需要文化学、人类学和心理学等方面的知识和经验。

（二）人类学相关理论及其研究

Leininger 在华盛顿大学攻读博士学位期间，潜心研究了心理学、文化人类学方面的知识，并与尼加拉瓜东部高原地区的 Gadsup 土著人生活了近两年，她在世界上护理学领域首次运用人种志研究方法（ethnonusing），以该地区两个村落的村民为对象，进行了人种学和人种护理学的研究。此后在 40 多年的研究生涯中她用该方法研究了 100 多个不同国家的文化。通过研究，Leininger 不仅观察到当地文化特有的内涵，并且注意到西方和非西方文化在健康照护实践方面的差异。正是这些跨文化的实践经验、人类学相关理论的影响及其研究实践，为 Leininger 构建跨文化护理理论奠定了基础，并使她成为世界上第一个获得人类学博士学位的专业护士。

三、理论的基本内容

跨文化护理是一个较大的研究和实践领域，主要关注和比较文化照护的相同和不同之处。跨文化护理的目标是为人们的健康和幸福提供具体的文化照护和普遍的护理照护实践或帮助人们在其文化背景方式下面对不适、疾病或死亡。

（一）理论的基本假说

Leininger 在发展其理论的过程中形成了一些重要的假说和信念，其中大部分与"文化"和"照护"有关。现将最基本的一些假说列举如下：

1. 关怀是护理的实质和核心。

2. 护理是人类健康和幸福、愈合、成长、生存和面对疾病和死亡所必需的。

3. 文化照护是指导护理实践较为宽广的整体的理念。

4. 护理的中心目的是为人们的健康、疾病和死亡提供服务。

5. 如果没有给予和获得照顾就没有治愈。

6. 世界上所有的文化中，文化照护的概念既具有相似的方面也有不同之处。

7. 每一种文化的民间救治方法、专业知识和专业照护实践是不同的，为了给服务对象提供与其文化一致的护理服务，护士必须小心地识别和重视这些因素。

8. 文化照顾的价值观、信念和实践受世界观和语言、精神、社会、政治、教育、经济、技术、人种史学和环境因素的影响。

阅读笔记

9. 基于有益的、健康的、满意的、文化的护理照护增加了服务对象的幸福感。

10. 与文化一致的照护仅仅发生在提供文化照护的护士已知和熟悉被照护者的文化照护价值观、表达方式和照护方式时。

11. 当其经历的护理照护与其文化价值观和信念不一致时，服务对象就会表现出紧张、文化冲突、不顺从和道德伦理冲突方面的特征。

（二）理论的主要概念

1. 文化（culture） 文化是指从特定群体中学习到的、共享的和世代延续下来的价值观、信念、规范和生活方式，并以一种特定方式引导这一特定人群的思维、决策和行动。文化可以从人们的行为、语言和规范或规则中和对于特定群体重要的符号特征中被发现。

2. 照顾（care） 照顾是指对丧失某种能力或有某种需求的人提供支持性的、有效的和方便的帮助，从而满足自己或他人需要，促进健康，改善机体状况或生活方式，从而更好地面对伤残或死亡的一种行为相关现象。

3. 照护（caring） 照护是指提供照顾的行为或活动。

4. 文化照护（culture care） 文化照护是指以主观和客观学习到的以及流传下来的价值观、信念和特定的生活方式为基础，来帮助、支持、促进或促使个体或群体提高健康状况和改善生活方式，或应对疾病、残疾或死亡。

5. 文化照护共同性（culture care universality） 文化照护共同性是指不同文化背景下，人们对照护的意义、模式、准则、生活方式或象征意义具有相同性或相似性。

6. 文化照护差异性（culture care diversity） 文化照护差异性是指不同文化背景下，人们对照护的意义、模式、准则、生活方式或象征意义具有差异性。

7. 世界观（world view） 世界观是指人们看待世界或宇宙的方式以及所形成的对生活或周围世界的看法或价值取向。

8. 文化和社会结构（culture and social structure dimensions） 文化和社会结构指某一特定文化动态的结构和特征或相互联系的结构和组织因素（亚文化和社会），以及这些因素在不同的环境背景下是如何作用以影响人们行为的。这些结构和组织因素包括亲属关系、政治与法律、经济、教育、技术和文化价值观、人种史学等因素。

9. 环境背景（environment context） 环境背景是指在特定身体、生态、社会政治和文化环境下，对人类的表达、解释和社会互动所赋予意义的所有事件、情景或特定经历的总和。

10. 一般照护系统（generic/folk or lay/care system） 一般照护系统指帮助、支持和促进有明显或预期需要的个体或群体改善生活方式，提高健康状态或应对残疾和死亡所采取的一系列一般的（基于家庭的）知识和技能。一般或民间知识是主位的。主位（emic）：是指局部的、本土的或内部人士对某种现象的看法和评价。

11. 专业照护系统（professional care system） 专业照护系统指由正规教育、学习和流传下来的专业人员的有关健康、疾病和专业照护方面的知识、技能和实践，主要在专业机构由多学科人员共同服务于消费者。

12. 文化照护的保存 / 维持（culture care preservation/maintenance） 文化照护的保存 / 维持指帮助、支持、促进性的专业行动和决策，能帮助特定文化的服务对象保存或维持其文化价值观，因而他们能保持他们的幸福、恢复健康或应对残疾和死亡。

13. 文化照护的调适 / 协商（culture care accommodation/negotiation） 文化照护的调适 / 协商指帮助、支持、促进性的或有创造性的专业行动和决策，能帮助特定文化的服务对象适应由专业人员所提供的照护方式或与他人进行协商，以获得有益的或满意的健康结果。

14. 文化照护重整 / 重建（culture care repatterning /restructuring） 文化照护重整 / 重建是指帮助、支持、促进性的专业行动和决策，能帮助服务对象改变其原有的生活方式，建立新的、不同的、更有益的健康照护方式。而在与服务对象共同建立这种照护模式之前,应尊重服务对象的文化价值观和信仰。

15. 与文化一致的照护(culturally congruent care)　与文化一致的照护指制定和实施一系列符合护理服务对象自身价值观、信念、信仰以及生活实践方式的帮助性、支持性、促能性专业决策和行动,以支持或提供一种有益的、有意义的、令人满意的健康照顾。

16. 跨文化护理(transcultural nursing)　跨文化护理是一个研究和实践学科,主要关注和比较文化的不同和相似性,以帮助人们获得和维持基于文化的有意义的治疗护理实践。

（三）理论的框架结构

Leininger 发展了"日出模式"(sunrise model)来表达、解释和支撑其跨文化护理理论及其各部分之间的关系,具体见图 16-1（2015 年修订版）,以帮助护理人员研究和理解不同文化背景下理论的组成部分是如何影响个体、家庭、群体和社会机构的健康及对他们所提供的照护。

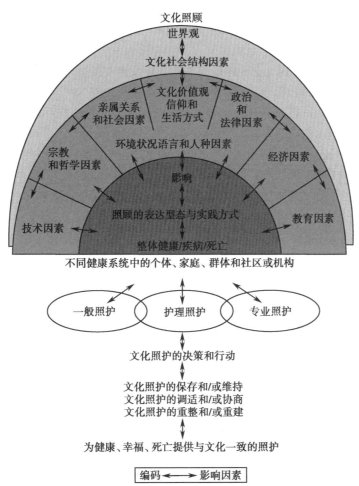

图 16-1　日出模式

从图 16-1 可以看出,"日出模式"犹如太阳升起。环形图的上半部分,描述了文化照护、世界观、文化社会结构的构成,这些构成因素影响着人们的照护与健康。环形图的下半部分,是对个体、家庭、群体、社区或机构的健康产生影响的健康系统层,包括一般照护系统、护理照护系统和专业照护系统,护理照护系统是一般关怀系统和专业照护系统间连接的桥梁,通过分析健康系统的组成因素可以了解服务对象的文化背景和健康状况,做出文化照护的决策和行动。根据服务对象上述因素的不同,进行文化照护的保存/维持,文化照护的调适/协商,文化照护的重整/重建,达到为服务对象提供与文化一致的护理照护的目的。

阅读笔记

"日出模式"分为 4 个层次：世界观和文化社会结构层、服务对象层、健康系统层和护理照护行动和决策层。在这 4 个层次中，第一层表达最抽象，第四层表达最具体，前三层为实施与文化一致的护理照护提供了知识基础。

1. Ⅰ级（最外一层）　世界观、文化社会结构层，此层是日出模式的最外层。Leininger 认为不同的文化社会结构层对应的护理照护的形式、观念和意义也不同。该层的构成因素有：

（1）文化价值观和生活方式（cultural values and lifeways）：文化价值观和生活方式指基于一定的文化和社会结构而形成的对各种文化现象和文化行为的看法和态度，以及日常生活所遵循的、稳定的活动方式。

（2）亲属关系和社会因素（kinship and social factors）：亲属关系和社会因素指基于文化信念、价值观和长期生活方式的家庭血缘关系和社会相互作用因素。

（3）哲学因素（religion and philosophical factors）：哲学因素指能指导个体或群体的思想和行动向更好的方面发展，或改善其生活方式的信仰和实践。

（4）技术因素（technological factors）：技术因素指用于为人类提供服务的自动的、机械的或物理的物体等因素。

（5）政治和法律因素（political and legal factors）：政治和法律因素指影响个体或群体的行动、决策和行为的规范和权利。

（6）经济因素（economic factors）：经济因素指对人有价值的或为人所需要的产品、配给物和可用于流通的材料和消费品等。

（7）教育因素（educational factors）：教育因素指正规或非正规学习或获得的关于特定或不同主题领域的知识。

以上因素是形成具有文化意义的照护的价值观、照护的信念和照护实践的基础，可影响照护的实践形式与表达，并进而影响个体和群体的健康。个体所需的照护与他们的背景、信仰、价值观和实践方式息息相关。照护者应当重视患者的观点、经验和主诉，而不是将自己的观点强加于患者，即要注意避免"文化强加"。虽然"日出模式"没有将服饰、外貌，身体状况等特点罗列出来，也没有直接描述性别、民族、年龄、社会地位等人口学因素，但 Leininger 认为这些因素均包含在文化和社会结构因素之内。

2. Ⅱ级（第二层）　服务对象层，该层次描述了特定文化的人们（包含各种不同健康系统中的个体、家庭、群体、社区或机构）有关照护和健康的型态、特定意义及表达方式。第一层的技术因素、哲学因素、亲属关系和社会结构、文化价值观和生活方式、政治与法律因素、经济因素、教育因素等因素影响和制约下的照护形态及其表达方式决定了不同文化的健康观念。不同文化对健康赋予了不同的含义，只有提供与文化相适应的护理照护、建立促进或维持与文化相适应的健康才是真正意义上的、完整的健康。

3. Ⅲ级（第三层）　健康系统层，此层包括 3 个健康系统，即一般（民间）照护系统、专业照护系统和护理照护系统。该层的信息包括每一系统的特征以及每一系统独特的照护特色。一般（民间）照护系统是传承于文化内部的，可由非专业人员操作，经过传承和传播等方式获得。而专业照护则来源于特定文化之外的专业人员或机构，由专业人员实施，必须通过正规培养和训练获得。两者都是用来提供帮助性、支持性和促进性照护，帮助人们保持健康、积极面对伤残和死亡。护理是一门科学的学科和专业，其理论和实践大部分来源于专业关怀系统，少部分来源于一般（民间）照护系统。此外，一般照护系统、专业照护系统和护理照护系统组成了不同个体、家庭、群体、社区或机构的健康照护系统，并相互关联和制约。

4. Ⅳ级（第四层）　护理照护决策与行动层，该层包括文化照护的保存 / 维持、文化照护的调适 / 协商和文化照护重整 / 重建 3 种照护模式。根据"日出模式"，护理照护的决策和行为通过维持文化的护理照护、调适文化护理照护和重建文化的护理照护三个方面表现出来。对于与健康状况不相冲突的有利于健康的文化实施维持文化的护理照护；对于部分与现有健康不协调的文化成分，取其有利的方面而改变其不利成分，展开调适文化的护理照护；对于与现有健康相冲突的文化成分，改变既往的文化成分、建立新的、有利于健康的、有效的和促进性的文化照护，即进行文化照护的重整 / 重建。以服务对象为中心的护理决策和行动在此层展开，以最大限度满足服务对象的需要，提供与文化一致的照护服务。

临床情境

> 　　Charles Thompson 被发现有高血压和血液胆固醇水平升高的症状，他的饮食习惯是每顿饭都吃油炸和较咸的食物，带有咸面糊的炸鸡是 Thompson 饮食的一个重要部分，这是一种经常出现在家庭聚餐时菜单上的食物，也是一种在工作之余经常吃的食物。幸运的是，鸡肉本身属于蛋白质类的一种，在低脂低胆固醇饮食中是一种被推荐食用的食物。文化照护的重整 / 重建可以发生在鸡肉的准备方式上。在 Thompson 家庭中，指导他们了解所准备的食物中，鸡皮（帮助降低脂肪和胆固醇），使用药草类的调料（代替盐来帮助控制或降低血压），在微波炉里不加油烘烤代替带有咸面糊的油炸（对降低胆固醇和高血压都有帮助），这样的改变，根据其饮食习惯重建 Thompson 对所喜爱食物的烹调方式，使其饮食变为适合其病情的合理膳食，在其他食物中重建同样会发生，例如用加药草和少量的多不饱和脂肪油或单饱和油来烹饪青豆代替加咸肉烹饪青豆。
>
> 　　（来源：Ceorge JB. Nursing theories: The base for professional nursing practice. 5th edition. Upper Saddle River, Pearson Education, 2002. 503.）

　　Leininger 提出"让太阳进入研究者的心灵"（letting the sun enter the research's mind），以帮助他们发现与文化价值观和文化照护有关的未知的照护因素。她希望随着日出模式的应用，一些宝贵的、意想不到的、在传统护理中未被护士和医疗服务人员应用的，以及目前护士还未知的护理知识将会被挖掘出来。"日出模式"拓宽了护理人员的视野，提倡护理人员要广开思路，综合考虑到服务对象文化的各个层面，综合宏观与微观，了解其文化观念和行为对健康的影响。

　　（四）对护理学元范式核心概念的诠释

　　Leininger 仅定义了健康和护理的概念，对人和环境没有明确定义，但这些概念可以从其理论的有关概念和假说中推论出来。

　　1. 照护　人人有照护的能力，能够关心他人的需要、安适和生存。人类照护普遍存在于各种文化中。人之所以能在各种文化背景下生存和繁衍，是因为人能够在不同的环境下以及不同的方式照护婴儿、儿童和老年人。人能够通过自己的能力，根据不同的文化、需要和场合，以不同的方式提供跨文化照护，因此，人是生存于不同文化背景下普遍照护的生物。在跨文化护理理论中，关注的是人们而不是个体，关注个体仅仅发生于与其文化相适宜的情况下。

　　2. 健康　健康在跨文化护理中是一个重要的概念，它包括健康系统、健康照护实践、改变的健康型态、健康促进和维持等。健康是由文化所定义、文化所衡量、文化所实践的一种安适或完好状态。健康是普遍和多种多样的，但在不同文化中，健康的定义不同，它反映了该文化的特定价值观、信念和实践方式。

　　3. 护理　护理是一门需要学习的人文和科学的专业和学科，关注人们的健康照护现象和照护活动，为帮助、支持、促进个体或群体能够以符合其文化取向和利益的方式保持或恢复健康和安适，面对残障和死亡。

　　4. 环境　Leininger 用世界观、社会结构和环境因素来代替环境的概念。环境因素被定义

阅读笔记

为一切事件、情景、经历的总和。文化则被定义为特定群体(社会)的行动、思想、决策的定式，而这些是在特定场合和环境中经过学习、分享、传播和定型的结果。因此环境与文化是密切相关的。

(五) Leininger 跨文化理论和护理程序

仔细分析"日出模式"，不难发现，它与护理程序有许多相似之处，两者都是描述解决问题的程序，服务对象也都是护理照护的接受者，只是日出模式强调护士要具备有关文化的知识，理解服务对象的文化。护士在进入陌生的文化场所，需要花费时间获得知识和理解其他文化，接触一个陌生的护理对象或特殊文化人群时，会因为不了解对方文化而不知所措，即引起文化休克；或将自己的文化价值观信念有意或无意地强加于他人，即造成文化强加。根据日出模式应用护理程序可以避免以上问题的发生。

1. 评估　首先评估日出模式的第一层，即服务对象所属世界观、文化社会结构因素。包括：①服务对象的语言、环境背景、技术、哲学、亲属关系、社会结构、文化价值观和信仰、生活方式、政治和法律因素、经济和教育因素等；②世界观、文化社会结构因素对服务对象的健康和照护表达方式与实践方式的影响，进而明确服务对象所能接纳的照护方式、照护表达与照护含义。

第二层评估：服务对象层，服务对象可为个人、家庭、群体、社区或社会机构。评估服务对象的健康状况以及对照护的期望、对照护方式、照护含义的理解等。

第三层评估：由于服务对象要受其所处的照护系统的影响，因此第三层评估主要是评价民间照护系统、专业照护系统和护理照护系统的价值观、照护信念和照护实践。

为保证评估的正确性和有效性，Leininger 还制定了护士应用日出模式进行文化评估的基本原则及评估的步骤以供参考，见表 16-1 和表 16-2。

表 16-1　应用"日出模式"指导文化评估的基本原则

	文化评估原则
1	评估开始前学习日出模式以便明确评估的内容和范围
2	分析自己所属文化的差异、优势及优点
3	发现和保持对自己文化偏见的清醒认识
4	对评估者表示真诚的兴趣，本着向服务对象学习和尊重的态度进行评估
5	向个人、家庭或群体解释和说明所进行的文化和生活方式的评估是为了帮助服务对象
6	评估过程中注意性别的差异、交流方式、特殊语言术语、人际关系、空间和物质的利用以及服务对象可能会分享的其他方面的内容
7	注意服务对象可能是属于亚文化或特殊的群体，如无家可归者、艾滋病和 HIV 携带者、滥用药物者、同性恋者、聋哑患者、智力低下者以及其他特殊人群
8	根据日出模式所描述的内容逐一进行评估，要用整体的观点看待服务对象的世界观和环境背景

表 16-2　Leininger 的简明文化评估步骤

	文化评估步骤
第一步	记录你所看到的听到以及观察到的服务对象的一些情况(包括服饰和外貌、身体状况特点、语言、行为、习惯、态度以及文化特点)
第二步	倾听并了解服务对象的文化价值观、信仰和服务对象的环境背景下与照护和健康有关的实践活动。注意一般(家庭或民间)照护实践和专业照护系统和护理照护系统
第三步	确认并记录所看到的、听到的和感受到的服务对象重复出现的型模式叙述的故事
第四步	综合前 3 个步骤所获得的信息，确定照护的主题和模式
第五步	形成由服务对象和护士共同参与和决定的、与服务对象文化一致的护理照护计划

阅读笔记

2．诊断　在评估过程中，识别被评估对象所处文化与其他文化在照护方面的共同点与特殊点非常重要。识别文化照护共性和差异后，就这些照护共同点和不同点中不能达到服务对象文化期望的方面，便可确立护理诊断。

3．计划和实施　相当于日出模式的第四层。在制订护理计划时应考虑服务对象在文化上是否能否接受，然后采用 3 种不同的文化照护模式进行护理，即文化照护的保存 / 维持，文化照护的调适 / 协商，文化照护的重塑 / 重建，给予服务对象与其文化一致的照护和护理，最大限度地满足服务对象的要求。

4．评价　Leininger 未提到如何进行评价。但她对采取什么样的照护行为才能满足各种文化个体和群体的需要进行了不少研究，实际上也相当于评价。在护理实践中，可按护理程序的评价进行。

四、理论的应用

（一）在临床护理中的应用

Leininger 的护理理论从问世到 20 世纪 80 年代末期，一直未能在临床或社区护理实践中应用。跨文化护理的文章也一直被拒绝刊登，因为杂志的编辑们尚未认识到人类学和护理学之间的联系或跨文化护理是护理学中的一个新领域。80 年代中期 Leininger 利用她建立的跨文化护理学会，开始培养跨文化临床护理专家，极大地促进了跨文化护理理论在临床的应用和实践。通过理论的应用，护理人员也逐渐认识到与文化一致的护理能更好地被患者接受，患者就诊率、满意率也相应提高，并能更大限度地利用有限的资源以提高整体健康水平。跨文化护理的实践经验报道也逐渐增多，如"青少年同性恋者的文化与亚文化研究""西班牙社区评估""澳大利亚住院儿童护理""中国、朝鲜和越南人的护理经验""海地地区高血压、糖尿病等慢性病管理效果研究"等。目前跨文化护理理论在世界各国临床实践中得到了广泛应用和传播。

（二）在护理教育中的应用

1966 年，Leininger 在科罗拉多大学任护理学和人类学教授时，首次将文化与比较性照护纳入到护理本科课程中。1972 年，Leininger 在华盛顿大学任护理学院院长时，建立了跨文化护理系，开设了跨文化护理的课程并积极从事跨文化护理的教学工作。1977 年，犹他大学建立了世界上第一个跨文化护理的硕士和博士项目，并开始培养跨文化护理的硕士和博士研究生。20 世纪 80 年代美国国家护理联盟、美国护士协会、美国护理院校联合会等建议在课程中加入跨文化护理内容。许多护理院校开设了跨文化护理课程，同时各种培训项目也应运而生。20 世纪 90 年代以后，护理教育界对跨文化护理理论的重视与应用迅速发展，至 2015 年，已有加拿大、澳大利亚、芬兰、瑞士、德国等多个国家开设了跨文化护理的课程或应用跨文化护理的相关概念进行课程改革，培养学生的文化敏感性和提供与文化一致的护理照护的能力。

（三）在护理研究中的应用

Leininger 对护理研究方面的重要贡献是创立了人种志护理研究方法。这是一种质性研究的方法，有利于人们发现照护知识和与文化有关的照护现象。Leininger 于 1989 年创建的跨文化护理杂志，主要发表来自世界各国的跨文化护理研究、实践方面的论文，极大地促进了跨文化护理理论和知识的交流和传播。近 50 年中，世界各国的从事跨文化护理研究的护士，应用人种志护理研究方法对世界上 87 种文化及亚文化进行了研究，发现了 187 种西方和非西方文化中照护的组成因素。此外，跨文化护理理论及其相关概念还被用于指导临床护理研究，如"美国妇女产前护理""文化与疼痛""急诊护士的文化胜任力和心理授权""跨文化理论的研究"等。

阅读笔记

研究前沿

糖尿病患者自我管理的障碍和促进因素：一个美籍越南人的质性研究

应用人种志研究方法探讨美籍越南人糖尿病患者自我管理的障碍和促进因素。采用半结构式访谈，立意抽样方法抽取了 23 名 2 型糖尿病病人，病人年龄在 43 岁至 83 岁之间。访谈者采用录音和逐字逐句文本转录的方法，并应用 NVivo8 软件进行内容分析。研究结果表明美籍越南糖尿病患者面临着诸多的自我管理障碍：低的识字和读写能力、受限制的英语表达能力、不健康的饮食习惯、缺乏时间和动机管理能力、害怕疼痛、检查费用花费高、药物的副作用的影响；宿命论和缺乏交通工具；糖尿病患者自我管理的促进因素包括患病的经历，同伴的建议，家庭的支持和自我力量。

（来源：Nguyen A., & Edwards K. Barriers and facilitators of diabetes self-management: A qualitative study among Vietnamese Americans. Online Journal of Cultural Competence in Nursing and Healthcare，2014，4（2），5-16）

五、理论的分析与评价

（一）优势和局限性

Leininger 护理理论的主要优势是认识到文化对护理照护中的提供者和被照护者的影响。Leininger 的护理理论经过了多年的发展和完善，这样使得她的理论在不同环境和文化中得到了验证。

Leininger 护理理论的局限性包括：正如她本人认识到的，具备跨文化护理学术知识并能够实施跨文化护理的护士有限，与跨文化有关的课程学习和训练计划也太少，还需要基金资助研究有关文化护理实践，以及需要相应的护理教育项目，培养护士从事跨文化护理实践并继续研究发现新知识丰富和完善跨文化护理理论。

在 Leininger 的著作中，一些术语前后不一致，比如她曾用不同的术语"Transcultural nursing（1979）"和"ethnocultural care constructs"以及后来的"ethnonursing care constructs"表达同一概念护理文化照护结构因素，容易造成读者理解困难。日出模式的复杂性既可以看作是优势也可看作是局限性，优势主要是在护理教育和实践中强调人种学和文化的重要性，另一方面模式的复杂容易造成被错误的诠释或拒绝，这两方面都是其局限性。

（二）理论的分析

1. 理论形成的历史背景　Leininger 从实践中意识到护理服务对象的文化需要，然后思考了跨文化护理和交叉文化护理这些术语，再到构建日出模式，进而形成了她的跨文化护理理论。20 世纪 50～60 年代，Leininger 在美国开始发表她的理论中涉及到的有关概念的著作。20 世纪 60 年代中期之后，她每年都要出版几部有关这些概念的著作。20 世纪 80 年代中期之前，她的著作主要倾向于介绍跨文化护理、文化护理和人种志研究。在她 1991 年出版的书中则详细介绍了文化照护异同理论及其日出模式的理论框架。她与其他的护理理论家一样强调照护，所不同的是她强调护理照护中文化的重要性。她也是倡导应用质性研究的先驱者。

2. 理论中的概念相互关联　Leininger 的理论以文化和照护为核心，提出了若干新概念，如文化照护、文化社会结构、3 种照护系统等。每个概念都给予了明确的界定，并运用日出模式，详细描述了这些概念之间的内在关联性和相互作用，使之成为一个有机的整体，从而使我们能更好地理解跨文化护理理论中的每个构成成分，在不同文化中是如何影响人们的健康状态以及如何为人们提供健康照护的。

阅读笔记

3．理论具有逻辑性　Leininger 的理论在本质上是合乎逻辑的，该理论以日出模式为理论框架，构建了一个抽象程度由高到低的 4 个层次的跨文化理论和实践的框架。

4．理论相对简单因而能够推广　Leininger 的理论虽然概念比较抽象，但由于 Leininger 对其理论和模式进行了清晰的解释，说明了各概念都是必需的，特别是说明了概念是怎样相互联系的，从而使得理论变得容易理解且显得相对简单，因而也使得理论和模式能够较好的推广。

5．理论得到了验证　Leininger 的理论是建立在质性研究的基础上的，在理论的发展过程中，已进行的很多研究都验证了该理论的假设。这些研究成果大部分发表在《跨文化护理杂志》上。

6．理论得到了广泛的应用和推广　跨文化护理理论阐明了人类照护活动的文化特性和跨文化护理的必要性。理论虽然没有给予临床护理具体的护理行为的指导，但是它有助于我们了解和重视不同的文化、不同文化的价值观，特别是健康、疾病等信念，为我们观察和理解不同文化中的护理现象和实施与文化一致的健康照护，提供了一条崭新的途径。

7．理论与其他相关理论和定律是一致的　Leininger 的理论运用了文化人类学的基本知识，此外，Leininger 的有关护士必须了解自身文化以及护士自身文化对护患关系的影响等论述，与 King 的有关护士了解护理对象和自身感知的观点是基本一致的。

六、主要著作和文献

1．Leininger，M.M. McFarland，Transcultural Nursing: Concepts，Theories，Research and Practice. Third Edition. New York: McGraw Hill Co. Early，2002.

2．Leininger，M.，Transcultural Nursing: Concepts，Theories，and Practices，Second Edition. Blacklick，OH: McGraw Hill and Greyden Press，1995.

3．Gaut，D. and Leininger，M.，Caring: The Compassionate Healer. New York，NY: National League for Nursing Press，1991.

4．Leininger，M.，Culture Care Diversity And Universality: A Theory Of Nursing. New York，NY: National League for Nursing Press，1991.（Distributed by Jones and Bartlett，New York）. New Preface and Foreword，2001.

5．Leininger，M.，Ethical And Moral Dimensions Of Care. Detroit，MI: Wayne State University Press，1990.

6．Leininger，M.，Care: Discovery And Uses In Clinical Community Nursing. Detroit，MI: WayneState University Press，1988.

7．Leininger，M.，Qualitative Research Methods In Nursing. Orlando，FL: Grune and Stratton，Inc.，1985.（Out of Print but available in libraries）.

8．Leininger，M.，Reference Sources For Transcultural Health And Nursing（to 1984）. Thorofare，NJ: Charles B. Slack，Inc.，1984.（Out of Print. Copies available in libraries or from author uponrequest）.

9．Leininger，M.，Care: An Essential Human Need. Detroit，MI: Wayne State University Press. Thorofare，NJ: C. Slack，Inc.，1981. Reprinted（with new foreword）in 1988 and published Wayne State University Press，Detroit，MI.

10．Leininger，M.，Transcultural Nursing: Concepts，Theories，and Practices，First Edition. New York，NY: John Wiley and Sons，1978. Greyden Press，Columbus，OH. Reprinted in 1994.

11．Leininger，M.，Nursing And Anthropology: Two Worlds To Blend. New York，NY: John Wiley & Sons，1970. Greyden Press，Columbus，OH. Info-Facts. 2008 in Reprinted 1994 and 2008.

12．Leininger，M.，Ethnonursing Research Method: Essential To Advance Asian Nursing Knowledge. Igaku-Shoin，Ltd.（Japan），Medical Publishers，Nursing Publishing Department，Nursing Issue，January，1998.

【思考题】

1. 简要叙述 Leininger 跨文化护理理论的主要内容。
2. 简述 Leininger 跨文化护理理论的主要概念及其含义。
3. Leininger 的"日出模式"包含几个层次？各是什么？
4. 为服务对象提供与其文化一致的护理,护士需做什么？

（张爱华）

阅读笔记

第十七章 阿法芙·I·梅勒斯的转变理论

【关键术语】

转变理论（transitions theory）

角色不足（role insufficiency）

角色补充（role supplement）

角色转变（role transition）

转变的条件（transition condition）

应对模式（patterns of response）

治疗性护理干预（therapeutic interventions in nursing）

发展型转变（developmental transition）

情境型转变（situational transition）

组织型转变（organizational transition）

转变性照护模式（transitional care model）

纵观人的一生，我们总是经历着从一个稳定期到另一个稳定期的各种过渡，从初生时的哺育养护、童年期的安全防护、青少年期的身心发育到成年期的职业健康、初为人父／母后的喜忧参半、中年期的健康维持、衰老后的疾病照护乃至步入临终时的安宁疗护……各种从量变到质变的转折点——转变——成为贯穿整个生命中的一个又一个里程碑。作为卫生保健专业人士，护士经常需要协助服务对象及家庭处理对身心健康产生影响的各类变化和转折。如何帮助他们顺利渡过难关或者人生转折，是护理学科永远绕不开的话题，护理学者 Meleis 就是以转变为切入点，提出促进转变是护理学的核心概念这一新论点，发展了护理学科的中域理论——转变理论（transitions theory）。

一、理论家简介

Afaf Ibrahim Meleis（阿法芙·I·梅勒斯）生于埃及第二大城市亚历山大港，家学渊源，其母

阅读笔记

是埃及大学第一位获得公共卫生硕士和哲学学位的杰出护士，并在中东地区开设了护理研究生课程项目，受母亲的鼓舞和启发，Meleis 深刻地领悟到"教育改变人生"的真谛。1961 年，Meleis 以优异成绩毕业于埃及亚历山大大学，获护理学学士学位。1964 年于美国加利福尼亚大学获得护理硕士学位；1966 年在美国加利福尼亚大学获社会学硕士学位；1968 年获加利福尼亚大学医学社会学博士学位，并留校任教 34 年。Meleis 曾先后就职于加利福尼亚大学洛杉矶分校和旧金山分校。1984 年 Meleis 面对众多反对，力排众议，在加利福尼亚大学旧金山分校开设国家首个护理博士教育项目，在担任该院副院长和院长期间，她的管理技巧得到了磨练，后来在科威特建立了一所护士学校。她还在全球多所大学访学，为国内和国际许多护理博士教育项目提供咨询和建议。2002 年，宾夕法尼亚大学护理学和社会学系向她抛出橄榄枝，邀请她担任该校护理学院院长，直至 2014 年卸任。在 Meleis 任职的 13 年里，宾夕法尼亚大学护理学院在"护理改变世界（Care to Change the World）"这一理念的指引下走向辉煌，并在全球享有盛誉。

Meleis 是世界著名的护理学家和医学社会学家，其 50 多年的护理学术生涯影响着全球的护理教育、实践与研究。Meleis 研究涉猎甚广，包括全球卫生保健、妇女保健、跨文化护理实践、跨学科教育以及护理学的认识论分析等各方面。Meleis 在关注女性弱势群体、呼吁性别平等、倡导同工同酬、赋予女性话语权方面做出了大量研究和贡献，并在全球诸多关于妇女健康和平等为主题的国际会议上担任主题发言人。由于护士群体与女性权益密不可分，极富使命感的 Meleis 积极帮助全球各地的护理工作者发展和扩充知识，教会她们面对护理在教育、实践、研究等方面的巨大转变，她指导过的护理师生遍布埃及、泰国、美国、哥伦比亚、韩国等许多国家，从而被誉为护士的"指路明灯"。Meleis 曾发表论文 200 多篇，并撰写起草大量书籍、专著和政策草案。2016 年，Meleis 正式退休。但她仍然致力于护理理论、科研和政策制定等方面的研究，为女性和护士群体发出呼吁，争取权益。1985 年，在加利福尼亚大学旧金山分校时，Meleis 首次出版了《护理理论的发展与进展》（Theoretical Nursing: Development and Progress）一书。该书从后殖民女权主义的历史视角出发，分析了护理在实践、教育、研究和管理等各方面发展的动力，并采用各种理论和框架展开分析和知识整合，详细阐明了护理学科的内涵。该书一经出版就备受广大师生的赞誉和欢迎，很多护理博士和教师都以该书为参考来设计自己的研究项目。该书一版再版，目前已刊发第 5 版，第 6 版正在修订中。

作为一名杰出的护理理论家，Meleis 提出并发展了转变理论（transitions theory），在全球广泛运用于制定卫生政策、开展护理研究与循证实践等领域，以帮助护士正确处理和促进患者、家庭和社区中的健康转变。她的第一本关于转变理论的著作出版于 2010 年《转变理论：中域理论和情境特异性理论在研究和实践中的应用》（Transitions Theory: Middle Range and Situation Specific Theories in Research and Practice, 2010）。该书从历史研究和实践的视角对"转变"进行了分析和阐释，汇编了 1975—2007 年发表的 50 多篇论文，涵盖了发展型、情境型、健康 / 疾病型和组织型四种类型的转变。

在转变理论中，Meleis 指出护士的职责是帮助人们度过健康向疾病的转变和各类生活转折。在该理论基础上，Meleis 和其他护理师生设计了很多研究项目探讨人类生活中的各类事件如移民、成为照护者、突发心血管疾病、初为人父 / 母、绝经等所导致的转变。此后，其他护理研究者们也纷纷以该理论为框架进行研究，临床护士则以此为实践依据，教育者据此设置课程了解学生的体验。

二、理论的来源

转变理论产生的前提是角色不足（role insufficiency）和角色补充（role supplement）导致的角色转变（role transition）。因此，角色理论是转变理论产生的理论基础。

阅读笔记

角色理论有三种学派，Lintonian 的角色学说认为角色是特定文化下的准则；另一学派认为，角色是社会个体成员的活动和期望值。Meleis 采用的是第三种学派，起源于符号互动理论，角色被定义为源于社会系统下行动者之间的互动。该学派认为，只有在互动或社会交换的特定相互作用下，角色才能通过其他相关角色得以体现。也就是说角色源于行动者自愿承担的行为，受反馈者的期望所激发，并被他人所认同，即特定环境下通过互动而设定的角色必须经他人对这种角色分配的认可才能加以确认。因此，只有经过与他人互动，个体的角色才能加以识别、创造、调整并进一步明确，并被纳入到个体的自我概念中。作为自我认同感的核心组成部分，角色一旦出现紊乱、不足或脱离都会对个体产生重要的影响。

（一）角色不足

角色不足是个体在患病阶段无法满足角色义务和对自我及他人的角色期望值，意即在自我和他人的眼中自我概念和角色预期不相符。自我无法履行自身被赋予的各类职责，出现以下任一情形均可视为角色不足：①无法履行社会职责或角色；②自愿或非自愿地终止或增加某角色，伴有或不伴有其他角色改变；③某角色终止，新角色产生。

角色不足可因角色关系与角色定义不良所致，也可能仅仅因为是缺乏角色行为、情感和目标的相关知识。另一方面，成本收益是否平衡也会影响个体的角色行为，如果成本付出大于收益回报，个体也会拒绝履行某些特定角色。所以，某些角色不足可能是一种自愿自发性的选择，也会因他人的影响而有所强化。非自愿性的角色不足则多表现为焦虑、抑郁、冷漠、挫折感、悲伤、无力感等各类不愉快心理乃至攻击和敌视等行为，从而危害健康和舒适，不利于角色转变和顺利过渡。

（二）角色转变

角色转变意味着角色关系、角色期望值和角色能力的变化。因此角色转变需要个体纳入新知识、改变行为并重新定义自我。在健康 - 疾病过程中，角色转变、角色不足等事件会经常出现，需要足够重视。

发展型转变、健康 - 疾病型转变以及情境型转变的过程当中均会出现角色不足。比如人类在生长发育的发展过程中，会经历多次角色转变。其中有两次转变与健康相关：由童年过渡到青春期，涉及自我认同、药物滥用、性健康、未婚先孕等健康问题；由成人过渡到老年，涉及认同感、退休以及慢性病等问题。

情境型角色转变是个体先前存在的各类角色综合体的添加或抽离，比如初为人父 / 母。该种类型的角色转变会使个体产生人际关系、心理和社会文化方面的变化。

健康 - 疾病型转变包括个体因身患急病引起的突发性角色转变或者是慢性病导致的渐进性角色转变以及疾病痊愈后的转变。

（三）角色补充

角色获取、角色丧失或者二者同时并存是转变的内在属性。如婴儿的初生由两口之家变为三口之家属于角色获取；角色丧失则包括失去亲人或角色相异（counterrole），比如模特被截肢，孕母失去胎儿并同时经历子宫切除，急症患者因病无法履行父亲、员工等职责。

在识别角色不足之后，护士就需要采取措施以降低、改善或预防角色不足。这种有目的的过程就是角色补充。角色补充是一种特定的预防或缓解角色不足的护理行为，是给角色不足的个体传递必要的信息或经验，使他们充分意识到个体必须完成自身涉及到的各种角色的预期行为准则、情感、情绪、目标以及各角色之间的动态关系，从而实现角色掌控（role mastery）。角色补充可分为治疗性角色补充和预防性角色补充。预防性角色补充是向个体阐明预期的角色转变，比如由孕妇角色向母亲角色的转变。治疗性角色补充是角色不足出现时采取的辅助措施。如患者出现悲观抑郁等负性心理时采取的各项心理干预措施。

上述角色变化、不足或角色补充对于护士来说都有至关重要的意义。无论是从健康转向疾病，从出生、成长步向死亡，护士是在临床工作中接触病患及各类角色最多的人，需要不断评估处于角色转变期的患者的各种心身以及社会需求，并根据个体因角色功能剥夺所产生的不足来实施必要的干预。值得注意的是，社会条件也会影响个体所赋予的角色准则，如文化差异、社会流动、技术变革等因素。

研究历史

—— Meleis 是怎样提出她的理论的? ——

　　Meleis 是受到角色理论的启发，以角色不足和角色补充学说为基础，初步提出转变这一概念的。其后她与其学生 Chick、Schumacherder 等人在对转变进行了深入的概念分析后，初步构建了转变的护理模式，此后，又经过 5 项质性研究和数据分析，识别了新的概念类属，从而进一步完善了该理论。

　　（来源：Meleis, A.I. Transitions theory: Middle range and situation specific theories in research and practice. New York, NY: Springer Publishing Company, 2010.）

三、理论的基本内容

（一）转变的概念

　　一直以来，人、环境和健康是护理的核心概念。只有能识别并阐述三者之间的互动关系的学说才能满足护理实践的需要。转变即是重视人在面临现存或潜在的健康问题时与环境之间的三维互动过程和结果。Meleis 在 1994 年就已经指出，促进转变是护理的核心概念。

　　转变（transition）一词源于拉丁语 transire，意为穿越（Go across）。韦伯国际大辞典的解释是"从一种状态、条件或地域过渡到另一种状态、条件或地域"。由于与时空有关，转变也被称为随时间经历而产生的变化，是一个包含过程、时间跨度和感知的多重概念。过程指的是转变的阶段和结果，时间跨度是转变过程中一种持续而有界限的现象，感知是个体所经历转变时所感受到的意义。

　　转变也是压力和适应理论中一个极为常见的概念，即介于两个相对稳定阶段之间的时期。如前所述，转变分为发展型、情境型和健康／疾病型转变三种类型，这些类型均与变化和发展相关，而变化与发展又是护理所关注的永恒主题。有时，事件超出个体的掌控后就会经历转变。而有些事件是蓄意为之，如婚姻、移民、跳槽或整容等。Meleis 指出，转变是个体健康状态、角色关系、期望值或能力等所有人类系统需求的改变，需要个体纳入新知识去改变行为，从而转变社会形态下的自我认同，是人与环境复杂互动的过程和结果。尤其当个体出现健康问题或者为了应对转变寻求健康相关行为时，就更应属于护理直接干预的范畴。

（二）转变的类型与型态

　　根据事件的不同类型，转变可分为：发展型转变、情境型转变、健康 - 疾病型转变和组织型转变。

　　1. 发展型转变　是指人在生命周期中必经的各类转折性变化，如青春期发育导致的体像改变、结婚、分娩、初为人父／母、绝经等。

　　2. 情境型转变　是指个体由于生活场景的改变而发生的转变：①教育和职业转变，包括入学深造、由护生转变为专业护士、专业角色职责的变化（临床护士变为护理管理者）；②家庭环境转变：丧偶导致鳏寡独居；入住养老院、家庭照护者经历的转变等；③其他情境型转变：移民、迁居、无家可归等。

　　3. 健康 - 疾病型转变　指个体或家庭因疾病导致的健康相关行为的转变，不仅包括由健康向疾病的转变,也包括疾病痊愈逐步恢复健康的转变。

4. 组织型转变　是由社会、政治和经济或组织结构变革所致的转变,而组织机构发生的转变会影响到其所服务的个体和家庭。如采取新政策、新模式或新技术导致的转变。

上述各类型转变之间并非孤立存在,而是相互交织。经历转变的个体通常至少同时经历两种类型的转变。Meleis 认为,虽然不同的个体对转变的体验不尽相同,但还是有些共性。根据事件的发生时序,转变包括 3 个阶段:进入,通过,离开。即任何转变都遵循进入 - 通过 - 离开这一阶段过程。但各阶段持续的时间和影响程度则各不相同。与转变的类型一样,转变各阶段之间也并非独立,而是相互交叉重叠。

关于转变的分类还有很多(表 17-1),比如根据持续时间、范围、程度、可逆性、效用、可预见性、是否自愿以及界限性等因素进行分类。这些仍有待于进一步研究。

表 17-1　转变的不同型态

单一转变或多重转变	暂时性或永久性
进入 - 离开有明显界限或进入 - 离开无明显界限	积极或消极
通过受阻或通过顺利	愉快或悲伤
影响轻微或影响重大	期待或排斥
特殊损害或侵入性损害	计划 / 预期或非计划 / 非预期
持续时间短或持续时间长	

(三)转变的特征和属性

研究早期,Meleis 指出转变的本质特征包括过程、断离、感知和意识、应对模式(图 17-1)。后期的理论框架从转变的分类、特征、条件及应对方式等方面进行了详细阐述和论证(图 17-2)。

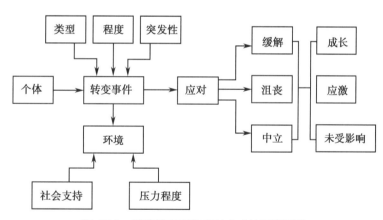

图 17-1　影响转变事件应对方式的相关因素

1. 转变的前因　虽然后期的理论框架中没有提及转变产生的前因,但 Meleis 在早期曾论述过两个与转变有关的重要属性,就是导致转变过程的事件和转变过程中所出现的断离现象。在此,笔者将之归为转变的前因,以便于加深对转变过程的理解。

(1)过程(process):过程是指任何可能导致转变的事件,如疾病、康复、分娩、丧亲、移民、住院、退休、成年等,也构成了转变的前因。无论导致转变的事件是否在预期之内,也无论该事件持续时间长短,转变都是一种动态的推移和发展过程,其起始不会同时出现,具有持续性和界限性。随着时间的推移,事件对个体的影响程度和相关行为也会发生变化。

(2)断离(disconnectedness):断离是转变最显著的特征。个人安全依赖感的中断,脱离熟悉的社会网络和支持系统;离开熟悉的参照点(reference point)、期望值偏差和供需失衡导致满意度降低都会产生断离。

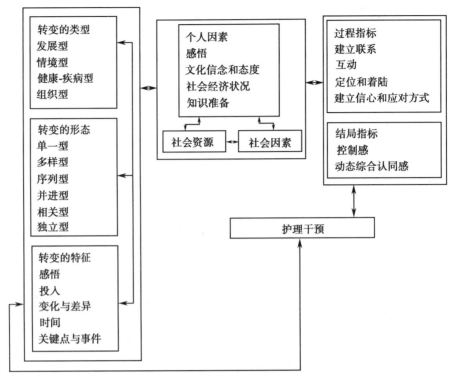

图17-2 中域理论转变

2. 转变的特征属性

（1）感悟（awareness）：感悟是对转变体验的感知、理解和认识，是转变的显著特征之一。对导致转变的各类事件的感知影响个体对事件的反应和应对。个体、社区乃至社会对促成转变事件的理解均有所不同，从而影响着转变的结局。比如，对于某些人来说住院意味着早日痊愈，而有些人会认为住院可能意味着离死亡更近一步。由于对事件的理解不同，不同个体间的反应也大相径庭，且往往难以预测。因此转变更倾向于是一种个性化的现象，而不具有结构性。某些情形下，某些事件尚未足以唤醒个体的意识，如个体处于否定或麻木，那么对于该个体来说就尚未处于转变期，而是处于转变前期（pretransition phase），此时应优先处理唤醒个体转变意识的障碍，从而才可以促进转变。但 Meleis 并未解答的问题是：转变过程应该由谁（护士？患者？）先意识到？

（2）投入（engagement）：投入是指个体参与转变过程的程度。投入可表现为寻求信息、采用角色辅助、积极准备或主动调整。其程度受个体对事件的感悟程度影响，如果无感悟，便不会投入。如女性在妊娠早期未发现自身机体出现变化，就不会关注饮食和药物对机体的影响。

（3）变化与差异（change and difference）：变化与差异是转变的基本特征。应注意的是，所有的转变都会存在变化和差异，但并非所有的变化都会导致转变。转变是一个长期的过程，最终应能发现新意义、获得控制感。转变是变化的原因和结果。转变也势必会面临差异，这是由于期望不同、世界观差异所导致的。

（4）时间跨度（time span）：时间跨度是指所有的转变都随着时间的推移而流动。从转变开始，经过感知、变化、不稳定的混乱低落期，最终到达稳定的新终点。

（5）关键点和事件：多数转变通常意味着标志性事件或转折点（critical points and events）的出现，中间经历若干关键事件，最终以实现新稳态这一关键点结束。

（四）转变的条件：促进因素和阻碍因素

促进转变离不开人与环境的良好互动。除个体因素之外，社会支持网络、组织机构、社会

阅读笔记

文化习俗等各种环境是影响转变的外在因素。在经历转变的过程中,如缺乏专业支持和交流,患者通常会产生无助、挫败、困惑和冲突等消极体验。护士应关注环境对转变不同程度的影响。

1. 个体因素

（1）意义（meanings）：是个体对转变的主观体验和对生活影响的评价。对转变事件和过程的看法会促进或影响顺利转变。护士应当帮助个体意识到转变所赋予的意义是积极、中立或消极;是否个人的选择,是否预期之内;从而更好的理解其体验,实现顺利转变,促进健康。关于转变意义的研究不应局限于关注患者的负性心理情绪,还应注重转变为个人成长提供了新机会等积极社会视角,同时关注不同文化视角下同一变化对个体产生的不同差异。

（2）文化信念和态度：转变还会受到个体所处的社会习俗和文化的影响。如研究表明韩国女性对于绝经羞于启齿,因此绝经期的转变是一种孤独的体验。

（3）社会经济状况：经济收入较低的患者会产生更多的心理压力。

（4）知识和准备：转变之前或转变过程中,有预见性地做好计划和准备是促进转变的有利因素。经历转变的人有时无法预料事件的结果,且预期和现实也并非总是一致,而一旦事件产生的转变在预期之内,则转变造成的应激就会得到不同程度的缓解。缺乏准备则阻碍转变。另外,转变过程中个体所具有的技术知识水平会影响健康结局,但由于环境陌生,患者即使有相应的知识技术,还是会存在不确定感（uncertainty）。因此,最好的准备就是获取转变的相关知识信息并制定有效计划,充分对将要面临的问题和需求进行综合全面的评估和认识,积极识别社会支持系统,与相关人士做好充分交流,从而有助于在转变过程中做好管理。

2. 社区资源　社区资源通常包括：①来自家庭和朋友的支持；②从卫生保健人员、相关书籍处获得相关信息；③其他可信任的渠道；④角色补充；⑤咨询。

3. 社会因素　某些社会层面的因素也会促进或妨碍转变。比如性别歧视、群体边缘化都是阻碍个体顺利转变的影响因素。

（五）转变的结局和应对模式

Meleis早期的研究中"应对模式（patterns of response）"是指发生于转变过程中可观测或不可观测的行为,如无序、抑郁,功能障碍、失调,愉快或喜悦,体现个体的心理、社会和文化属性（表17-2）。

表17-2　导致转变事件的应对模式

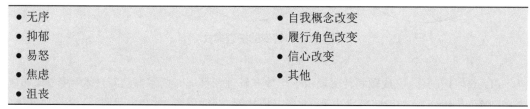

● 无序	● 自我概念改变
● 抑郁	● 履行角色改变
● 易怒	● 信心改变
● 焦虑	● 其他
● 沮丧	

转变不仅是一个过程,还是结果。作为结果,转变意味着个体较之前达到了更加稳定的高度。可见,转变具有积极的属性。即使与之前相比,变化是递减而非递增,甚至意味着潜在的紊乱和无序性,也不能否定转变所具有的积极特征。因此,Meleis指出,对转变的评价应包括过程指标和结局指标两部分,而这两部分也构成了转变的应对模式。

1. 过程指标

（1）联系感建立和维持（feeling connected）：联系感是转变体验中典型的过程属性。与卫生保健人员建立良好的关系可增进转变过程中的积极体验。

（2）互动（interacting）：互动主要是指患者与其照护者之间的内在相互关系,促进自护和照护行为之间的有效互动是转变的重要组成部分。

（3）寻求定位（location）：定位通常是指从一个地方到另一个地方的单向运动，意味着转变前后各种处境和环境的对比，有助于个体在时空和关系上进行重新定位，寻求坐标（being situated），建立新的归属。

（4）建立信心和应对：经历转变的个体增加信心的程度也是反映转变过程是否顺利的指标之一。信心表现为对转变过程的理解程度、资源利用程度、管理策略水平等。信心是在转变的轨迹中逐渐发展和形成的。

2.结局指标　Meleis在研究早期，指出测量顺利转变的三大结局指标包括：主观幸福感、控制感以及和谐的人际关系（图17-3）。而且对这些指标的评价应在转变事件的过程中定期进行，而不是仅在转变结束时进行。后期的理论中则提出转变的结局指标主要分为获取控制感以及重建动态认同感。

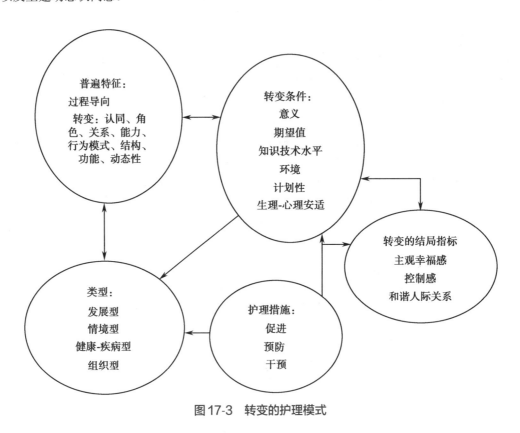

图17-3　转变的护理模式

（1）获取控制感：完成顺利转变取决于个体在管理新环境时所掌握的新技术和行为，即建立控制感（mastery）。如能够自我决策、掌握自护技能、获取资源、学会自我监控、合作协商等。在转变早期，控制感通常不会出现。只有当患者在转变结束前重新达到一种掌控的稳定状态，才意味着已经实现顺利转变。

（2）重建认同感：转变的最终结局还应重建认同感（identity reformulation）。这种认同重建是动态迁移的，而非固定不变。个体常游走于双重文化、多种模式、环境之间，需要不断适应、寻求适当的应对方式，学会从多角度看待和解决问题，从而建立综合、连续的认同感（fluid integrative identities）。

（六）护理干预

护理干预应侧重于防止不良转变，促进安适以及管理转变过程中的体验。由于转变体验的多样性和复杂性，针对转变的护理干预手段也势必多种多样，需要进一步澄清、验证和探讨。

阅读笔记

1．评估　评估是护理干预的基础。在转变理论的视角下，评估具有多重性。首先，转变的动态连续性决定了护理评估的连续性，且随着过程事件的发展，评估应贯穿整个过程。其次，评估时应考虑转变的模式和类型，有些评估不仅涉及个体，还应包括家庭评估。再次，评估应采用正式的测量工具，明确转变的关键点，采取相应的过程指标。

2．计划与实施

（1）回顾疗法：回顾疗法（reminiscence）主张以一种平衡的心态回顾、评价个体的经历，使生命历程中一些悬而未解的矛盾得以剖析、重整，促进过去的矛盾与冲突的解决，从而接纳自己，接纳现存的生活。研究表明，回顾疗法可作为护理干预手段促进转变，使个体尽快重新阐释生活的意义，重建认同感。

（2）角色补充：角色补充是通过提供必要的新知识和技能促进转变的一种护理干预手段，尤其适用于那些经历转变且长期处于角色转变的个体或家庭，如新生儿父母、患儿父母、老年痴呆患者、心脏病康复期的患者以及各类老年患者都需要角色补充。

（3）营造健康的环境：Meleis 及其他研究者针对老年患者经历的转变提出营造必要的安适环境极为重要。环境包括生理、社会、政治和文化环境。创造健康的环境应包括提供安全、消除障碍、满足需求、尊重文化传统等。

（4）调配资源：促进老年人转变实现健康老龄化的护理措施还包括善于调配和使用各类资源。资源包括个人、家庭和社区资源。研究者们指出，个人的内在资源意味着适应（adaptability）、坚持（coherence）、坚强（hardness）、安适（wellness）和潜能（energy）。家庭资源则涉及到机构、经济和文化等因素。社区资源是对家庭资源的补充，比如社区服务机构、养老院以及教堂。社区资源有助于增加个体的联系感。

转变理论中包含的上述五部分之间的逻辑关系见图 17-2。

（七）对护理学元范式的诠释

1．护理　Meleis 指出，护理是帮助患者及其他个体应对转变过程并促进转变。护患双方越早识别不确定和不稳定因素，通过护理干预，就可以越早促进转变和康复。促进转变是提供个性化服务和体现照护连续性的护理实践模式，以满足患者和家庭在疾病过程中不断变化的需求。简而言之，在该理论中，护理就是促进转变，增进安适。促进转变的护理干预手段包括：①充分评估患者；②创造条件准备转变：如做好相关教育；③角色补充。

2．人　在转变理论中，人是不断经历变化和转折的个体。既包括处于疾病中的个体和家庭，也包括处于生命发展变化中的个体和群体。

3．健康　在转变理论中，健康意味着实现顺利转变，包括个体的主观幸福感、和谐的人际关系以及个体对新角色的掌握和控制感。

4．环境　转变的过程中，环境包括促进或阻碍转变的各种重要因素。在转变过程中，离不开人与环境的各种互动。

四、理论的应用

Meleis 指出，转变理论既可当作一种观点用于阐明和分析问题，也可以作为理论框架用于指导实践。目前，转变理论已用于护理学科的多个领域。

（一）在社区护理领域中的应用

前面提到，Meleis 本人始终致力于倡导关注女性健康和弱势群体的权益，并因此做了大量调查研究。如美国黑人妇女初为人母的体验；低收入韩国移民妇女绝经期的转变体验；先天性心脏病患儿父母的体验；移民美国的巴西妇女的生活工作转变体验；癌症化疗患者的家庭照护者的角色转变的体验。这些研究全部采用了以发展理论为目的的质性研究设计方法，如扎根理论研究方法或混合性研究方法进行资料收集与分析，进而使得转变理论加以完善。

阅读笔记

Weiss 等学者还根据转变的理论框架,识别了 147 名内外科成人患者对出院这一转变的应对与准备程度的影响因素。Rittman 等则以转变理论为指导,描述了 125 名脑卒中患者出院后 1 个月的心理社会体验。

(二)在老年护理中的应用

衰老所导致的多重转变使得老年人罹患疾病和住院概率增加,从而影响健康。Meleis 强调,要重视转变理论在老年护理领域中的应用,这些转变是长期而复杂的,会影响到不同的个体,因此护士应当重视和理解老人的需求及反应。学者们纷纷开展了老年患者的照护者体验以及老人入住养老院后的转变体验等方面的研究。其测量指标不仅重视结果,还重视转变过程,如老年患者的症状体验、功能状态、社会联系与人际关系、赋能(自主性、自我决策及控制感)等。在转变理论的基础上,Naylor 等学者开发了转变式护理模式(Transitional Care Model,TCM),TCM 是高级实践护士领导的为老年慢性病患者提供照护的多学科合作护理模式。各国学者纷纷开始据此设计符合本国国情的转变护理的理论框架用于指导实践。

临床情境

转变式护理模式(Transitional Care Model,TCM)

　　转变式护理是高危人群在变更照护级别、照护者以及照护场所时用于确保护理连续性、避免不良预后的时限性护理服务。1981 年,出于美国号召早期出院、节约卫生成本并提高护理质量的考虑,宾夕法尼亚大学护理学院开发了由高级实践护士(APN)领导的转变式护理多学科模式。开始,该模式主要应用于低出生体重儿早期出院,回归家庭后由 APN 负责随访。后来该模式被应用于剖宫产患者、妊娠糖尿病、妊娠高血压综合征患者。后期研究发现,该模式特别适合应用于不断处于医院 - 家庭 - 社区等环境转变的老年慢性病患者。

　　TCM 为老年慢性病患者提供综合性出院计划和家庭随访护理计划。该模式的核心是重视患者、家庭照护者以及从事转变式护理的人员(transitional care nurse,TCN)的关系。TCN 一般是具有硕士学位且具备老年慢病管理经验的高级实践护士。TCN 从医院到家庭随访患者,提供循证护理服务,满足患者和家庭照护者的需求,从而改善其预后,降低再入院率,提高生活质量。虽然 TCM 以 TCN 为主导,但提倡多学科人员合作参与,共同促进转变。

　　(来源:Naylord,MD. Cleave JV. Transitional care for older adults: a cost-effective model. Ldi Issue Brief,2004,9(6):1-4)

(三)在护理教育中的应用

转变理论还可应用于护理教育及健康教育之中。McSherry 采用焦点小组访谈法调查了 14 名曾经当过护理助手的护生经历的教育转变和专业社会化过程的体验。学者 Wieland 为改进本科护理教育质量,调查了本科护生毕业成为注册护士后所经历的临床角色转变。研究还包括大中专注册护士接受继续教育获取学士学位的转变、注册护士完成教育后成为开业护士的转变体验等。今后,在护理教育课程设置方面,应将转变护理的内容纳入课程教学内容体系,让学生了解转变的相关知识。在健康教育领域,除了教育患者和家属理解关于转变的相关知识外,还应当传递相关的信息和护理知识,并让他们学会自我决策,做出最佳选择。

(四)在疾病管理中的应用

阅读笔记

健康 - 疾病型转变是转变的常见类型,不少临床研究者以转变理论为依据展开了调查和探究,包括心衰患者自我照护体验、墨西哥移民女性糖尿病患者的健康-疾病体验、卵巢癌复发患者的感受、髋关节骨折患者的认知与康复、心脏手术患者后的转变、晚期癌症患者的转变体验等。这些研究多以现象学调查为主,描述了患者在经历转变后的各类体验,既有消极的情绪,也有积极的面对,为护理实践的发展指明了方向。

(五)在护理管理中的应用

作为转变的类型之一,组织型转变是由社会、政治和经济或组织结构变革所致的转变。这种组织结构的转变与护理管理的关系密不可分。Meleis 本人就曾经以转变理论为框架评价过护士对护理工作的看法和工作满意度。Rich 为进一步拓展和验证该理论,在 Meleis 的基础上,采用现象学研究调查了宾夕法尼亚大学医院创办的 SFAS(staffing for all seasons)项目中所有注册护士在经历 SFAS 培养后对护理实践、组织、人际关系的转变及看法。从转变的特征、条件以及应对模式等方面进行了比较和分析。Rich 提出应进一步明确该研究中护士所经历的转变阶段和干预时机。我国台湾学者 Chang 也调查了 10 名急症护理领域的护士在成为护理专家后一年的角色转变与体验,结果分为三个阶段:角色模糊、角色获取以及角色实现。

五、理论的分析与评判

(一)对转变理论的分析和评判

Meleis 提出的转变理论形成于 20 世纪 80 年代,是一个较新的护理理论。她创造地提出转变是护理的核心,帮助护理专业人员拓宽了视野,使人们意识到很多转折性事件是对稳态的重新适应,经历转变是随着时间推移所产生的变化过程和结果,是人与环境互动的结果。只要是涉及到人和环境互动的健康行为,就属于护理实践的范畴。因此,护理的任务是帮助服务对象促进转变。其理论已广泛运用于临床护理、社区护理、老年照护、护理教育、卫生管理等研究中。Meleis 理论的主要特征可以归纳为以下几方面。

1. 理论完整,逻辑清晰　Meleis 的转变理论受角色理论的影响较大,其发展过程是一个逐步完善和日趋清晰的过程,从转变的前因、类型、特征、条件以及应对模式、护理干预,Meleis 及其学生不断修改完善,最终提出了现有的中域理论。转变理论各组成部分相互影响,阐述清晰,其逻辑性有助于护士理解各种转变的差异、处于转变中不同个体的体验,提示人们意识到转变后的新角色需要相应的知识与技能。转变理论的应对方式,即测量指标,既注重过程,也关注结果,体现了健康促进作为动态发展的过程,其可持续性的重要性。

2. 类属明确,便于理解　Meleis 理论中涉及的概念术语涉猎面较广,具有较深刻的社会学及心理学内涵,可以看出转变理论的提出者具有较为深厚社会文化底蕴和内涵。个别概念术语较为晦涩难懂,比如"感悟""投入""定位与坐标""动态综合认同感"等,需要结合具体情境予以确认,加深理解。概念术语之间关系并不复杂,类属明确,指导性强,便于护患间的互动,并有针对性的提供干预指导。

3. 方法单一,需要拓展　虽然转变理论在护理实践、教育、管理方面都多有应用,但多数研究采用的是现象学或扎根理论研究方法等质性研究,尤其是以探究问询个体于转变中、转变后的体验为主,因此尚需进一步拓展研究思路和方法,强化转变与护理之间的关系,充分考虑转变的文化差异、性别差异、年龄差异以及人格特质对转变的影响。

4. 内涵全面,宗旨积极　Meleis 的理论通过对个体所经历的转变进行客观描述,并从中感悟事件赋予的意义和心路历程。人们所经历的重大转折性事件,可以调动人的主观能动性,赋予自身和环境新的意义,进而产生相应的转变。所以,转变既是生活、健康、环境、关系变化的结果,也是原因,而人与环境的互动以及社会支持可以促进转变,顺利转变之后意味着成长。这种积极的健康观，拓宽了护理的视野，尤其是在慢病管理、老年护理和临终关怀等领域起着举足轻重的作用。

（二）转变理论与其他理论的联系和辨析

护理理论家们总是从护理的不同角度来阐释护理现象。各理论概念之间往往相互兼容包含，转变理论与其他护理理论之间也存在一些联系和共通之处。

1. 感悟意义，重视互动——疾病与健康的辩证，人与环境的统一。

虽然转变事件会为个体、家庭乃至社会带来冲击，但也为个人成长提供了新机会，因此转变理论强调的是对转变事件意义的深刻领悟，不仅是新角色的适应，还应与环境积极互动，于逆境中成长。这种积极的健康哲学观点在不少护理理论中都有所体现。Newman 的健康意识拓展理论指出，健康和疾病并不是对立或者独立存在的，体现的是你中有我，我中有你的一种相互依赖和渗透的关系，二者只有程度上的区别，没有本质上的不同，甚至是只有面对疾病时，健康才变得有意义。疾病是健康这个整体模式的有意义的组成部分，而健康、疾病使人的意识不断向高层次深化和拓展。在 Newman 的理论框架指导下，Moch 通过描述乳癌患者的体验阐明了"疾病中的健康"的概念，并提出，疾病是个人成长和发展的机会。护理理论家 Parse 提出，某种程度上，健康表现为一种主观的感觉，应当由个体来描述和感受，而不应当由社会准则来规定，是人赋予自身所处环境的意义，因而个体才是自身健康的创造者，人通过与环境和社会的互动来共创健康。这些都与转变理论的观点极为类似，且转变理论也强调适应性，这与 Roy 的适应模式又有异曲同工之妙。Roy 后期也指出，适应不再是一个简单的应对环境刺激以维持完整性的系统，也不再是被动的过程，而是主动的创造力，与环境密不可分，即护理通过增进人与环境的互动来主动适应和维持健康。

2. 挖掘潜能，重塑认同——整体观与赋能观的融合。

转变理论具有模式化（patterns）特点，强调人的整体性，与 Rogers 的整体人科学和 Neuman 的系统模式非常吻合。如 Rogers 曾提到，转变是个人整体发展的重要阶段。Orem 的自理理论强调自我照护能力这一重要概念，而转变理论中也包括自我照护能力的转变。即使在貌似消极的疾病不确定感理论中，理论家 Mishel 也发现，随着时间的延伸，一些慢性或者晚期疾病患者自我认同感会发生转变，把不确定感重新评价为现实生活的组成部分，由此产生一种新的自我认同感，从而挖掘潜能，改变自我，这又和健康赋能观有异曲同工之处。

虽然 Meleis 的理论被归为中域理论，但其视角宏观，Meleis 反复强调护理的核心是促进转变。那就意味着处于转变中的个体，只要健康受到影响，就属于护理干预的范畴。而健康本身就是一个涉及身心社会的宏观概念，因此应根据个体、家庭乃至社区所处的环境是否存在变革以及能否顺利度过转变来判断是否需要及时的护理干预。在护理干预的手段上也是因人而异、因地制宜，这又为个案管理的发展提出了要求。

六、理论的应用实例

个案介绍：Mr. Smith，76 岁，一年前，其妻子在查出白血病 1 个月后离世。Mr. Smith 的女儿 Mrs. White 和丈夫孩子居住在国外。每年回国探视父母一次，平时通过电话与父母交流。Mr. Smith 长年有短暂性脑缺血发作病史，发作时意识模糊，日常生活活动困难，之前都由妻子照护。

妻子离世后，亲友建议 Mr. Smith 移居退休照护中心以便于生活照料和社交。但 Mr.Smith 坚决抵触。他的家里摆满了充满回忆的图片、照片和各种有纪念意义的家具物件，有他的父母、妻子留下的印记，还有他童年玩过的小火车。花园里还有他和妻子精心培育的花草蔬菜。所以他无论如何都不会离开自己所熟悉且有意义的居住环境。

阅读笔记

Mr. Smith 的疾患、孤独、沮丧以及女儿身处异地令邻居十分担心。他们联系了当地的一名老年临床护理专家并寻求建议。在 Mr.Smith 的应允之下，护士做了家访，并从转变的视角采取护理干预。

护理评估：①身心评估：患者日常生活活动困难；孤寂，缺乏交往。担心缺乏自主、被迫离家。需求包括：辅助日常生活活动、促进交往、避免受伤；②家庭评估：与他的女儿电话沟通，评估 Mrs. White 的家庭责任与资源。得知 Mrs. White 正经历离婚，同样经历类似的转变。

护理计划与实施：调配资源帮助患者能够居家养老。包括：

1. 促进自理　①识别和调动自身力量；②角色补充：护工辅助日常活动、做家务、购物和交通出行；安排轮椅就餐、药物分类便于服用以及安装紧急使用的电子警报系统。

2. 亲友支持　①与其女儿谈论父女双方因转变而出现的关系和角色变化；②协助 Mrs. White 承担完成照护角色和责任，帮助其识别其父亲可利用的支持和辅助（注意：Mrs. White 此时既是父亲的主要支持来源，也是一名正经历丧母、离婚等转变的家庭成员）。

6 个月后，Mr. Smith 病情加重，多次跌倒受伤，无法独居，决定入住有独立房间的照护中心，接受照料（再次经历转变）。离家之前，工作人员留给他大量的时间缅怀过去在这个家里的生活，对于特别有意义的物品或家具会被带入新居。这段时间由其女儿负责提供支持和协助（角色补充）。

入住照护中心后，Mr. Smith 非常想家，对新环境难以认同。健康状况不断波动。后来，身心情感渐渐稳定，逐渐融入新环境，自理能力提高，乐于社交。离家 4 个月后，Mr. Smith 已经完全认同新居，有宾至如归之感。他还陪同一名需要照料的盲人同居者出行，颇有成就感。他表示，转变居住环境的策略是完全正确的。

七、主要著作和文献

1. Meleis，A.I. Theoretical nursing: Development and progress. Philadelphia，PA: Lippincott Williams & Wilkins，2011.

2. Meleis，A.I.，Birch，E.，& Wachter，S.. Women's Health and the World's Cities. Philadelphia，PA: University of Pennsylvania Press，2011.

3. Meleis，A.I. Transitions theory: Middle range and situation specific theories in research and practice. New York，NY: Springer Publishing Company.，2010.

4. Meleis，A.I. Women's Work，Health and Quality of Life. Binghamton: Haworth Medical Press，Inc，2001.

5. Meleis，A.I.，Lipson，J.G.，Muecke，M.，and Smith，G. Immigrant Women and their Health: An Olive Paper. Indianapolis，IN: Center for Nursing Press，Sigma Theta Tau，1998.

【思考题】

1. 请分析下列事件与个案分别属于哪种类型的转变？

（1）50 岁的张女士近期心情烦躁，头晕乏力，且月经周期紊乱。

（2）李局长，60 岁，退休赋闲在家，情绪低落，不愿外出与人打交道。

（3）新月，18 岁，北大外语系一年级学生，成绩优异。新近查出风湿性心脏病，二尖瓣狭窄伴轻度心衰入院。医生建议休学治疗。

（4）李阿姨，64 岁，有一子一女在外地工作成家。其配偶王大叔患胃癌，因治疗无效于上月去世。李阿姨现一人居住在故居，生活能够自理。

（5）某高校护理学院受学习型组织理念的影响，共同营造创建学习型护理学院组织，全院教师上下一心，开展各类学习活动和讲座。

2. Meleis 的转变理论与 Newman 的健康意识理论有何共通之处？

3. 结合自身，有没有经历过转变事件，并分析转变的类型、条件、应对模式以及有无采取相应的干预措施，并分析利弊。

（张 姮）

阅读笔记

第十八章　凯瑟琳·柯卡芭的舒适理论

【关键术语】

健康保健需求（healthcare needs）

舒适措施（comfort measures）

干预变量（intervening variables）

舒适（comfort）

没有痛苦（relief）

轻松自在（ease）

超越（transcendence）

生理舒适（physical comfort）

心理 - 精神舒适（psychospiritual comfort）

环境舒适（environmental comfort）

寻求健康的行为（health-seeking behaviors）

机构的完整性（institutional integrity）

全人整体观（whole person holism）

　　Katharine Kolcaba（凯瑟琳·柯卡芭）的舒适护理理论关注的是患者的生理、心理、社会、精神的和谐统一，她把舒适护理与整体护理联系起来，认为舒适护理应作为整体护理艺术的过程和追求的目标，强调护理实践与护理研究应更加注重患者的舒适感受和满意度。近年来，在生物 - 心理 - 社会医学模式的影响下，人们的健康观念逐渐转变，患者也希望各种舒适需求能得以满足，以提高其自身的生命质量。在病情许可的条件下，增进患者的舒适是护理学科面临的主要任务之一，也是以患者为中心的具体表现。舒适护理是整体化护理内涵的延伸，其涵盖范围广泛。把舒适护理融入到以人为本、以患者为中心的整体护理中，将其作为整体护理过程中的一种思维方法，对拓展学科研究领域及提升临床实践质量将起到积极的促进作用。同时，对护理人员自身舒适的关注也有助于护理专业人员的自身成长。

阅读笔记

一、理论家简介

Katharine Kolcaba，1944年12月8日出生于俄亥俄州克里夫兰城。1965年获得美国圣路加医院护理学院护理文凭。毕业后曾多年利用兼职时间从事内外科护理、长期照护、家庭护理等临床实践，后于俄亥俄州凯斯西储大学护理学院攻读护理学士学位，1987年从弗朗西斯佩恩博尔顿护理学院毕业并获得护理硕士学位，专业为老年学。在硕士学习期间，她在一家收留痴呆患者的机构担任护士长的职位。基于这样的工作环境，Kolcaba开始对患者舒适进行相关的理论探索。硕士毕业后，她成为阿克伦大学护理学院的一名教师，并获得了美国护理协会颁发的老年学领域的证书。

在从事教学的同时，Kolcaba回到凯斯西储大学继续攻读博士学位，并在接下来的十年，Kolcaba与她作为哲学家的丈夫发表了舒适的概念分析（Kolcaba & Kolcaba，1991）；用图表表示出舒适的各个层面（Kolcaba，1991）；定义舒适是实施护理的结果之一（Kolcaba，1992a）；将舒适置于中域护理理论进行研究（Kolcaba，1994），并在一项干预研究中对舒适理论进行验证（Kolcaba & Fox，1999）。博士在读期间，Kolcaba获得多项荣誉称号和研究奖项。1997年获得护理博士学位，并获得临床护理专家的称号。

目前，Kolcaba担任阿克伦大学护理学院副教授，讲授护理理论及护理研究课程。其研究领域包括有关尿失禁患者舒适的干预及测评、临终患者舒适的测评等相关研究。

二、理论的来源

舒适护理理论的形成可追溯到南丁格尔时代，她提出病房需空气新鲜、条件舒适、环境清洁、安静，因此可称作舒适护理的萌芽时期。19世纪80年代南丁格尔在对临终患者的关怀护理实践中已认识到清新的空气、雅静的环境和整洁的设施对患者生理和心理康复有良好的促进作用。Kolcaba的舒适理论研究便是基于许多护理理论家的早期的研究成果，其中包括Nightingale，Henderson，Orlando，Watson，Paterson & zderad等。Kolcaba的舒适理论还受到美国人格心理学家默里的"心理需求理论"等的影响。

Kolcaba早在20世纪80年代攻读护理硕士学位时就开始探索舒适理论。1991年Kolcaba将包含患者舒适的各方面内容制成了一个包含12个元素，3×4格的二维分类结构图表（图18-1）。其中一维为舒适的三种类型，二维为舒适的四个方面。这个分类结构图表为护士对患者进行舒适的评估、护理措施的制定提供了一个强有力的指导。尽管舒适的分类结构被分析，并且作为一个整体的结果被实施，但它一直未被概念化。

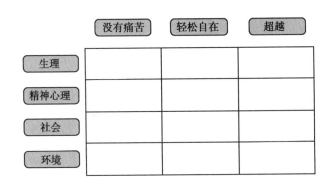

图18-1　舒适理论的二维分类结构图

阅读笔记

Kolcaba对于"舒适"概念分析的第一步开始于对不同学科中有关文献的大量综述，包括护理与医学学科、心理学科、精神病学、人体工程学。在英语语言中尤其是莎士比亚时代以及牛津大辞典中追溯"舒适"这一单词的起源。Kolcaba 在其文章中给出了护理领域有关舒适这一概念的历史性演变。例如 Nightingale 曾劝诫："我们永远不要忽视观察的目的，这并不是为了堆积冗杂的信息或奇怪的事实，而是为了拯救生命，促进健康或舒适"。

从 1900 年到 1929 年，舒适都是护理与医学的核心目标，这是因为通过增强舒适，患者能够获得康复，护理人员有义务增强患者的舒适。Aikens 认为任何与患者舒适有关的细节都不能被忽视。患者的舒适是护理人员需首要关注的问题。一名优秀的护士应能够增强患者的舒适感，能否提供舒适的护理是护理人员能力和素质的首要关键因素。

Harmer 认为护理应该致力于提供一种舒适的氛围，并且对于患者个体化的护理不仅要关注其休息睡眠、营养、清洁等，还要关注患者的身心健康，是否愉悦、舒适、轻松自在。Goodnow 在她书本的一个章节中写道：通常对护理人员能力的评判即是通过判断其是否能使患者感到舒适。舒适包括生理上和心理上的，而护士的职责不能止于生理上的护理。心理舒适主要是通过提供生理上的舒适或为患者改善环境得以实现。

在上述这些例子中，舒适是一个具有积极内涵的概念，可以在护理人员的帮助下实现。在一些案例中，它指的是患者先前状态的改善或恢复。Kolcaba 从舒适概念的来源，人体工程学的角度解释了舒适突出的特征，即舒适与工作绩效直接相关。然而，通常情况下，舒适的内涵是隐晦且模糊不清的，这一概念在语义上可以作为动词、名词、形容词、副词使用，是一个过程或结果。

在 Kolcaba 的概念分析中，早期护理理论家的观点被用来整合或追溯舒适的几种类型。

（一）Nightingale 的环境学说

Nightingale 环境学说的核心概念是环境。她认为环境是影响生命和有机体发展的所有外界因素的总和，这些因素能够缓解或加重疾病和死亡的过程。南丁格尔认为人、环境、健康、护理相互影响，但环境是主要因素。环境影响人体，同时她认为人体有能力对抗疾病，而护理人员有责任改善环境因素，护理的目标是把患者放置在最佳的环境中使得健康成为一个自我恢复的过程。Kolcaba 借鉴环境护理理论中环境对患者身心健康的重要作用，提出环境舒适是舒适的一种类型。

（二）Orlando 的护理程序理论

Orlando 审慎的护理程序认为，护理是一个特殊的、独立的专业，通过护理能够观察患者的行为、发现并满足患者的即时需要。护士对患者行为的即时反应（包括感知、想法和情绪）应与患者分享以确认反应是否正确或需要纠正，通过这个审慎的护理程序护士能够满足患者的即时需要。Kolcaba 从 Orlando 的观点中整合出没有痛苦（relief）这一概念，认为护理能够满足或部分满足患者特定的需求，减轻或消除不适的状态。

（三）Henderson 的护理本质模式

Henderson 的护理本质模式认为，个体的需要包括生理情绪、获得健康/平静死亡、获得知识、能力，护理的任务是满足患者的基本需求，并描述了人类 13 种基本的功能在内稳态时必须保持。Kolcaba 从护理本质模式中整合出轻松自在（Ease）这一概念。

（四）Watson 的人文关怀科学

Watson 认为关怀照护是护理的本质，若没有关怀照护，人类的健康是无法达到的。他提出的人性化照护的具体准则中强调了提供支持、保护性的身、心、灵及社会环境的重要性，因此，对于护理人员来说，可能的情况下，可以通过环境干预来促进舒适。Watson 在这一点上制定出护理舒适措施，并且将舒适措施这个词作为护理干预的同义词使用。Kolcaba 借鉴了 Watson 的观点，整合出舒适措施这一概念。

（五）Paterson & Zderad 的人性化护理理论

Paterson 和 Zderad 认为护理作为生活经历每天都存在，护理现象也非常复杂，从基础护理

阅读笔记

到护理艺术、科学以及现代技术。护理是护士与照护对象之间有生命的对话（lived dialogue）。Kolcaba 舒适理论中超越（Transcendence）这一概念来源于 Paterson 和 Zderad 的观点，她们认为在护理人员的帮助下，患者能够克服困难。

1994 年，Kolcaba 正式提出了舒适的概念，同时提出了"舒适理论"（theory of comfort），理论认为舒适护理应作为整体护理艺术的过程和追求的结果。在 2000 年，舒适理论被分析而且被完全的检验。经过多年理论的完善，在 2001 年，Kolcaba 对她的舒适理论进行了一个完整的中域理论的论证，并于 2003 年，将她的思想和舒适理论发展的历程，完整地表达于她的著作《舒适理论与实践：整体健康护理和研究的展望》一书中。

研究历史

──── Kolcaba 是怎样提出舒适理论的？ ────

Kolcaba 的舒适理论研究是基于许多护理理论家的早期研究成果。她长期从事内外科护理、长期照护、家庭护理等临床实践，这样的环境让 Kolcaba 逐渐开始关注患者的舒适需求。1992 年在照护痴呆患者时呈现了舒适的理论框架，当时就有学者对舒适理论的概念提出质疑："你有没有对舒适进行概念分析？"。Kolcaba 当时回答说："现在没有，但这将是我下一步要做的事"。接下来便开始了对"舒适"概念的长期探索和分析。在此过程中，Kolcaba 受到了 Beverly Roberts 等多位教授的指导，帮助她不断地对舒适理论进行优化，并最终提出了舒适理论。为了让舒适理论更好的应用，Kolcaba 对理论进行了精练。

（来源：Katharine Kolcaba. A theory of holistic comfort for nursing. Journal of Advanced Nursing, 1994, 19（6）：1178-1184.）

三、理论的基本内容

（一）理论的基本假说

1. 人们对复杂的刺激会产生整体的反应。
2. 舒适是与护理密切相关的理想的整体结局。
3. 人们总是设法去满足他们基本的舒适需求，这是一种积极努力的行为。
4. 舒适感增强会促进患者参与寻求卫生保健的行为。
5. 获得授权并积极参与健康寻求行为的患者会对其健康保健服务感到满意。
6. 机构的完整性基于面向患者的医疗服务价值体系。

（二）理论要点

1. 护士进行舒适护理前要评估患者的舒适需求，通过识别患者未满足的舒适需求，来制定舒适措施满足这些需求，力求增强患者的舒适，这是能够立即获得的理想成果。

2. 通过提高患者的舒适感能够直接并积极地促进患者寻求健康的行为，这是后续实现的理想结局。

3. 当患者由于舒适感增强而参与到健康寻求行为中时，护理人员及患者均对卫生保健感到满意。

4. 在特定的机构中，患者对健康保健服务的满意能够使得机构保持完整性，机构的完整性存在一些规范性及可描述性的成分。

（三）理论中的主要概念和定义

阅读笔记

在 Kolcaba 的舒适理论中，舒适措施可通过多种不同的方式在各种人群中实施，包括：患者、学生、工人、老年人、社区居民等体系。

1. 健康保健需求（healthcare needs）　健康保健需求指产生于紧张的医疗环境中，传统的医疗支持系统未能满足的患者对于舒适的需求。这些舒适需求包括生理舒适、心理 - 精神舒适、社会舒适和环境舒适等需求。这些需求通常需要借助各项检查以及语言或非语言的形式表现出来，例如需要相关的病理生理参数、相关的教育支持以及经济咨询和干预措施。

2. 舒适措施（comfort measures）　舒适措施指旨在满足接受者特定舒适需求（包括生理、社会、经济、心理、精神、环境以及物理等）的护理干预。

3. 干预变量（intervening variables）　干预变量指影响患者对整体舒适感知的相互作用力，包括过去的经历、年龄、态度、情感状态、支持系统、疾病预后、经济情况及有关患者体验的所有因素。

4. 舒适（comfort）　舒适指通过舒适措施达到的个体身体处于轻松、满意、自在、没有焦虑、没有疼痛的健康、安宁的状态。Kolcaba 认为舒适是一个复杂的、具有整体观的术语。舒适是舒适理论中最核心的概念。舒适的描述有多种，是一个过程也是一个结果。患者舒适需求包括以下三种类型：

（1）没有痛苦（relief）：没有痛苦指特定的需求被满足或部分满足，不适减轻或消除的状态，如解除手术切口引起的疼痛；

（2）轻松自在（ease）：轻松自在是一种特定的不舒适的解除，是一种安静、平和的状态。如环境的舒适；

（3）超越（transcendence）：超越指从各种问题或病痛中振作。患者得到鼓舞，战胜困难的力量得以增强，潜能得以超常发挥。为达到超越，护理人员可以通过促进环境、增加社会支持等措施，帮助患者和他们的家庭成员感到舒适。

患者的舒适需求分为三个等级，包括以下方面：

（1）处于舒适状态的需求：这是患者最理想的一种状态，能够达到轻松自在、平静、满足。

（2）去除不舒适、寻求舒适的需求：这类需求一般存在于患者的疾病状态过程中，包括急、慢性疼痛、心悸、恶心呕吐等。

（3）接受教育、寻求动力和鼓舞的需求：这类需求一般存在于处于疾病恢复期，打算恢复正常生活的患者之中。

2003 年，Kolcaba 结合整体观和文献基础将舒适定义为以下类型：

（1）生理舒适（physical comfort）：指个体身体上的舒适感觉。

（2）心理 - 精神舒适（psycho-spiritual comfort）：心理舒适指信仰、信念、自尊、生命价值等精神需要的满足，是心理直接感受；精神舒适指信仰、信念方面带来的舒适。

（3）环境舒适（environmental comfort）：外在物理环境中适宜的声音、光线、颜色、温湿度等方面的舒适。

（4）社会文化舒适（social comfort）：包括人际关系、家庭、职业、经济状况与社会关系的和谐。

从整体的角度来看，上述四个方面是相互联系相互影响的，某一方面一旦出现问题，个体就会产生不舒适的感觉。而当个体身心健康，上述各种舒适需求得到满足时，则常能体验到舒适的感觉。最高水平的舒适表现为：情绪稳定、心情舒畅、精力充沛、感到安全和完全放松。

5. 寻求健康的行为（health-seeking behaviors）　寻求健康的行为：Rozella Schlotfeldt 博士在 1975 年整合出寻求健康的行为这一概念，是指由接受者所定义，与追求健康相关各种后续结局的行为。Schlotfeldt 指出这种行为可以是寻求内在的行为（包括治愈、免疫功能、T 细胞数量等）、外在的行为（包括与健康相关的行为、功能的结果等）或平静死亡的行为。

6. 机构的完整性（institutional integrity）　Kolcaba 在 2001 年给出机构的完整性的操作性

阅读笔记

定义,指社会准则、经济的稳定性、所有健康服务机构以及医疗系统,包括公共卫生机构、医疗保险以及医疗补助计划、居家照护机构、养老院等。与此定义相关的变量包括节省经费、降低发病率、降低住院率、提高与健康有关的结局、服务的效率和成本 - 效益比。

(四)舒适理论的概念框架

舒适护理理论属于护理理论中规范性和描述性的理论。在医疗环境中,由于刺激性的情境事件使得患者产生健康保健需求,需求的存在引发患者处于负性的紧张状态。护理人员要根据患者的情况评估出未被现有的支持系统满足的舒适需求,并制定整体干预措施满足患者各个方面的舒适需求。护士制定干预措施时要考虑干预变量,这些变量通常是护理措施无法控制的因素,如疾病的诊断、经济状况、外在的社会支持。恰当的干预措施使得患者的需求得到满足,则能够产生立即的结果如改善功能状态、增加能量、改善情绪等(即舒适感增强,患者可感知到干预的效果,即舒适的状态;护理人员可主观或客观的对患者的舒适状况进行评估),或产生直接的结果——促进健康寻求的行为。理论上来说,由于护理人员的干预使得患者的舒适感增强,会促进患者健康寻求的行为,包括内在、外在的健康寻求的行为或平静的死亡,而在实践中,寻求健康的行为也能增强患者的舒适感,而一旦患者的舒适增强又会促进其健康寻求的行为。因此健康寻求的行为与舒适之间存在着相互关系。此外,当护理人员有效地解决了患者存在的舒适需求,机构的完整性也得以实现,例如促进患者健康的恢复,提高财政的稳定性等。同时,机构的稳定性也能提高患者的满意水平。舒适理论的概念框架,总结如图所示(图18-2)。

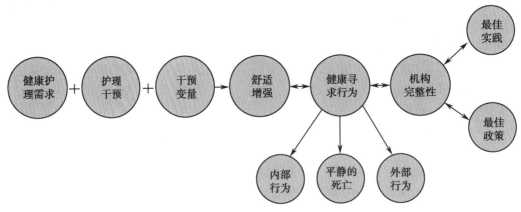

图18-2 舒适理论的概念框架

(五)对护理学元范式的核心概念的诠释

1. 人 Kolcaba 认为人是一个具有生物、心理、社会文化属性的统一体。人包括个人、家庭、团体或社区。

2. 环境 Kolcaba 认为环境是指患者、家庭或机构中能够使舒适增加的各个方面。

3. 健康 Kolcaba 认为,健康是患者、家庭、团体或社区的一种理想的功能状态。患者被认为是有健康需求的个人、家庭、团体或社区。

4. 护理 护理的目的是促进舒适的行为,增强患者和家庭的舒适。护理是对舒适需求的评估,通过舒适措施来解决患者的舒适需求,干预后再次评估患者的舒适需求。对于舒适需求的评估可以是主观的或者客观的,如当护士评估患者是否舒适时,可以通过观察伤口的恢复情况、实验室指标的变化或者行为上的变化。还可以通过 Kolcaba 编制的量表进行测量。

四、理论的应用

（一）在临床护理中的应用

Kolcaba 的舒适理论提出后，在 Beverts Roberts 等教授、她本人及其学生对该理论的积极推广下，很快被应用于多个护理实践领域。Kolcaba 把舒适贯穿融合于整体护理实践中，包括：从评估患者舒适的三种类型（没有痛苦、轻松自在和超越）及四个方面（生理、心理、社会文化、环境）的舒适需求到制定干预措施，再到患者舒适的增强，最后到患者进行健康行为的寻求。在舒适护理理论的指导下，护理实践更加有效率，患者的满意度更高。此外，Kolcaba 将舒适理论应用到各种人群，包括个人、家庭及社区。她还强调除了要增强患者及家属的舒适外，更要增强护理人员的舒适。护理人员的舒适感提高，将能更好地服务于医院机构，降低离职率，并且能够更有效地工作，也相应提升了对患者的护理质量。

在舒适理论的指导下，舒适性护理技术的应用不断渗透进护理工作中，主要表现为实践舒适性干预措施以提高患者的舒适度。Kolcaba 将舒适措施分为三种类型：技术性干预，指导性干预，"舒适精神食疗"性干预。技术性干预用于保持患者内稳态及处理疼痛等，帮助患者保持或重获生理功能，预防并发症；指导性干预以一种文化敏感性的方式为患者减轻焦虑、提供信息和安慰、给予希望；"舒适精神食疗"性干预包括引导想象、治疗性触摸、改善环境、音乐疗法等。

Kolcaba 等使用引导想象的方法帮助接受放射治疗的早期乳腺癌患者及伴有抑郁、焦虑及压力情绪的抑郁症患者减轻痛苦、缓解焦虑、抑郁、增强舒适，呈现了满意的效果。在触摸治疗中，手部按摩是较为简单的一种舒适干预措施，很容易被纳入到护理常规之中。Kolcaba 将手部按摩应用于疗养院居民以及临终患者，以此种方式传递关怀，满足其舒适需求，结果发现不仅增强了服务对象的舒适度，同时也提高了他们对护理服务的满意度，促进了护理服务的接受者与提供者之间的感情交流。Wagner 等为术前患者改善环境，为其提供自控衣物帮助患者保暖，以增强舒适，此种舒适措施能够帮助患者减轻焦虑，增强幸福感。舒适护理应用于临床护理的领域还包括：心内科、儿科、癌症与临终关怀、老年急症护理、围麻醉期患者的护理、妇产科患者、精神病患者（如抑郁症）等。

（二）在护理教育中的应用

舒适护理理论为护理教学和培训提供了有用的概念框架，在护理教育中得到了一定的运用。Dowd 等采取三种护理干预措施来提高护理大学生的总体舒适感和降低压力相关事件的发生；国内研究者郑舟军等采用体验式教学方法，提高护生对舒适护理的实践能力，取得一定的效果。田丽欣阐述了舒适护理理论在护理学基础实践教学中的应用意义，并提出了具体的应用方法，以有利于进一步提高护生舒适护理实践能力。夏立平等的研究在对照组采用传统的情境模拟教学法，实验组在情境模拟教学法的基础上，融入舒适护理理论，设计组织教学，课程结束时，评价分析不同教学模式的教学效果，结果发现将舒适护理理论应用于护理学基础实践教学可提高教学效果。

（三）在护理研究中的应用

Kolcaba 理论在护理研究领域的可接受性也较好，有关舒适的研究也检验了舒适护理实施的有效性。1992 年，Kolcaba 根据舒适的分类结构以医院患者和社区居民为研究样本编制了一般舒适状况量表（general comfort questionnaire, GCQ），用以评估参与者的整体舒适感。为此，在每一舒适需求对应的舒适类型中，分别形成一个积极的条目和一个消极的条目。24 个积极的条目以及 24 个消极的条目采用李克特评分模式，积极条目分数越高说明越舒适。目前在国内，该量表主要被用于外科患者术后舒适状况的研究，包括普外术后、胸外科术后、肾移植术后排斥反应等方面以及术后检查患者的舒适状况。另外，其他相关研究成果还有根据

阅读笔记

舒适理论研发的量表，如：临终（end-of-life）舒适问卷，适用于临终患者及他们的照顾者。其良好的信度与效度均表明该问卷适合于评估临终患者和严重创伤患者的舒适。

最新研究成果

> —— 巴西葡萄牙语版的整体舒适问卷在姑息治疗癌症患者照顾者的信效度研究 ——
>
> 基于 Kolcaba 的舒适理论制定的 Holistic Comfort Questionnaire-caregiver（HCQ-caregiver），巴西学者严格按照量表引进的程序，进行本土化和信效度的研究。本土化后的量表应用于 150 例姑息治疗的癌症患者照顾者，通过项目分析法对量表条目进行评价，效度采用聚合、区分效度、已知人群效度进行评价，信度的评价主要采用内部一致性信度克朗巴赫系数（Cronbach's α）和重测信度 2 个指标。结果提示巴西葡萄牙语版的整体舒适问卷具有良好的信度和效度。
>
> （来源：Paiva BS，de Carvalho AL，Kolcaba K，Paiva CE. Validation of the Holistic Comfort Questionnaire-caregiver in Portuguese-Brazil in a cohort of informal caregivers of palliative care cancer patients. Support Care Cancer，2015，23（2）：343-351.）

五、理论的分析与评判

患者的舒适是护理实践的目标，而舒适护理理论及模式顺应了这一要求。通过舒适护理，患者不仅获得了治疗的需要，而且最大限度地满足了他们的舒适需求；对护理而言，舒适护理既拓展了护理专业的实践范围，完善了整体护理的内涵，同时也培养了更专业的护理人才，体现出护士的专业价值。同时舒适理论的概念非常具体，较容易使用，为临床护理和科研提供了理论框架。理论中的一些概念和思想已广泛应用于许多护理教育和临床实践机构。Kolcaba 理论的主要特征可以归纳为以下几方面。

1. 清晰性（Clarity）　该理论较为清晰，较早期的一些有关概念分析的文章较为生涩难读，但关于理论中概念的定义、衍生、假说和前提均始终保持一致。并且在 Kolcaba 后续的一些文章中，她使用较容易理解的学术性语言将理论应用到特定的护理实践中，所有的研究概念都给出了理论性和操作性的定义。

2. 简明性（Simplicity）　该理论简单容易操作，Kolcaba 理论将护理实践回归到为患者提供基础护理，旨在完成护理实践的传统任务，理论中所涉及的变量较少，因此理论较为简单，容易理解。应用时对于技术的要求相对较低，因此具有较强的实用性，对护理实践和护理研究具有较强的指导性。

3. 可推广性（Generality）　Kolcaba 理论已推广应用到多个研究领域。唯一限制理论应用的因素即护理人员需要承担多少责任以及管理者在多大程度上愿意满足患者的舒适需求，如果护理人员及管理者致力于为患者提供舒适护理，那么此理论就可以指导护理人员进行整体的、个体化的以及有效的舒适护理实践。

4. 精确性（Empirical Precision）　该理论具有较高的精确性，理论的第一部分预测了长期有效的护理实践能够增强患者的舒适，并且在乳腺癌及尿失禁患者的研究中已得到证实。在尿失禁患者的研究中，舒适感增强，患者寻求健康的行为也增加，支持了舒适理论第二部分的观点。而舒适感与机构完整性的关系尚未得到验证。根据舒适理论编制的量表心理测量学属性较好，提示研究工具在评估患者的舒适方面具有较好的信度和效度，并且能够呈现舒适随时间的变化情况。这些研究进展支持了舒适理论作为理论基础的价值。

5. 可推论结果（Derivable Consequences）　舒适理论描述了以患者为中心的实践，解释了如何确定舒适措施对于患者及其健康是否有意义，机构对于理论的可使用性如何。理论预测了舒适措施在增强患者的舒适及促进其寻求健康行为方面的效应，致力于加强护理实践，将学科带回到护理最根本的目的中。

6. 理论并没有提出具体工作程序的步骤 Kolcaba 在理论中并没有明确提出具体工作程序的步骤，但其护理工作的过程可以包括护理评估、护理诊断、护理计划、护理实施和护理评价五个部分。护理评估主要是评估患者的舒适需求，即生理的、心理-精神的、环境的、社会文化的舒适需求，以及患者舒适的三种类型。评估客观资料，如对伤口愈合的观察；以及评估主观资料，如询问患者是否舒适。根据评估结果列出护理诊断，制定护理计划，目的是满足患者的舒适需求。

六、理论的应用实例

汤女士，51岁。既往有肝硬化史，因"呕血黑便3天"入院。3天前呕鲜红色血，1、2次每日，每次30～50ml，无血块，排黑色稀便及暗红色血便，1、2次/天，约100～150ml/d，伴头晕、乏力，上腹轻度闷痛不适，未治疗。入院前4小时，再发呕吐鲜红色血数次，总量约500ml，伴头晕、乏力、心悸、出冷汗。心理状态表现为紧张、焦虑等，不会使用普通话交流，与医务人员沟通困难，家属向医务人员传达患者担心症状无法缓解，疾病无法治愈。

体格检查：T: 38.9℃, P: 116次/分, R: 22次/分, BP: 100/80mmHg, 被动体位，全身皮肤黏膜苍白、黄染，皮肤湿冷，有肝掌、蜘蛛痣等肝性面容，双肺呼吸音清，无干湿啰音。心率116次/分，律齐，无杂音，脉细弱。腹平软，上腹壁静脉曲张，腹部压痛、反跳痛等无法判断。肝脾肋下未及，移动性浊音(+)，肠鸣音约9次/分。肌力、肌张力正常。

辅助检查：急查心电图：窦性心动过速；血常规：Hb 42g/L（中度贫血）；急诊8项：BUN 8.16mmol/L, Cr 182.6μmol/L, 钙1.88mmol/L, 阴离子间隙27.36mmol/L; PT（血浆凝血酶原时间）42.4秒；APTT（活化部分凝血酶原时间）56.2秒。

下面的分类结构图中呈现了关于这名患者所有的舒适需求。护理人员在评估患者的舒适需求时可使用舒适的分类结构图确定所有已知的舒适需求。其实，只关注评估生理、心理-精神、社会文化及环境方面的舒适需求是相对容易的，但是需要注意的是，一些干预变量也应该考虑在内，如果干预的效果不理想，护理人员可以帮助患者尝试去处理需即刻解决的需求问题，这样患者就能通过自身的努力达到理想的结果。

同样，护理人员也可以使用舒适的分类结构图制定干预措施以满足患者的舒适需求。这些干预措施可由护理人员针对患者及其家庭进行实施。对于本案例，下面的分类结构图中也列出了个体化的干预方案。

本案例可通过开发的量表评估干预的效果。在分类结构图的各个格子里记录下条目形成评估患者整体舒适的问卷，使用此问卷最终评价干预方案在增强患者的舒适需求方面是否取得了成效。量表的评分采用 Likert 六级评分法，量表的总分代表患者整体舒适的总得分。对于该患者，在干预实施前后，使用舒适问卷进行评估患者的整体舒适，如果干预后较干预前相比，患者的舒适总得分升高，并且差异有统计学意义，则表明干预在改善患者的舒适感方面是有效的。

舒适护理的干预类型	举例
技术干预	生命体征，实验室结果，患者评估，药物&治疗，疼痛管理
指导性干预	情感支持；安慰；教育；倾听；解释
"舒适精神食疗"性干预	治疗性触摸；陪伴；人际关系

	没有痛苦	轻松自在	超越
生理	疼痛；乏力 头晕；心悸	不舒适的病床；内稳态的 改变	患者担心"如何承受疼痛"
心理-精神	焦虑；紧张	预后的不确定感	精神支持的需求
环境	嘈杂的病房环境； 刺眼的灯光； 寒冷	隐私的保护	需要熟悉的、安静的、温暖的 环境
社会文化	缺乏传统的文化敏感性的 护理	家庭支持；语言障碍	需要来自家庭或关系密切的 其他人的支持； 需要信息和咨询

临床情境

　　罗女士，36 岁，怀孕 28 周，因子宫规律收缩伴高危妊娠入院。孕妇入院后因未完成怀孕周期而焦虑。孕妇有很多的舒适需求。

　　通过舒适需求评估工具评估该孕妇有哪些舒适需求？包括生理舒适、心理-灵性舒适、社会舒适、环境舒适需求？以及这些舒适需求满足的三个等级的具体内容。根据孕妇的舒适需求内容，确定干预变量。根据确定的干预变量，制定护理干预措施，来满足患者特异性的舒适需求，包括生理的、社会的、经济的、心理的、精神的、环境的和物理的干预措施。对该孕妇实施干预措施。例如应用引导放松想象的技术帮助其缓解疼痛；保持适宜的环境温度和湿度；介绍成功分娩的案例鼓励患者增强信心；动员患者的家庭支持等。再次评估孕妇的舒适需求，比较干预前和干预后舒适需求满足的情况。

七、主要著作和文献

　　1. Tiase V L. Comfort Theory and Practice [J]. Aorn Journal，2003，78（5）：868-869.

　　2. Kolcaba KY，Kolcaba RJ. An analysis of the concept of comfort [J]. Journal of Advanced Nursing，1991，16（11）：1301-1310.

　　3. Kolcaba KY. A taxonomic structure for the concept comfort [J]. Journal of Nursing Scholarship，1991，23（4）：237-240.

　　4. Kolcaba KY. A theory of holistic comfort for nursing [J]. Journal of Advanced Nursing，1994，19（6）：1178-1184.

　　5. Kolcaba K，Fox C. The effects of guided imagery on comfort of women with early stage breast cancer undergoing radiation therapy. Oncology Nursing Forum，1999，26（1）：67-72.

【思考题】

　　1. Kolcaba 在舒适理论中理论并没有提出具体工作步骤，请思考如何运用该理论来指导护理实践？

阅读笔记

　　2. 如何根据 Kolcaba 的舒适理论，为患者制定特异性的干预措施？如何判断干预措施有效果？如何比较干预后与基线需求的差别？

　　3．你认为舒适理论会如何影响未来护理政策的变化？

（洪静芳）

阅读笔记

参考文献

1. 弗洛伦斯•南丁格尔. 护理札记 [M]. 庞洵, 译. 北京: 中国人民大学出版社, 2004.

2. 李晓玲. 护理理论 [M]. 北京: 人民卫生出版社, 2003.

3. 刘义兰, 段征征, 喻姣花. 人文关怀护理模式的构建与实践 [J]. 中国护理管理, 2013, 13 (3): 111.

4. 黄行芝, 刘义兰, 杨春. 关怀护理学 - 华生人性关怀理论在护理中的应用 [M]. 北京: 人民军医出版社, 2009.

5. 刘义兰, 官春燕, 胡德英. 医院护理人文关怀规范化管理及成效 [J]. 中华医院管理杂志, 2016, 32 (3): 226-229.

6. 嵇秀明, 夏珊敏. 我国台湾地区护理专业能力进阶制度概况及其启示 [J]. 中华护理教育, 2011, 8 (10): 478-480.

7. 龚晓霞, 吉建伟, 黄云娟. 三级管理在建构 Benner 理论的护士能级进阶模式中的应用 [J]. 护理研究, 2015, 29 (11): 3905-3908.

8. 马凤岐. 临床护理人员的成长—以 Patricia Benner 模式探讨之 [J]. 实用护理杂志, 2000, 16 (8): 1-2.

9. 叶红芳, 陈湘玉. 能级进阶模式的护士培训需求分析模型 [J]. 中华护理杂志, 2011, 46 (4): 393-395.

10. 张红, 郑翠红, 范颖, 等. 基于 Benner 理论的护理人员分层培训研究 [J]. 护理学杂志, 2015, 30 (14): 9-11.

11. 姜安丽. 护理理论 [M]. 北京: 人民卫生出版社, 2009.

12. 赵博伦, 姜安丽. 莱温的守恒模式及其应用 [J]. 解放军护理杂志, 2003, 20 (12): 45-46.

13. 李引玉, 黄美智, 叶丽丽, 等. Betty Neuman 系统模式简介 [J]. 护理杂志, 1991, 38 (1): 33-39.

14. 高晨晨, 姜安丽. Roy 适应模式理论新进展评介 [J]. 护理研究, 2013, 27 (4B): 964-966.

15. 姜安丽. 护理理论 [M]. 北京: 人民卫生出版社, 2009.

16. 蒋晓莲. 护理理论: Roy 适应模式. 护士进修杂志, 2004, 19 (12): 1061-1063.

17. 郭佳. 儿童青少年 1 型糖尿病患者疾病适应模型的理论与实证研究 [D]. 中南大学, 2011.

18. 史崇清. 柯卡芭的舒适理论及其护理应用 [J]. 中华现代护理杂志, 2010, 16 (3): 328-329.

19. 郑舟军, 龚戬芳, 张丽平. 仿真模拟教学在培养护生舒适护理实践能力中的研究 [J]. 护士进修杂志, 2012, 27 (11): 991-994.

20. 田丽欣. 舒适护理理论在护理学基础实践教学中的应用 [J]. 学园: 学者精神家园, 2015 (30): 41-42.

21. 夏立平, 张东风, 赵静. 舒适护理理论在护理学基础实践教学中的应用研究 [J]. 中华现代护理杂志, 2010, 16 (20): 2446-2447.

22. Meleis AI. Theoretical nursing: Development and progress. 5th Ed [M]. Philadelphia: Wolters Kluwer/Lippincott Williams &

Wilkins，2012.

23. Abdoli S，Safavi SS. Nursing students' immediate responses to distressed clients based on Orlando's theory [J]. Iran J Nurs Midwifery Res，2010，15（4）：178-184.

24. Abumaria IM，Tolsma HM. Levine's Conservation Model：A Framework for Advanced Gerontology Nursing Practice [J]. Nurs Forum，2015，50（3）：179-188.

25. Alligood MR. Nursing theory utilization & application 5th Ed [M]. St.Louis，Missouri：Mosby Elsevier，2014.

26. Alves-Apóstolo JL，Kolcaba K，Cruz-Mendes A，et al. Development and psychometric evaluation of the Psychiatric In-patients Comfort Scale（PICS）[J]. Enferm Clin，2007，17（1）：17-23.

27. Anderson BJ，Mertz H，Leonard RC. Two experimental tests of a patient-centered admission process [J]. Nurs Res，1965，14：151-157.

28. Angosta AD，Ceria-Ulep CD. Tse AM. Care delivery for Filipino Americans using the Neuman systems model [J]. Nurs Sci Q，2014，27（2）：142-148.

29. Auger JA. Behavioral systems and nursing. Englewood Cliffs [M]. NJ：Prentice-Hall，1976.

30. August-Brady M. Nursing Prevention as intervention [J]. J Adv Nurs，2000，31（6）：1304-1308.

31. Barker P. The future of the Theory of Interpersonal Relations? A personal reflection on Peplau's legacy [J]. J Psychiatr Ment Health Nurs，1998，5（3）：213-220.

32. Beeber LS，Bourbonniere M. The concept of interpersonal pattern in Peplau's Theory of Nursing [J]. J Psychiatr Ment Health Nurs，1998，5（3）：187-192.

33. Benner P. From novice to expert [J]. Am J Nurs，1982，82（3）：402-407.

34. Benner P. From novice to expert：Excellence and power in clinical nursing practice [M]. Menlo Park，CA：Addison-Wesley，1984.

35. Bentov I. Stalking the wild pendulum [M]. New York：E. P. Dutton. 1977.

36. Berbiglia VA. The Self-Care Deficit Nursing Theory as a Curriculum Conceptual Framework in Baccalaureate Education [J]. Nurs Sci Q，2011，24（2）：137-145.

37. Bochnak M. The effect of an automatic and deliberative process of nursing activity on the relief of patients' pain：a clinical experiment [J]. Abst Nurs Res，1963，7（12）：191-192.

38. Bohm D，Peat FD. Wholeness and the implicate order [M]. London：Routledge & Kegan Paul，1980.

39. Boudiab LD，Kolcaba K. Comfort Theory：Unraveling the Complexities of Veterans' Health Care Needs [J]. Ans Adv Nurs Sci，2015，38（4）：270-278.

40. Briggs. Moss R. The I that is we [M]. Millbrae，CA：Celestial Arts，1981.

41. Brown P. Florence Nightingale：The tough British campaigner who was the founder of modern nursing [M]. Great Britain：Exley，1988.

42. Bruce GL，Hinds P，Hudak J，et al. Implementation of ANA's quality assurance program for clients with end-stage renal disease [J]. Adv Nurs Sci，1980，2（2）：79-95.

43. Burket，TL，Felmlee M，Greider PJ，et al. Clinical ladder program Evolution：Journey from novice to expert to enhancing outcomes [J]. J Contin Educ Nurs，2010，41（8）：369-374.

44. Calloway B. Hildegard Peplau：Psychiatric nurse of the century [M]. New York：Springer，2002.

45. Ceorge JB. Nursing theories the base for professional nursing practice. 5th edition [M]. Upper Saddle River：Pearson Education，2002.

46. Chambers M. Interpersonal mental health nursing：research issues and Challenges [J]. Psychiatr Ment Health Nurs. 1998，5（3）：203-211.

47. Chasens ER，Luyster FS. Effect of Sleep Disturbances on Quality of Life，Diabetes Self-Care Behavior，and Patient-Reported Outcomes [J]. Diabetes Spectr，2016，29（1）：20-23.

48. Forchuk C. The orientation phase of the nurse-client relationship：testing Peplau's theory [J]. J Adv Nurs，1994，20：532-537.

49. Sieloff CL，Dunn K. Factor validation of an instrument measuring group power [J]. J Nurs Meas, 2008，16（2）：113-124.

50. Clark C. Watson's human caring theory: Pertinent transpersonal and humanities concepts for educators [J]. Humanities，2016，5（2）：21.

51. Cossette S，Cote J K，Pepin J，et al. A dimensional structure of nurse-patient interactions from a caring perspective: refinement of the Caring Nurse-Patient Interaction Scale（CNPI-Short Scale）[J]. J Adv Nurs, 2006，55（2）：198-214.

52. Courey TJ，Martsolf DS，Draucker CB. Hildegard Peplau's Theory and the Healthcare Encounters of Survivors of Sexual Violence [J]. J Am Psychiatr Nurses Assoc, 2008，14（2）：136-143.

53. D'Antonio P，Beeber L，Sills G，et al. The future in the past: Hildegard Peplau and interpersonal relations in nursing [J]. Nurs Inq，2014，21（4）：311-317.

54. De Araújo Lamino D，Turrini RN，Kolcaba K. Cancer patients caregivers comfort [J]. Rev Esc Enferm USP, 2014，48（2）：278-284.

55. Deane WH，Fain JA. Incorporating Peplau's Theory of Interpersonal Relations to Promote Holistic Communication Between Older Adults and Nursing Students [J]. J Holist Nurs, 2016，34（1）：35-41.

56. Dee U，Auger JA. A patient classification system based on the Behavioral System Model of Nursing: Part2 [J]. J Nurs Admin, 1983，13（5）：18-23.

57. Delmore BA. Levine's framework in long-term ventilated patients during the weaning course [J]. Nurs Sci Q, 2006，19（3）：247-258.

58. Derdiarian AK. Effects of using systematic assessing instrument on patients and nurse satisfaction with nursing care [J]. Oncol Nurs Forum, 1990，17（1）：95-101.

59. Dobratz MC. Toward dvelopment of a middle-range theory of psychological adaptation in death and dying [J]. Nurs Sci Q, 2011，24（4）：370-376.

60. Dowd T，Kolcaba K，Steiner R，et al. Comparison of a healing touch，and a combined intervention on comfort and stress in younger college students [J]. Holist Nurs Pract, 2007，21（4）：194-202.

61. Dowd T，Kolcaba K，Steiner R. Development of the healing touch comfort questionnaire [J]. Holist Nurs Pract, 2006，20（3）：122-129.

62. Dowd T，Kolcaba K. Two interventions to relieve stress in college students [J]. Beginnings, 2007，27（1）：10-11.

63. Duffy JR. The impact of nurse caring on patient outcomes [J]. NLN Publ, 1992，（15）2465：113-136.

64. Dumas RJ，Johnson B A. Research in nursing practice: A review of five clinical experiments [J]. Inter J Nurs Stu, 1972，9（3）：137-149.

65. Dunn KS. Toward a middle-range theory of adaptation to chronic pain [J]. Nurs Sci Q, 2004，17（1）：78-84.

66. Ellis JM. Barriers to effective screening for domestic violence by registered nurses in the emergency department [J]. Crit Care Nurs Quart, 1999，22（1）：27-41.

67. Fawcett J. Contemporary Nursing Knowledge: Analysis and Evaluation of Nursing Models and Theories [J]. Aquichan, 2005，5（1）：155-155.

68. Forchuk C，Reynolds B. Guest editorial-Interpersonal Theory in nursing practice: the Peplau legacy [J]. J Psychiatr Ment Health Nurs, 1998，5（3）：165.

69. Gharaibeh B，Gajewski BJ，Al-smadi A，et al. The relationships among depression，self-care agency，self-efficacy and diabetes self-care management [J]. J Res Nurs, 2016，21（2）：110-122.

70. Gregory D. Nobody asked me: why nurses should take an interest in workplace design [J]. AJN, 2009，109（12）：11.

71. Grey M，Cameron ME，Thurber FW. Coping and adaptation in children with diabetes [J]. Nurs Res，1991，40（3）：144-149.

72. Grubbs J. An interpretation of the Johnson behavioral system model. 2nd ed [M]. New York: Appleton-Century-Crofts, 1980.

73. Haggerty LA. An analysis of senior nursing students' immediate responses to distressed patients [J]. J Adv Nurs, 1987，12（4）：451-461.

74. Harris RB. Introduction of a conceptual nursing model into a fundamental baccalaureate course [J]. J Nurs Educ，1986，25（2）：66-69.

75. Hashemi F，Dolatabad FR，Yektatalab S，et al. Effect of Orem self-care program on the life quality of burn patients referred to Ghotbal-Din-e-Shirazi Burn Center，Shiraz，Iran：a randomized controlled trial [J]. Int J Community Based Nurs Midwifery，2014，2（1）：40-50.

76. Heelan-Fancher LM. Patient advocacy in an obstetric setting [J]. Nurs Sci Q，2016，29（4）：316-327.

77. Hemati Z，Mosaviasl FS，Abasi S，et al. Effect of Orem's Self-Care Model on Self-Esteem of Adolescents with Asthma Referred to an Asthma and Allergy Clinic in Isfahan [J]. Tanaffos，2015，14（4）：232-237.

78. Hintze A. Orem-based nursing education in Germany [J]. Nurs Sci Q，2011，24（1）：66-70.

79. Holaday B，Turner-Henson A，Swan J. The Johnson behavioral system model：Explaining activities of chronically ill children. //P.Hinton-Walker & B.Neuman（Eds.）. Blueprint for use of nursing models [M]. New York：NLH Press，1996.

80. Holaday B. Achievement behavior in chronically ill children [J]. Nurs Res，1974，23（1）：25-30.

81. Hrabe DP. Peplau in cyberspace：an analysis of Peplau's Interpersonal Relations Theory and computer-mediated communication [J]. Issues Ment Health Nurs，2005，26（4）：397-414.

82. Institute of Medicine. Keeping patients safe：Transforming the work environment of nurses [M]. Washington，DC：National Academies Press，2004.

83. Fawcet J. Contemporary Nursing Knowledge：Analysis and Evaluation of Nursing Models and Theories. 3rd revised edition [M]. Philadelphia：F.A. Davis，2012.

84. Fawcett J. The nurse theorists：21st-century updates-Madeleine M. Leininger [J]. Nurs Sci Q，2002，15（2）：131-136.

85. Khowaja K. Utilization of King's Interacting Systems Framework and Theory of Goal Attainment with new multidisciplinary model：clinical pathway [J]. Aus J Adv Nurs，2006，24（2）：44-50.

86. Kim KM，Choi JS. Self-perceived competency of infection control nurses based on Benner's framework：a nationwide survey in Korea [J]. Appl Nurs Res，2015，28（2）：175-179.

87. Kipp KM. Implementing nursing caring standards in the emergency department [J]. J Nurs Adm，2001，31（2）：85-90.

88. Kolcaba K，Dimarco MA. Comfort Theory and its application to pediatric nursing [J]. Pediatr Nurs，2005，31（3）：187-194.

89. Kolcaba K，Tilton C，Drouin C. Comfort Theory：a unifying framework to enhance the practice environment [J]. J Nurs Adm，2006，36（11）：538-544.

90. Kolcaba K. Evolution of the mid range theory of comfort for outcomes research [J]. Nurs Outlook，2001，49（2）：86-92.

91. Leach MJ. Wound management：using Levine's conservation model to guide practice [J]. Ostomy Wound Manage，2006，52（8）：74-80.

92. Leininger M. Cultural care theory：A major contribution to Advance Transcultural Nursing Knowledge and practices [J]. J Transcult Nurs，2002，13（3）：189-192.

93. Lovejoy NC. The Leukemic child's perceptions of family behaviors [J]. Oncol Nurs Forum，1983，10（4）：20-25.

94. Mahmoudzadeh Z F，Raiesifar A，Ebadi A. The Effect of Orem's Self-Care Model on Quality of Life in Patients with Migraine：a Randomized Clinical Trial [J]. Acta Med Iran，2016，54（3）：159-164.

95. Majesky SJ，Brester MH，Nishio KT. Development of a research tool：Patient indicators of nursing care [J]. Nurs Res，27（6）：365-371.

96. Manfreda L. The roots of interpersonal nursing [M]. Cromwell，CT：Cromwell Printing Co，1982.

97. Marchione J. Margaret Newman：Health as expanding consciousness [M]. Newbury Park，CA：Sage，1993.

98. Killeen MB，King IM. Viewpoint：use of King's conceptual system，nursing informatics，and nursing classification systems for global communication [J]. Int J Terminol Classif，2007，18（2）：51-57.

99. McCarthy CT，Aquino-Russell C. A Comparison of Two Nursing Theories in Practice：Peplau and Parse [J]. Nurs Sci Q，2009，22（1）：34-40.

100. McEwen M，Wills EM. Theoretical basis for nursing. 4th Ed [M]. Philadelphia：Lippincott Williams & Wilkins，2014.

101. McGuinness SD, Peters S. The diagnosis of multiple sclerosis: Peplau's Interpersonal Relations Model in practice [J]. Rehabil Nurs, 1999, 24（1）: 30-33.

102. Mediros AB. The Florence Nightingale's environmental theory: a critical analysis [J]. Escola Anna Nery, 2015, 19（3）: 518-524.

103. Mefford LC. Alligood MR. Evaluating nurse staffing patterns and neonatal intensive care unit outcomes using Levine's conservation model of nursing [J]. J Nurs Manag, 2011,（19）: 998-1011.

104. Mefford LC. A theory of health promotion for preterm infants based on Levine's Conservation Model of Nursing [J]. Nurs Sci Q, 2004, 17（3）: 260-266.

105. Cho MK. Effect of health contract intervention on renal dialysis patients in Korea [J]. Nurs Health Sci, 2013, 15（8）: 86-93.

106. Mock V, St Ours C, Hall S, et al. Using a conceptual model in nursing research-mitigating fatigue in cancer patients [J]. J Adv Nurs, 2007, 58（5）: 503-512.

107. Mohammadpour A, Sharghi NR, Khosravan S, et al. The effect of a supportive educational intervention developed based on the Orem's self-care theory on the self-care ability of patients with myocardial infarction: a randmised controlled trial [J]. J Clin Nurs, 2015, 24（11）: 1686-1692.

108. Naylor MD. Transitional care for older adults: a cost-effective model [J]. LDI Issue Brief, 2004, 9（6）: 1-4.

109. Nazik E, Eryilmaz G. The prevention and reduction of postpartum complications: Orem's model [J]. Nurs Sci Q, 2013, 26（4）: 360-364.

110. Neswick RS. Myra E. Levine: A theoretic basis for ET nursing [J]. J Wound Ostomy Continence Nurs, 1997, 24（1）: 6-9.

111. Neuhauser D. Florence Nightingale gets no respect, as a statistician that is [J]. Qual Saf Health Care, 2003,（12）4: 317.

112. Neuman B. Thoughts about the Neuman systems model: a dialogue. Interview by Jacqueline Fawcett [J]. Nurs Sci Q, 2012, 25（4）: 374-376.

113. Olson J, Hanchett E. Nurse-expressed empathy, patient outcomes, and development of a middle-range theory [J]. J Nurs Scholar, 1997, 29（1）: 71-76.

114. Orem DE, Denyes MJ, Bekel G. Self-care: A foundational nursing science [J]. Nurs Sci Q, 2001, 14（1）: 48-54.

115. Orem DE, Vardiman EM. Orem's nursing theory and positive mental health: Practical considerations [J]. Nurs Sci Q, 1995, 8（4）: 165-173.

116. Orem DE. Response to: Lauder W.（2001）The utility of self-care theory as a theoretical basis for self-neglect. Journal of Advanced Nursing 34（4）, 545-551 [J]. Journal of Adv Nurs, 2001, 34（4）: 552-553.

117. Orem DE. Views of human beings specific to nursing [J]. Nurs Sci Q, 1997, 10（1）: 26-31.

118. Paiva BS, de Carvalho AL, Kolcaba K, et al. Validation of the Holistic Comfort Questionnaire-caregiver in Portuguese-Brazil in a cohort of informal caregivers of palliative care cancer patients [J]. Support Care Cancer, 2015, 23（2）: 343-351.

119. Parks MD, Morris DL, Kolcaba K, et al. An Evaluation of Patient Comfort During Acute Psychiatric Hospitalization [J]. Perspect Psychiatr Care, 2017, 53（1）: 29-37.

120. Parsons T. The social system [M]. New York: Free Press, 1951.

121. Penckofer S, Byrn M, Mumby P, et al. Improving subject recruitment, retention, and participation in research through Peplau's theory of interpersonal relations [J]. Nurs Sci Q, 2011, 24（2）: 146-151.

122. Peolau HE. Interpersonal techniques: the crux of psychiatric nursing [J]. Am J Nurs, 1962, 62: 50-54.

123. Perrett SE. Review of Roy Adaptation Model-based qualitative research [J]. Nurs Sci Q, 2007, 20（4）: 349-356.

124. Persky GJ, Nelson JW, Watson J, et al. Creating a profile of a nurse effective in caring [J]. Nurs Adm Q, 2008, 32（1）: 15-20.

125. Porter CA, Kolcaba K, Mcnulty SR, et al. The effect of a nursing labor management partnership on nurse turnover and satisfaction [J]. J Nurs Adm, 2010, 40（5）: 205-210.

126. Poster EC, Dee V, Randell BP. The Johnson behavioral systems model as a framework for patient outcome evaluation [J].

J Am Psychiat Nurs Ass，1997，3（3）：73-80.

127. Potter ML，Bockenhauer BJ. Implementing Orlando's nursing theory：a pilot study [J]. J Psychosoc Nurs Ment Health Serv，2000，38（3）：14-21.

128. Riley JK，Rolband DH，James D，et al. Clinical ladder：Nurses' perceptions and satisfiers [J]. J Nurs Admin，2009，39（4）：182-188.

129. Roldán-Merino J，Lluch-Canut T，Menarguez-Alcaina M，et al. Psychometric evaluation of a new instrument in Spanish to measure self-care requisites in patients with schizophrenia [J]. Perspect Psychiatr Care，2014，50（2）：93-101.

130. Rosenthal BC. An interactionist's approach to perioperative nursing [J]. AORN J，1996，62（2）：254-260.

131. Santos SS. Caring for the aged at home：a help relationship in nursing [J]. Rev Bras Enferm，1998，51（4）：665-676.

132. Sarmadi MT. Florence Nightingale who raised nursing as a highly profession [J]. Int J Nurs Sci，2014，4（3）：33-36.

133. Schaefer KM，Shober Potylycki MJ. Fatigue associated with congestive heart failure：use of Levine's Conservation Model [J]. J Adv Nurs，1993，18（2）：260-268.

134. Schaefer，KM. Levine's conservation model as a guide to nursing practice [J]. Nurs Sci Q，1994，7（2）：53-54.

135. Schmieding NJ. A model for assessing nurse administrators' actions [J]. West J Nurs Res，1990，12（3）：293-306.

136. Schmieding NJ. Action process of nurse administrators to problematic situations based on Orlando's theory [J]. J Adv Nurs，1988，13（1）：99-107.

137. Schmieding NJ. An integrative nursing theoretical framework [J]. J Adv Nurs，1990，15（4）：463-467.

138. Schmieding NJ. Analysing managerial responses in face-to-face contacts [J]. J Adv Nurs，1987，12（3）：357-365.

139. Schmieding NJ. Do head nurse include staff nurses in problem-solving? [J]. Nurs Manag，1990，21（3）：58-60.

140. Schmieding NJ. Relationship between head nurses responses to staff nurses and staff nurse responses to patients [J]. West J Nurs Res，1991，13（6）：746-760.

141. Selanders LC. The power of environmental adaptation：Florence Nightingale's original theory for nursing practice [J]. J Holist Nurs，1998，28（1）：81-88.

142. Senn JF. Peplau's theory of interpersonal relations：application in emergency and rural nursing [J]. Nurs Sci Q，2013，26（1）：31-35.

143. Thibaudeau ME，Reidy MM. Nursing makes a difference：a comparative study of the health behavior of mothers in three primary care agencies [J]. Inter J Nurs Stu，1977，14（2）：97-107.

144. Tsia PF. A middle-range theory of caregiver stress [J]. Nurs Sci Q，2003，16（1）：137-145.

145. Turner SB，Kaylor SD. Neuman Systems Model as a Conceptual Framework for Nurse Resilience [J]. Nurs Sci Q，2015，28（3）：213-217.

146. van Puffelen AL，Heijmans MJ，RijkenM，et al. Illness perceptions and self-care behaviours in the first years of living with type 2 diabetes：does the presence of complications matter? [J]. Psychol Health，2015，30（11）：1274-1287.

147. Washington GT. The theory of interpersonal relations applied to the preceptor-new graduate relationship [J]. J Nurses Prof Dev，2013，29（1）：24-29.

148. Wesley R L，McHugh M K. Nursing Theories and Models [M]. PA：Springhouse，1992.

149. Wilmoth MC，Tingle LR. Development and psychometric testing of the Wilmoth Sexual Behavioral Questionnaire-Female [J]. Can J Nurs Res，2001，32（4）：135-151.

150. Wolf Z R. The caring concept and nurse identified caring behaviors [J]. Top Clin Nurs，1986，8（2）：84-93.

151. Wolf ZR，Miller M，Freshwater D，et al. A standard of care for caring：a Delphi study [J]. IJHC，2003，7（1）：34-42.

152. Wolfer JA，Visintainer MA. Pediatric surgical patients' and parents' stress responses and adjustment as a function of psychologic preparation and stress-point nursing care [J]. Nurs Res，1975，24（4）：244-255.

153. Wong CL，Lp WY，Choi KC，et al. Examining self-care behaviors and their associated factors among adolescent girls with dysmenorrheal：an application of Orem's self-care deficit nursing theory [J]. J Nurs Scholarsh，2015，47（3）：219-227.

154. Wright BW. The evolution of Rogers' Science of Unitary Human Beings: 21st century reflections [J]. Nurs Sci Q, 2007, 20（1）: 64-67.

155. Young A M. The reflexive universe: Evolution of consciousness [M]. San Francisco: Robert, 1976.

156. Son YJ, You MA. Transitional Care for Older Adults with Chronic Illnesses as a Vulnerable Population: Theoretical Framework and Future Directions in Nursing [J]. J Korean Acad Nurs, 2015, 45（6）: 919-927.

157. Zarea K, Maghsoudi S, Dashtebozorgi B, et al. The Impact of Peplau's Therapeutic Communication Model on Anxiety and Depression in Patients Candidate for Coronary Artery Bypass [J]. Clin Pract Epidemiol Ment Health, 2014, 10（1）: 159.

158. Zborowsky T. The legacy of Florence Nightingale's environmental theory: nursing research focusing on the impact of healthcare environment [J]. HERD, 2014, 7（4）: 19-34.

中英文名词对照索引